清儒《黄帝内經》小學研究叢書

清儒《黄帝内經》訓詁校勘文集

王育林　甯　静　蕭紅艷　陳子傑
翟雙慶　馬新平　姜　燕　黄作陣　點校

北京科学技术出版社

圖書在版編目（CIP）數據

清儒《黃帝内經》小學研究叢書・清儒《黃帝内經》訓詁校勘文集/王育林，甯静，蕭紅艷等點校. —北京：北京科學技術出版社，2017.1

ISBN 978－7－5304－8702－0

Ⅰ. ①清… Ⅱ. ①王…②甯…③蕭… Ⅲ. ①《内經》—研究 Ⅳ. ①R221.09

中國版本圖書館 CIP 數據核字（2016）第255807號

清儒《黃帝内經》小學研究叢書・清儒《黃帝内經》訓詁校勘文集

作　　者：王育林　甯　静　蕭紅艷　陳子傑　翟雙慶　馬新平　姜　燕　黃作陣

責任編輯：喻　峰　侍　偉

責任印製：張　良

出 版 人：曾慶宇

出版發行：北京科學技術出版社

社　　址：北京西直門南大街16號

郵政編碼：100035

電話傳真：0086-10-66135495（總編室）

0086-10-66113227（發行部）　0086-10-66161952（發行部傳真）

電子信箱：bjkj@bjkjpress.com

網　　址：www.bkydw.cn

經　　銷：新華書店

印　　刷：北京捷迅佳彩印刷有限公司

開　　本：787mm × 1092mm　1/16

字　　數：298千字

印　　張：29

版　　次：2017年1月第1版

印　　次：2017年1月第1次印刷

ISBN 978－7－5304－8702－0/R・2195

定　　價：435.00元

《清儒〈黄帝内經〉小學研究叢書》編纂委員會

序

《漢書・藝文志》載：「《黄帝内經》十八卷。」黄帝内經包括《素問》九卷，《靈樞》九卷，奠定中醫理論基礎，至今仍有效地指導中醫理論研究和臨床實踐。《黄帝内經》不僅是中醫的寶貴經典，也是中國傳統文化的經典著作。清代學術以「小學」著稱。「小學」包括今天的文字學、音韻學、訓詁學。清儒有關《黄帝内經》之研究重點，大致分爲兩個時期。第一個時期是《黄帝内經》古韻研究時期。從清初顧炎武（一六一三—一六八二）《音學五書》《日知録》開始，即對《黄帝内經》古韻進行分析研究。顧炎武認爲《黄帝内經》既有先秦古韻，也有漢代音韻特點，爲《黄帝内經》古音研究開通了道路，指明了方向。江慎修（一六八一—一七六二）、戴東原（一七二四—一七七七）、段玉裁（一七三五—一八一五）、王念孫（一七四四—一八三二）、江有誥（一七七三—一八五一）、朱駿聲（一七八八—一八五八）等大儒相繼研究古韻，为《素問》《靈樞》提供了不少頗有價值的押韻素材，經過約兩個世紀的艱苦努力，終於建立了上古音韻學。王念孫的古音二十二部，達到古音學考古派的學術頂峰，他研究《黄帝内經》古韻的代表作是《素問合韻譜》；江有誥研究《黄帝内經》的代表作是《素問韻讀》《靈樞韻讀》。清代古韻學家不約而同，都從《素問》《靈樞》裏搜尋出豐富的古韻押韻例证。王念孫的《素問合韻譜》，是他的《易林素問新語合韻譜》裏的一部分，他把《素問》的合韻特點與《易林》《新語》的合韻特點放在一起研究，反映王念孫把《素問》與西漢的《易林》《新語》視爲同一時期的作品，對我們研究《黄帝内經》成書時代具有重大啓發。我們把從清初顧炎武開始至道光、咸豐年間朱駿聲爲止的清儒《黄帝内經》研究稱爲《黄帝内經》古韻研究時期，這個時期的《黄帝内經》研究重點是其古韻。

清代古音學的建立，有力地推動了清代學術的繁榮與發展。這裏僅就《黄帝内經》而言，從道光、咸豐時期開始至清末約一個世紀的時間，清儒《黄帝内經》研究進入第二個時期，即以研究《黄帝内經》訓詁、校勘爲核心，這一時期出現了一批高水平的著作。

《清儒〈黄帝内經〉小學研究叢書》收集從顧炎武開始至清末諸儒研究《黄帝内經》的小學著作，包括如下諸書。

一、《清儒〈黄帝内經〉古韻研究簡史》。該書重點論述顧炎武、王念孫、江有誥、朱駿聲研究《黄帝内經》古韻的成就，全面收集和録入他們研究《黄帝内經》的資料，附論《黄帝内經》古韻研究之展望。

二、《〈黄帝内經〉傅山批注蕭延平校箋》。傅山（一六〇七—一六八四）是明末清初杰出的思想家、詩人、書法家、畫家，療效卓著的中醫學家，存世著作有《霜紅龕集》等。傅山尤精《黄帝内經》，反復批注，手批原件今存北京國家圖書館及北京大學圖書館。今過録有關經文及所有批注而考證之。近代中醫文獻學家蕭延平（一八六〇—一九三六）在傅山墨筆批注《黄帝内經》原頁上，再加批注，批注寫於紙條上，粘貼於有關經文所在頁。這些文獻資料極爲可貴。

三、《江氏音學十書·内經韻讀》。該書録入江有誥《素問韻讀》《靈樞韻讀》全文及江有誥《古韻總論》和他與段玉裁、王念孫往返書信。江有誥虽已六十七歲高齡，但虚心求教，從安徽歙縣到江蘇蘇州段玉裁枝園寓所拜師求教，研討古韻；玉裁時年七十有八，竭誠接待。王念孫於古音早有創見，但收到江有誥寄來著作，「既與尊書大畧相同，則鄙箸雖不刻可也。」（《唐韻四聲正·石臞先生復書》）乾嘉諸老交往事迹感人。夏炘《詩古韻表廿二部集説》雖無《黄帝内經》資料，却是考察顧炎武、江慎修、段玉裁、王念孫、江有誥五位古韻大師的韻部分合與變化的必讀之作，故本書亦收録之。

四、《内經素問校證》。該書係清田晋蕃校勘《素問》之作。約成書於光緒五年（一八七九）。本書依《素問》原編次序，選取有疑義的條文字句，對《素問》原文進行校勘。其形式是，先引録原文，次列諸家校注，再以「晋蕃按」提出自己的見解。本書出校記四百九十餘條，或證前人之非，或證前人之實，廣徵博引，精審不苟，於《素問》之學習、研究頗有裨益。

五、《清儒〈黄帝内經〉訓詁校勘文集》。該書收録以下著作：

（一）顧觀光（一七九九—一八六二）《素問校勘記》《靈樞校勘記》；

（二）張文虎（一八〇八—一八五五）《舒藝室續筆·内經素問》；

（三）胡澍（一八二五—一八七二）《素問校義》；

（四）陸懋修（一八一八—一八八六）《内經難字音義》；

（五）馮承熙《校餘偶識》；

（六）俞曲園（一八二一—一九〇七）《内經辨言》；

（七）孫詒讓（一八四八—一九〇八）《札迻·素問王冰注校》；

（八）于鬯（一八五四—一九一〇）《香草續校書》；

（九）鄭文焯（一八五六—一九一八）《醫故》。

鄭氏是文人從醫者，《醫故》是醫史著作，但其中多處涉及《黄帝内經》文獻研究，研究清代《黄帝内經》小學成就亦應予以關注。鄭文焯關於《傷寒論》的文獻考證多有失誤，章太炎駁正之，故將章太炎的《醫故眉批》一并收集録入，作爲附録。

本集共收入清代九位小學家的十部著作，清儒訓詁校勘《黄帝内經》的小學著作基本匯集於此。

黄宗羲（一六一〇—一六九五）説：「欲免俗儒需讀史。」閲讀清儒研究《黄帝内經》的小學歷史，可以增强民族自信、文化自信。

盛世修史，中醫事業已經出現燦爛的春天。在此，我們匯集力量，撰寫《清儒〈黄帝内經〉小學研究叢書》，迎接中醫事業的新發展。此叢書匯集了清儒關於《黄帝内經》的小學論述，屬於醫史文獻領域的語言學著作，對今天的《黄帝内經》教學、科研和中醫藥文化的深入發展，都具有積極意義。

錢超塵

二〇一六年十月八日

目録

素問校勘記

靈樞校勘記

内經難字音義

靈樞……一三〇

素問

舒藝室續筆・内經素問

札迻·素問王冰注校

校餘偶識

内經辯言

香草續校書・内經素問

素問校義

醫故

素問校勘記

〔清〕 顧觀光 著

王育林
甯 静 點校

内容提要

顧觀光（一七九九—一八六二），字賓王，號尚之，别號武陵山人，江蘇金山（今上海金山衛鎮）人，清末學者。顧氏出身中醫世家，科舉失利後以行醫爲業，精於考據、校勘，對數學、天文、地理亦頗有研究。著有《國策編年考》《七國地理考》《傷寒雜病論集》《武陵山人雜著》；對《華陽國志》《吴越春秋》《周髀算經》等書進行了校勘，寫有校勘記；輯録了散佚的《神農本草經》《七緯拾遺》等書。顧氏還協助錢熙祚校勘了《守山閣叢書》《指海》，協助錢培名校勘了《小萬卷樓叢書》等叢書。

《内經素問校勘記》博引古今文獻，對《素問》經文、王冰注、林億等新校正進行了認真的校勘，不少見解頗有獨到之處，是學習和研究《内經》的重要參考資料。此次整理以民國十七年（一九二八）中國學會影印守山閣本《黄帝内經》後附《内經素問校勘記》爲底本。

王序

而世本紕繆，篇目重疊。全本《刺禁》《方盛衰》并有二篇。或一篇重出而别立二名。全本卷二《真邪論》與卷一《經合》同，卷六《脉要篇》末與卷一《藏氣法時論》同。或兩論并吞而都爲一目。全本以《血氣形志》合於《宣明五氣》、《刺要》合於《刺齊》、《經絡》合於《皮部》。或問答未已别樹篇題。全本《著至教論》自「雷公曰陽言不别」以下，别爲《方盛衰篇》；《陰陽類論》自「雷公曰請問短期」以下，别爲《四時病類》。或脱簡不書而云世闕。《六節藏象論》自「岐伯對曰昭乎哉問也」至「孰少孰多可得聞乎」一段，《刺腰痛篇》自「腰痛上寒刺足太陽」至「引脊内廉刺足少陰」一段，全本并脱去。重《經合》而冠《鍼服》。《經合》原作《合經》，按《離合真邪論》下新校正云：全本名《經合》，在第一卷，又於第二卷重出，名《真邪論》。今據以乙轉。又本書無《鍼服篇》，惟《八正神明論》首有「用鍼之服」句，全本在第二卷，蓋在《真邪論》前，而《真邪論》即《經合篇》之重出者，故云然。隔《虚實》而爲《逆從》。《四時刺逆從》全本分爲二篇，一在卷一，一在卷六，中隔卷四之《通評虚實論》，故云然。

節《皮部》爲《經絡》。全本《皮部》《經絡》合爲一篇，故云「節」，言「節」去篇名也。

退《至教》以先《鍼》。《上古天真論》中有「上古聖人之教下」句，全本在第九卷，而第一卷之《調經論》《四時刺逆從論》并言鍼法，故云然。

卷一

上古天真論篇第一

成而登天。此上五句并見《大戴記·五帝德篇》，「登天」彼作「聰明」。

皆謂之虚邪賊風。《靈樞·九宫八風》篇云：風從其所居之鄉來爲實風，主生，長養萬物；從其衝後來爲虚風，傷人者也。此虚邪即虚風，注義未瑩。

恬惔虚無。《釋音》「惔」作「憺」，《陰陽應象大論》亦作「恬憺」。

其民故曰樸。新校正云：别本「曰」作「日」。曰，語助詞，别本誤。

二七而天癸至。天癸當是陰精，故《甲乙經》作「天水」。若指爲血，則與「下月事」句複矣。

二八腎氣盛，天癸至。此與女子之天癸雖陰陽不同，而其爲精則一也。《靈樞·本神》篇云：兩精相搏謂之神。

此雖有子，男不過盡八八，女不過盡七七，而天地之精氣皆竭矣。年老而有子者，其變也；八

八、七七而精氣皆竭者，其常也。注誤。

分別四時。注云：春温夏暑熱。「温」下似脱「和」字，此《傷寒例》引《陰陽大論》文。

四氣調神大論篇第二

無厭於日。「厭」即「饜」字。

逆之則傷肺。注云：逆謂反行夏令也。「夏」當作「春」，下同。

去寒就温。注云：《靈樞經》曰：冬日在骨，蟄蟲周密，君子居室。今《靈樞》無此文。見本書《脉要精微論》中。

此冬氣之應。注云：小寒之節，初五日雁北鄉。此下脱去「三」候，當補之。云：次五日鵲始巢，後五日雉雊。次大寒氣，初五日雞乳。按《釋音》出「雊」字，則宋本有此文。

陽氣者閉塞。注云：《易》曰：喪明於易。《易》無此文，豈誤記「喪羊」爲「喪明」耶？

則未央絶滅。央，中也，非久遠之謂。

肺氣焦滿。「焦」當如《痿論》「肺熱葉焦」之「焦」。

鬬而鑄兵。吴刻「兵」作「錐」，今依馬本。

生氣通天論篇第三

其氣九州九竅五藏十二節。經言，人氣上通於天，不得連及地之九州，州可九亦可十二。非若「九竅」之一定不易，此二字蓋衍文。

其氣三。當謂「三陰三陽」。

此壽命之本也。注云：《靈樞經》曰：血氣者，人之神，不可不謹養。今《靈樞》無此文，見本書《八正神明論》中。

失其所則折壽而不彰。注云：日不明則天暗暝昧。吴刻「暗」作「境」，今依藏本。

因於濕，首如裹。言頭目昏重如物裹之。

陽氣者，煩勞則張，精絶。注云：筋脉䐜脹，精氣竭絶。以「張」爲「脹」，本成十年《左傳》注，然於上下文不甚融貫。王安道云：張謂亢極也，陽氣和而養人，及其過動，亦即陽氣亢極而成火耳，陽盛則陰衰，故精絶。

潰潰乎若壞都。注云：潰潰乎若壞。吴刻「壞」下有「都」字，今依藏本，與《溯洄集》引此注合，然以文義論之，此「都」字不可省也。張景岳云：都，城郭之謂。

高梁之變。注云：高，膏也。梁，粱也。六書假借之例。

陰者藏精而起亟也。「起亟」二字疑倒。

高骨乃壞。注云：謂腰高之骨也。「高之」二字疑倒，此謂腰間脊骨之高者也，自第十三節至十六節皆是。

大骨氣勞。「大骨」即高骨。

味過於苦，脾氣不濡，胃氣乃厚。脾氣不濡，過於燥也，脾不爲胃行其津液，胃氣乃積而厚矣。胃氣一厚，容納遂少，反以有餘成其不足，非强厚之謂也。

金匱真言論篇第四

六府皆爲陽。注云：《靈樞經》曰：三焦者，上合於手心主。又曰：足三焦者，太陽之别名也。并《靈樞·本輸》篇文，「手心主」當依今本作「手少陽」，此與下文相涉而誤也。又今本别下無名字，《宣明五氣篇》注亦無名字，當删。

其穀麥。新校正云：按《五常政大論》云：其穀麻。此以麥黍稷稻豆爲五穀，與《管子·地員篇》及《周禮·職方氏》注、《淮南子·修務訓》注合。《五常政大論》以麻麥稷稻豆爲五穀，與《楚辭·大招》注合，然其五穀亦麥黍互用，則未嘗别黍於五穀之外也。此當各依本文。

其音角。注云：管率長七寸又一十分寸之一。依前後例當云七寸一分。

其音商。注云：管率長五寸七分。「七」字誤，當作「六」。按鄭康成云：五寸七百二十七分寸之四百五十一。王注十二律之長有與鄭説異者，王氏舉其大數，鄭氏則并奇零言之也。林氏於夾鐘姑洗仲吕蕤賓四律引鄭康成説，而夷則南吕無射應鐘大吕五律并闕，恐是傳寫脱漏，今據《禮記·月令》注補之。

管率長五寸三分。鄭康成云：五寸三分寸之一。

管率長五寸。鄭康成云：四寸六千五百六十一分寸之六千五百二十四。

其音羽。注云：管率長四寸七分半。鄭康成云：四寸二十七分寸之二十。

律中黄鍾，仲吕所生，三分益一。仲吕三分益一得八寸五萬九千四十九分寸之五萬一千八百九十六，雖不及黄鐘九寸之數，而所差甚微，不能自成一律，故直以黄鐘爲仲吕所生也。王蓋不取京房六十律之説，亦可謂善於抉擇者矣。

管率長八寸四分。鄭康成云：八寸二百四十三分寸之一百四。

非其人勿教。注云：《靈樞經》曰：痛毒言語輕人者。《靈樞・官能篇》「痛」作「疾」。

釋音

更齒，上古行切。經文「更齒」二字倒，又此條當在「恬憺」後。

坏户，上步回切。王注：「壞」作「坯」。

卷二

陰陽應象大論篇第五

陽生陰長，陽殺陰藏。注云：神農曰：天以陽生陰長，地以陽殺陰藏。今《神農本經》無此文，見本書《天元紀大論》中。

寒極生熱，熱極生寒。注云：明前之大體也。「前」下似脱「變化」二字。

形歸氣。注云：氣養形，故形歸氣。「養」字誤，當依下文作「生」。

氣生形。注云：形質之有，資氣行營立。「營」疑「而」。

暴怒傷陰，暴喜傷陽。《淮南·原道訓》云：人大怒破陰，大喜墜陽。

能知七損八益，則二者可調。注云：陰七可損，則海滿而血自下。陽八宜益，交會而泄精。既已泄精，何云益耶？張景岳云：七爲少陽，八爲少陰。七損者，陽消之漸；八益者，陰長之由。生從乎陽，陽不宜消也。死從乎陰，陰不宜長也。能知七損八益而得其消長之機，則陰陽之柄把握在我矣。

故善治者治皮毛，其次治肌膚，其次治筋脉，其次治六府，其次治五藏。治五藏者，半死半生也。《史記·扁鵲傳》云：疾之居腠理也，湯熨之所及也。在血脉，鍼石之所及也。在腸胃，酒醪之所及也。其在骨髓，雖司命無奈之何。

觀浮沉滑濇而知病所生以治。新校正云：《甲乙經》作「知病所在以治則無過」，下「無過」二字續此爲句。《甲乙經》是。

因其重而減之，因其衰而彰之。病之重者藥難猝去，當以漸而減之。若邪去正衰，則因而彰之。即下文「温之以氣，補之以味」是也。

氣虚宜掣引之。《甲乙經》虚作實。

陰陽離合論篇第六

太陰爲開。新校正云：《九墟》云：開折則倉廩無所輸，隔洞者取之太陰。《靈樞·根結篇》重隔洞二字。

陰陽别論篇第七

所謂陽者，胃脘之陽也。胃脘之陽即胃氣也。有胃氣則脉和緩，故爲陽脉。無胃氣則負藏脉見矣。下文「在頭在手」方指人迎氣口言之。

二陽之病發心脾。唐立三云：思爲脾志而實本於心，思則氣結，鬱而爲火，以致心營暗耗，不能下交於腎，脾土鬱結又轉而克腎，是以男子少精，女子不月，無非腎燥而血液乾枯也。脾有鬱火則表裏相傳，胃津亦涸。大腸爲胃之傳道，故并大腸而亦病也。注謂腸胃發病，心脾受之，則顛倒其説矣。

女子不月。注云：《奇病論》：胞胎者，繫於腎。《奇病論》「胎」作「絡」。

二陽一陰發病。《聖濟總録》無「二陽」二字，王注亦不言胃與大腸。

一陰一陽結。注云：一陰謂心主，一陽謂三焦。當兼肝膽言之，以四經皆有相火也。

釋音

腨，音喘，腸也。《説文》：腨，腓腸也。此脱「腓」字。

淖，音淘，水朝宗於海。用《説文》潮字解，謬甚。

卷三

靈蘭秘典論篇第八

膻中者，臣使之官。注云：膻中主氣，以氣布陰陽。「氣布」當作「分布」。

膀胱者，州都之官。注云：《靈樞經》曰：膀胱是孤府。此節引《本輸》篇文而失其義。《本輸》云：腎上連肺，故將兩藏。三焦者，中瀆之府也，水道出焉，屬膀胱，是孤府也。謂三焦爲孤府，非謂膀胱爲孤府也。三焦膀胱并合於腎，然膀胱與腎爲表裏，而三焦不與腎爲表裏，故稱孤府。有謂《靈樞》爲王冰僞撰者，即此一條可以决其非矣。

恍惚之數生於毫氂，毫氂之數起於度量。言積恍惚而生毫氂，積毫氂而起度量也。於，語助詞。文六年《穀梁傳》曰：閏月者，附月之餘日也，積分而成於月者也。與此於字同義。

六節藏象論篇第九

人以九九制會。新校正云：詳下文云「地以九九制會」。下有以爲天地之文，則「人」當作「地」。

詳王注云：「兩歲大半乃曰一周。按九九制會當云「兩歲四分歲之一乃曰一周也」。王注意以三十二月而置一閏，約計九百餘日，舉成數言之，亦可云九九矣。若兩歲四分歲之一則閏餘，僅二十四日奇，不能成一月也。

推餘於終。注云：退餘閏於相望之後。此以本月望至次月節之日分爲閏餘，分滿一月則置一閏，法特精妙，勝文元年《左傳》注。

其氣九州九竅，皆通乎天氣。以《生氣通天論》校之，「九竅」下脱「五藏十二節」五字，「九州」二字亦衍。

在經有也。新校正云：《氣交變大論》《五常政大論》已具言也。本篇但言主時之運，不言主歲之運，與《氣交變》《五常政》二論不同，下文甚明。

而所生受病。注云：木被土淩。「木」當作「水」。

心者，生之本，神之變也。新校正云：全元起本并《太素》作「神之處」。「處」字是。

爲陽中之太陰。新校正云：太陰，《甲乙經》并《太素》作「少陰」。《靈樞·陰陽系日月》亦云：肺爲陽中之少陰。

爲陰中之少陰。新校正云：全元起本并《甲乙經》《太素》「少陰」作「太陰」。《靈樞》亦云腎爲陰中之太陰。

此爲陽中之少陽。新校正云：全元起本并《甲乙經》《太素》作「陰中之少陽」。《靈樞》亦云肝爲陰中之少陽。

五藏生成篇第十

此四支八溪之朝夕也。吴注云：即潮汐之意。

狗蒙招尤。目不明則易於招尤，非摇掉也。

五藏相音。張景岳云：相，形相也。如《陰陽二十五人篇》木形之人比於上角之類。

得之沐浴清水而卧。注云：《靈樞經》曰：身半以下，濕之中也。「之中」二字誤倒，當依《靈樞·邪氣藏府病形篇》乙轉。

五藏别論篇第十一

氣口亦太陰也。張景岳云：氣口屬肺手太陰也。布行胃氣則在於脾足太陰也。《經脉别論》曰：飲入於胃，游溢精氣，上輸於脾，脾氣散精，上歸於肺。是氣口雖爲手太陰，而實即足太陰之所歸，故云氣口亦太陰也。

凡治病必察其下。謂二便通否。

卷四

異法方宜論篇第十二

其治宜砭石。注云：《山海經》曰：高氏之山，有石如玉，可以爲鍼。今《山海經·東山經》云：高氏之山，其上多玉，其下多箴石。與此文不同。「鍼」即「箴」字，《左傳》「鍼莊子」，《風俗通》作「箴莊子」。

新校正云：氏一作伐。誤甚。

移精變氣論篇第十三

常求其要，則其要也。注云：常求色脉之差忒，是則平人之診要也。依注似正文本作「常求其差」。

不知日月。注云：《八正神明論》曰：天温無凝。《八正神明論》「凝」作「疑」。

逆從到行。「到」即「倒」字，注同。

湯液醪醴論篇第十四

必以稻米。「稻」即稌之粘者，故可以爲醪醴也。《詩》云：十月獲稻，爲此春酒。《月令》云：乃命大酋，秫稻必齊。《内則》《雜記》并有稻醴，《左傳》進稻醴粱糗。

必齊毒藥攻其中。「齊」即「劑」字。

精神不進，志意不治，故病不可愈。新校正云：全元起本云：精神進，志意定，故病可愈。依全本於上下文爲順。

亦何暇不早乎。新校正云：别本「暇」一作「謂」。「謂」字是。

孤精於内。「孤精」二字誤倒，當依《聖濟總録》乙轉。

而形施於外。新校正云：「施」字疑誤。「施」即「弛」之假借，不誤。

玉版論要篇第十五

余聞揆度奇恒所指不同。《揆度》《奇恒》，古經名也。《方盛衰論》云：《奇恒》之勢乃六十首。

奇恒者，言奇病也。奇恒謂異於常也。《五藏别論》云：藏而不瀉，名曰奇恒之府，即其義矣。疑《素問・奇病論》即《奇恒》書之僅存者。

五色脉變，揆度奇恒。馬注俱古經篇名，其説是也。《史記》述倉公所受書有《五色診》《奇咳術》《揆度陰陽》，疑「奇咳」即「奇恒」。

其色見淺者，湯液主治。謂五穀之湯液，非藥餌也，上篇甚明。

其見深者，必齊主治。齊謂藥劑，亦見上篇。

易重陽死。「易」字疑衍。

奇恒事也，揆度事也。以上所説正《奇恒》《揆度》二篇之事，故以此總結之。

行奇恒之法，以太陰始。言用《奇恒篇》之法，當從脉始。

診要經終論篇第十六

冬刺俞竅於分理。《甲乙經》「於」上有「及」字。

令人心中欲無言。新校正云：《甲乙經》作「悶」。《甲乙經》下當有「欲」字。

太陽之脉。注云：至目内眦，抵足太陽。新校正云：《甲乙經》作斜絡於顴。「抵足太陽」四字參用《靈樞·營氣篇》文，與《甲乙經》似異而實同，蓋營氣之行即脉之行也。

陽明。注云：下入齒中。「下入」二字誤倒，當依《靈樞·經脉篇》乙轉。

上挾鼻鼽，抵足陽明。新校正云：《甲乙經》「鼽」作「孔」，無「抵足陽明」四字。「鼽」字誤，當依《甲乙經》改。「抵足陽明」四字參用《靈樞·營氣篇》文。

釋音

標，必堯切。此條當在《移精變氣論》荄字條後。

莖，音剉，斬也。與王注不合。

卷五

脉要精微論篇第十七

脉其四時動奈何。《甲乙經》「其」作「有」。

知内者，按而紀之；知外者，終而始之。張景岳云：内言藏氣，藏象有位，故可按而紀之。外言經氣，經脉有序，故可終而始之。

至今不復散發也。馬本「今」作「令」。

而易入肌皮腸胃之外也。新校正云：《甲乙經》「易」作「溢」。「溢」字是。

當病足胻腫。注云：脾太陰脉上踹内。「踹」當作「腨」。踹，足跟也。腨，足肚也。二字迥別。

至今不復也。馬本「今」作「令」。

尺裏以候腹中。「中」字應下屬。

少腹腰股膝脛足中事也。注云：少腹胞氣海在膀胱。「氣海」疑「血海」。

平人氣象論篇第十八

一吸脉三動而躁。注云：躁謂煩躁。《靈樞》《終始》《禁服》等篇有「一盛而躁」「二盛而躁」等語，躁謂脉不謂病也。况王注已言「陽獨躁盛」，安得又以煩躁釋之。此四字蓋衍文。

人一呼脉四動以上曰死。注云：《脉法》曰：脉四至曰脱精，五至曰死。《難經・十四難》文。

軟弱有石曰冬病。注云：次其勝克，石當爲弦。此言四時之中，若得相反之脉，則至其時而病不以勝克論也。下并同。

弱甚曰今病。新校正云：《甲乙經》弱作石。「石」字是。

其動應衣，脉宗氣也。「衣」字誤，當依《甲乙經》作「手」。

絶不至曰死。注云：中謂腹中也。此五字當在上節注末。

乳之下，其動應衣，宗氣泄也。此十一字當存。

脉反四時及不間藏曰難已。馬注云：肝病乘土，當傳脾，乃不傳脾而傳心，則間其所勝之藏而傳於所生之藏矣。《五十三難》謂間藏者生是也。

婦人手少陰脉動甚者，妊子也。新校正云：全元起本作「足少陰」。《靈樞・論疾診尺篇》亦作「手少陰」，則全本不足信也。馬注以爲妊男子者近是。

注云：《經脉别論》曰：陰薄陽别，謂之有子。此《陰陽别論》文，傳寫誤耳。「薄」字誤，當依彼文作

「搏」。

陽明脉至，浮大而短。新校正云：扁鵲《陰陽脉法》云。所引惟缺陽明一段，蓋傳寫脱去也。當依《脉經》補之。云：陽明之脉，浮大以短，動摇三分，大前小後，狀如蝌蚪其至跳，五月六月甲子王。

七月八月王。八月下脱「甲子」二字。又太陽陽明王月，少陰太陰王月，《扁鵲脉法》與《難經》注互易，可見《難經》之不出於扁鵲也。當兩存之。

如落榆莢曰肺平。《甲乙經》「落」作「循」。

新校正云：張仲景云：秋脉藹藹如車蓋者，名曰陽結。春脉聶聶如吹榆莢者，名曰數。今依《傷寒論·辨脉法》云：脉藹藹如車蓋者，名曰陽結也。脉纍纍如循長竿者，名曰陰結也。與此絶異。

卷六

玉機真藏論篇第十九

冬脉如營。營行脉中，以喻冬脉之沉也。

是順傳所勝之次。據林氏語，此七字當入注。

真藏見，十月之内死。馬注云「月」當作「日」。

三部九候論篇第二十

貴賤更立。吴刻「立」作「互」，依藏本改。《竇命全形論》有「五勝更立」句。

故神藏五，形藏四，合爲九藏。《周禮·天官·疾醫》云：參之以九藏之動。蓋古人診法如此，與《難經》獨取寸口者不同。

上下左右相失不可數者死。注云：《脉法》曰：人一呼而脉再至，一吸脉亦再至，曰平。《難經·十四難》但云「一呼再至，曰平」。

三至曰離經，四至曰脱精，五至曰死，六至曰命盡。《十四難》「盡」作「絶」。

臣億等：詳舊無中部之候相減者死八字。「臣億等」三字當作「新校正云」四字，與前後文一例，下同。

足太陽氣絶者。新校正云：又注《刺腰論》作貫臀。「論」當作「痛」。

卷七

經脉别論篇第二十一

氣口成寸。注云：三世脉法皆以三寸爲寸關尺之分。《疏五過論》注亦云：備盡三世經法。按《曲禮》醫不三世，不服其藥。《正義》引又説云：三世者，一曰《黄帝鍼灸》，二曰《神農本草》，三曰《素女脉訣》。若不習此三世之書，不得服食其藥，王注意蓋如此。氣口成寸，謂魚際至關，關至尺各得一寸，《難經》所謂陰得尺中一寸，陽得寸内九分也。惟楊元操注《難經》引王叔和《脉訣》云：三部之位，輒相去一寸，合爲三寸。而虞庶以《公羊傳》注側手爲膚，按指爲寸解之，王注當同。又，《内經》有尺寸而無關字，蓋寸口以下通謂之尺，若對人迎而言，則尺寸又通謂之寸口也。

表裏當俱瀉，取下之俞。張景岳云：此篇皆言足經，以「下俞」二字知之。

藏氣法時論篇第二十二

脾色黄，宜食鹹。新校正云：獨脾食鹹宜不用苦。「鹹宜」二字似倒。

宣明五氣篇第二十三

精氣并於心則喜。注云：心火并於肺金也。經言并於心，不言并於肺也。注似倒説，下并同。

搏陽則爲巔疾。《靈樞·九鍼論》作「癲疾」，「巔」與「癲」通。注以上巔，釋之誤矣。林引《難經》《脉經》諸説得之。

皆同命死不治。《甲乙經》無「命」字。

脾脉代。張景岳云：脾脉和軟，分王四季，春兼弦，夏兼鈎，秋兼毛，冬兼石，隨時相代，故曰代，非中止之謂也。

釋音

宣明五氣論。當作「篇」。

血氣形志論。當作「篇」。

卷八

寶命全形論篇第二十五

黔首共餘食。《史記》秦始皇二十六年，更名民曰黔首。然《祭義》已云，明命鬼神以爲黔首，則其名不始於秦矣。「餘」字誤，當依《太素》作「飲」。

一曰治神。新校正云：楊上善云：魂神意魄志，以爲神主。「爲神」二字疑倒。

二曰知養身。新校正云：楊上善云：有異單豹外凋之害，有殊張毅高門之傷。《莊子·達生篇》云：魯有單豹者，崖居而水飲，不與民共利，行年七十而猶有嬰兒之色，不幸遇餓虎，餓虎殺而食之。有張毅者，高門縣薄無不走也，行年四十而有内熱之病以死。豹養其内而虎食其外，毅養其外而病攻其内，此二子者，皆不鞭其後者也。

刺虚者須其實，刺實者須其虚。二句誤倒，當依《鍼解》乙轉。「實」字與下文失一物韻。

八正神明論篇第二十六

新校正云：與《太素·知官能篇》大意同，文勢小異。《太素》今不見，而《靈樞·官能篇》用鍼之服一段，與此篇大同，彼文較簡，似彼爲經，而此爲傳也。

必候日月星辰。注云：常以日加之於宿上。「加之」二字誤倒，當依《靈樞·衛氣行篇》乙轉。

血氣揚溢。「揚」字誤，《移精變氣論》注引作「盈」。

所以制日月之行也。注云：常以一十周加之一分又十分分之六，乃奇分盡矣。謂氣行一周，則日行五宿二十一分又十分分之六。《靈樞》不計奇分，故但云五宿二十分也。

所以候八風之虛邪。注云：虛邪謂乘人之虛而爲病者也。虛邪當指風，此與《上古天真論》注同誤。

觀其冥冥者。下文「其」作「於」，《靈樞·官能篇》亦作「於」。

是故工之所以異也。「故」即「固」字。

救其已敗。當依《靈樞》作「因敗其形」。

故曰：瀉必用方，其氣而行焉。「而」字文理不順，《靈樞》作「乃」。

離合真邪論篇第二十七

地有經水。注云：謂海水涇水。吴刻誤作「瀆水」，《甲乙經》作「清水」，依藏本改，下同。

外引其門，以閉其神。注云：《調經論》曰：外引其皮，令當其門户。又曰：推闔其門，令神氣存。「外引」二句見《靈樞·官能篇》，惟少一「户」字耳。彼篇又云：蓋其外門，真氣乃存，與又曰以下亦相似，王氏蓋誤引。

其氣以至。「以」即「已」。

不知機者，扣之不發，此之謂也。自方其來也至此并釋，《靈樞·九鍼十二原》之文。

通評虚實論篇第二十八

絡氣不足，經氣有餘者，脉口熱而尺寒也。寸脉之直行者爲太陰之經，尺中列缺别走陽明者爲太陰之絡，故寸以候經，尺以候絡，非陰陽之謂也。

秋冬爲逆，春夏爲從。注云：春夏陽氣高，故脉口熱尺中寒爲順也。《内經》論脉諸篇，未有以尺寸盛衰分四時者，王注誤矣。《靈樞·經脉篇》云：經脉十二者，伏行分肉之間，深而不見，其浮而常見者，皆絡脉也。然則絡在外當爲陽，經在内當爲陰。絡氣不足，經氣有餘者，陰盛而陽虚也，故能夏不能冬。經虚絡滿者，陽盛而陰虚也，故能冬不能夏。

絡滿經虚，灸陰刺陽；經滿絡虚，刺陰灸陽。灸所以補，刺所以瀉，是陽主絡陰主經也。注義正與經反。

乳子而病熱。乳子言産後以乳哺子之時也，故《甲乙經》以此二條入《婦人雜病篇》中，《脉經》亦云婦人新生乳子因得熱病。

脉懸小者何如。《脉經》「懸」作「弦」。

形度、骨度、脉度、筋度。注云：形度具《三備經》。《刺瘧篇》注云：循三備法而行鍼。《調經論》注亦云：循三備法通計身形，以施分寸。蓋唐時此書尚存，今不可見矣。

筋度、脉度、骨度并具在《靈樞經》中。今《靈樞經》有《骨度》《脉度》二篇，其《經筋篇》但言筋之分合起止，而不言尺寸，未知即筋度否？

刺癇驚脉五。此即下文之魚際、承山、支正、解溪、光明五穴也。注誤。

甘肥貴人。諸本并脱「甘」字，依《腹中論》注引此文補，與本注同。

則高梁之疾也。注云：高，膏也。梁，粱米也。藏本無「米」字，與《生氣通天論》注合。

外燔肌肉消爍，故留薄肉分消瘦。「留薄」二字似當在「消爍」上。

卷九

熱論篇第三十一

今夫熱病者，皆傷寒之類也。程郊倩云：開口便道破熱病爲傷寒之類，其與傷寒自是兩病可知。兩病何以復云傷寒之類？蓋傷寒有統屬之傷寒，有分隸之傷寒。一指經言，所該者廣，凡病從皮毛得而屬於太陽者，皆得謂之傷寒。一指症言，於太陽經中分出其有發熱惡寒，骨節疼痛，無汗而喘，脉陰陽俱緊者，方得名爲傷寒也。故謂熱病爲傷寒之類則可，謂傷寒爲熱病之類則不可。《難經·五十八難》云：傷寒有五，有中風，有傷寒，有濕温，有熱病，有温病。可以證明程説。

少陽主膽。新校正云：全元起本膽作骨，《甲乙經》《太素》并作骨。以上文陽明主肉證之，「骨」字是也。若此句作「膽」，則上文當作「胃」。

而未入於藏者。新校正云：全元起本藏作府，《太素》亦作府。因二書作府，王海藏遂以藏爲藏物之藏，然非經意也。馬注云：以三陰屬五藏，故以藏言。

其未滿三日者，可汗而已；其滿三日者，可泄而已。程郊倩云：「汗泄」二字俱是刺法。刺法有淺有深，故云可汗可泄，《靈樞・熱病篇》曰：其可刺者急取之，不汗出則泄是矣。

刺熱篇第三十二

刺足太陰陽明。新校正云：《甲乙經》云：兩頷痛其。「其」字誤，當依《甲乙經》作「甚」。

先淅然厥起毫毛。依《釋音》則「淅」上當有「灑」字。

其逆則項通員員澹澹然。注云：腎之筋循脊內俠膂。「脊膂」二字當依《甲乙經》互易。

先飲之寒水乃刺之。吴刻「先」作「以」，「以」即「已」字，亦通。

病甚爲五十九刺。注云：如古法。「古」當作「右」。

太陽之脉色榮顴，骨熱病也。太陽者，腎之表也，腎主骨，故爲骨熱病，當依楊氏絶句。

待時而已。注云：謂肝病待甲乙，心病待丙丁，脾病待戊己，肺病待庚辛，腎病待壬癸。此五藏旺時，於三陽經何與耶？當引《傷寒論》云：太陽病欲解時，從巳至未上，少陽病欲解時，從寅至辰上。

與厥陰脉争見者，死期不過三日，其熱病内連腎。榮未交者，赤色榮顴，不交他處也。若左頰亦赤，則太陽與厥陰交，死不治矣。緣膀胱與腎爲表裏，而少陰厥陰乙癸同源，二經之病内連於腎故也。

少陽之脉色榮頰前，熱病也。新校正云：《甲乙經》《太素》「前」作「筋」。「筋」字是。少陽者肝之表也，肝主筋，故爲筋熱病。

與少陰脉争見者死也。頰赤而頤亦赤，是少陽與少陰交矣。二火燔蒸，腎陰枯竭，故死。

評熱病論篇第三十三

病名陰陽交，交者死也。《史記・倉公傳》引《脉法》曰：熱病陰陽交者死。未知即此文否？

精無俾也。《脉經》「俾」作「裨」。

病而留者。新校正云：《甲乙經》作「而熱留者」。今《甲乙經》作「熱而留者」，未知孰是？然文義并不可通，當依《脉經》作「汗出而熱留者」。

且夫《熱論》曰：汗出而脉尚躁盛者死。《靈樞・熱病篇》云：熱病已得汗，而脉尚躁盛，此陰脉之極也，死。未知即此文否？

飲之服湯。《脉經》無「服」字，與王注合。

從口中若鼻中出。注云：暴卒咳者，氣衝突於蓄門而出於鼻。《甲乙經・説營氣》云：上循喉嚨，入頏顙之竅，究於畜門。詳其文意不指胃也，張景岳以爲喉鼻相通之竅，蓋得之矣。

逆調論篇第三十四

腎者水也，而生於骨。《甲乙經》「生」作「主」，無「於」字。

釋音

譫，之閻切，多言也。當在「怫」字條後。

骶，音氐。當在「跟」字條後。

卷十

瘧論篇第三十五

注於伏膂之脉。新校正云：《甲乙經》作「太衝之脉」。太衝、伏膂，文異義同。《水熱穴論》云：踝上各一行，行六者，此腎脉之下行也，名曰太衝。《陰陽離合論》云：聖人南面而立，前曰廣明，後曰太衝，太衝之地名曰少陰。是腎脉本有太衝之名矣。

經言：無刺熇熇之熱，無刺渾渾之脉，無刺漉漉之汗。據《靈樞·逆順篇》所引，則三句系《刺法》文。

病極則複至病之發也。新校正云：全元起本及《太素》「至」字連上句，與王氏之意異。以後文極則陰陽俱衰證之，當從王注。

方其盛時必毁。此句疑有脱誤。《靈樞·逆順篇》云：方其盛也，勿敢毁傷。

令人消爍脱肉。馬本「脱」作「肌」。

刺瘧篇第三十六

脾瘧者，令人寒，腹中痛。《聖濟總録》「寒」下有「則」字，與下句一例。

瘧脉滿大，急刺背俞，用五胠俞背俞各一。新校正云：此條文注共五十五字，當從刪削。今文注共五十七字，疑正文五胠俞下衍背俞二字，「用」當作「及」。

舌下兩脉者，廉泉也。云舌下兩脉，則非舌本下之單穴矣。《氣府論》注有足少陰舌下二穴，鍼灸書名金津、玉液，意即經之所謂廉泉歟。《靈樞·熱病篇》又以廉泉爲單穴，蓋《内經》不出一手，當分别觀之。

氣厥論篇第三十七

善食而瘦入。《聖濟總録》「入」作「人」。

欬論篇第三十八

欬則右脅下痛。馬本「脅」作「胠」，與王注合。

欬而遺失。新校正云：《甲乙經》作「遺矢」。「矢」字是。

三焦欬狀。注云：盛糟粕而俱下於大腸，泌别汁。《靈樞・營衛生會篇》「盛」作「成」，「泌」上有「濟」字。

卷十一

舉痛論篇第三十九

必有厭於己。「厭」即「饜」字，注誤。

而發蒙解惑。藏本「而」作「如」，與王注合。

或痛宿昔而成積者。「昔」即「夕」字。

腹中論篇第四十

今禁高粱。注云：高，膏。粱，米也。以《生氣通天論》注校之，「米」即「粱」之壞字。

刺腰痛篇第四十一

少陽令人腰痛。注云：少陽之脉行手陽明之前。《厥論》注「陽明」作「少陽」，與《甲乙經》合，此傳寫誤。

成骨在膝外廉之骨獨起者。沈果堂云：膝之上下内外皆以臏爲斷，成骨旁骱骨之端不至上旁膝，膝乃骱之誤也。

刺陽明於骱前三痏。新校正云：《甲乙經》骱作骭。骭即骱也，文異而義不殊。

厥陰之脉。注云：與太陰少陽結於腰髀下。「髀」字誤，諸本并作「髁」。

痛而引肩。藏本無而字。

令人腰痛不可以俛仰。《甲乙經》云：得俛不得仰。

在内踝上五寸。新校正云：《甲乙經》作二寸。「新校正云」四字原作「臣億等」三字，依前後文例改，下同。

釋音

踹踵，丑用切。

踹字誤，當依經文作「腨」。

髂，苦嫁切。

經注并無「髂」字，未詳。

卷十二

風論篇第四十二

皮膚瘍潰。注云：《脉要精微論》曰：脉風盛爲癘。《脉要精微論》「盛」作「成」，「成」字是。

則爲漏風。注云：經具名曰酒風。見《病能論》。

則爲内風。注云：經具名曰勞風。見《評熱病論》。

食寒則泄，診形瘦而腹大。《聖濟總録》「診」作「注」，屬上句。

或多汗，常不可單衣。汗多腠疏，故畏寒也，注意似謂畏熱，何以下文又言惡風乎？

甚則身汗。《聖濟總録》「汗」作「寒」。

痹論篇第四十三

數飲而出不得。《聖濟總録》「出」字在「不得」下，於文爲順。

胞痹者，少腹膀胱按之内痛。此胞即謂膀胱。《靈樞·五味論》云膀胱之胞薄以濡是也。注不分明，後人遂謂膀胱者胞之室，或謂胞居膀胱之中，并誤。

六府亦各有俞。馬注云：凡六府之穴皆可入邪。

逢寒則蟲。新校正云：《甲乙經》蟲作急。「急」字是。馬注云：風勝則行痹，非逢寒也。

痿論篇第四十四

故肺熱葉焦，則皮毛虚弱急薄。《甲乙經》云：肺氣熱則葉焦，焦則毛虚弱急薄。

肝氣熱則膽泄。注云：《八十一難經》曰：膽在肝短葉間下。《難經·四十二難》無「下」字。

故曰：五藏因肺熱葉焦發爲痿躄，此之謂也。《甲乙經》止有「發爲痿躄」四字，餘并無。

居處相濕。「相」字誤，當依《甲乙經》作「傷」。

主閏宗筋。「閏」即「潤」字，《甲乙經》作「潤」。

厥論篇第四十五

身熱死不可治。《甲乙經》云：身熱者死，不熱者可治。

釋音

頔，於交切，凹也。

經注并無「頔」字，未詳。

讝，音儼。

經文「讝」作「譫」。

卷十三

病能論篇第四十六

論在奇恒陰陽中。注云：《奇恒》《陰陽》，上古經篇名。《奇恒》《陰陽》當是二書。《玉版論要篇》云：行《奇恒》之法以太陰始。《方盛衰論》云：《奇恒》之勢乃六十首。此單言《奇恒》者也。《著至教論》云：子不聞《陰陽》傳乎。《陰陽類論》云：決以度，察以心，合之《陰陽》之論。此單論《陰陽》者也。蓋二書中并有其説，故兼舉之。

《上經》者，言氣之通天也。《氣交變大論》引《上經》曰：夫道者，上知天文，下知地理，中知人事，可以長久。

《下經》者，言病之變化也。《逆調論》引《下經》曰：胃不和則卧不安。《痿論》引《下經》曰：筋痿者，生於肝，使内也。肉痿者，得之濕地也。骨痿者，生於大熱也。

《金匱》者，決死生也。《揆度》者，切度之也。《奇恒》者，言奇病也。馬注云：《上經》《下經》《金匱》《揆度》《奇恒》，俱古經篇名，今皆失之。按《史記·倉公傳》云：臣意即避席再拜謁，受其《脉書》《上下經》《五色診》《奇咳術》《揆度》《陰陽》。則當時諸書尚存。

新校正云：楊上善云：中生喜怒，令病次傳者，此爲奇。以《玉機真藏論》證之，當云「令病不以次傳者」。

奇病論篇第四十七

人有重身，九月而瘖。注云：妊娠九月，足少陰脉養。《脉經》云：婦人懷胎一月之時，足厥陰脉養。二月，足少陽脉養。三月，手心主脉養。四月，手少陽脉養。五月，足太陰脉養。六月，足陽明脉養。七月，手太陰脉養。八月，手陽明脉養。九月，足少陰脉養。十月，足太陽脉養。諸陰陽各養三十日，手太陽少陰不養者，下主月水，上爲乳汁。

病名曰息積。「積」字誤，當依《甲乙經》作「賁」。

其氣溢於大腸。注云：《靈樞經》曰：左環葉積，上下辟大。《靈樞·腸胃篇》云：上下辟大八寸。「大」字屬下讀，此并引之誤矣。《靈樞》不出王冰手，此又一證。

尋此則是回腸，非應言大腸也。此説太泥，《難經·四十二難》亦以回腸爲大腸。

此五氣之溢也。五氣當謂五味之氣。

故膽虚氣上溢。《甲乙經》無「虚」字。

治在陰陽十二官相使中。張景岳謂：「治」當作「論」，十二官相使即《靈蘭秘典論》。按：《靈蘭秘典論》下新校正云：全本名十二藏相使。膽者，中正之官，決斷出焉。正發明取膽募俞之義，則張説是也。但經又貫以陰陽，豈《靈蘭秘典論》即《陰陽篇》之僅存者乎？

人生而有病顛疾者。注云：顛謂上顛，則頭首也。汪訒庵云：病由驚起，「顛」當作「癲」，若云顛頂，不知是何病也。按《甲乙經》《聖濟總録》及《御覽》七百三十九并引作「癲」。「癲」與「顛」通，無作頭首解者，疑注末八字爲妄人竄入。

名爲何病。注云：常故問之也。「常」當作「帝」。

善驚驚已。《甲乙經》作「不已」。

大奇論篇第四十八

髀骭大跛易偏枯。《甲乙經》無「大」字，王注亦無釋，疑衍。

注云：若血氣變易，爲偏枯也。《陰陽别論》注云：易謂變易，常用而痿弱無力也。

脉解篇第四十九

故狂顛疾也。注云：項上曰顛。《靈樞·經脉篇》「顛」作「癲」。二字古通，疑不作項上解。

内奪而厥，則爲瘖俳。注云：俳，廢也。此謂「俳」爲「痱」之假借也。《説文》云：痱，風病也。

新校正云：王注《痿論》并《奇病論》《大奇論》并云腎之絡。《痿論》注無此文，當云《骨空論》。

盛者，心之所表也。心屬君火，無爲，由少陽相火而表著。

十月萬物陽氣皆傷。十月當作七月，觀下文秋氣始至可見。此以三陽配寅午戌，三陰配申子辰，與術家三合之説同。

所謂色色不能久立久坐。張景岳云：「色色」當作「邑邑」。

卷十四

刺志論篇第五十三

氣實形實，氣虛形虛。氣即營衛之氣，非脉氣也，觀下文血脉對舉可見。

脉少血多，此謂反也。「少」當作「小」，下文不誤。

鍼解篇第五十四

徐而疾則實者，徐出鍼而疾按之；疾而徐則虛者，疾出鍼而徐按之。《靈樞・小鍼解》云：徐而疾則實者，言徐內而疾出也。疾而徐則虛者，言疾內而徐出也。與此不同，以《靈樞・官能篇》證之，則《小鍼解》不誤。

若無若有者，疾不可知也。《靈樞・九鍼十二原篇》作「若有若無」。「無」與「虛」韻，此誤倒。

察後與先者，知病先後也。此下有「若亡若存」句，脱去不釋。

若得若失者，離其法也。「爲虚與實，若得若失」二句相連，不得析爲二義。疑「離」字誤。

九鍼之名，各不同形者，鍼窮其所當補瀉也。自篇首至此，并釋《靈樞·九鍼十二原》之文。

所謂跗之者。新校正云：全元起本「跗之」作「低胕」。自所謂三里以下釋《靈樞·邪氣藏府病形篇》文。彼篇云：取之三里者，低跗取之。按三里穴在膝下三寸骭外廉，則全本爲是。

長刺節論篇第五十五

新校正云：釋音「皮髓」作「皮骺」，古末反。今《釋音》作光抹切。

得之寒，刺少腹兩股間，刺腰髁骨間。《甲乙經》云：得寒則少腹脹，兩股間冷，刺腰髁間。

卷十五

氣穴論篇第五十八

所治天突與十椎及上紀。注云：當脊十椎下并無穴目，恐是七椎也。十椎當即《氣府論》注之中樞穴。

府俞七十二穴。注云：留十呼。新校正云：按：《甲乙經》云作「二十呼」。「云作」二字當衍其一。

大椎上兩傍各一，凡二穴。注本未詳。張景岳云：大椎上傍按之甚痠，必當有穴，意《甲乙經》猶未盡也。

目瞳子浮白二穴。依前後文例，當云四穴。

曲牙二穴。沈果堂云：牝齒曰牙，其自齒左右轉勢微曲者曰曲牙。頰車去曲牙遠，恐非經意，若指牙之近頰車者，則其牙未嘗曲也。惟地倉二穴挾口旁四分，正當牙曲處。

踝上橫二穴。依前後文例，當云四穴。

寒熱俞在兩骸。當依馬注絶句。

厭中二穴。注意似謂環跳穴，已見前。張景岳以爲足少陽之陽關二穴。

凡三百六十五穴。新校正云：詳自藏俞五十至此，并重複共得三百六十穴。張景岳以大椎上兩旁爲大椎穴，連上兩傍之二穴共爲三穴，則自藏俞五十至此，正得三百六十五穴，與經文合。林説蓋脱五字。

通前天突十椎上紀下紀，共三百六十五穴。「五」當作「九」。

除重複實有三百一十三穴。今按熱俞之三里、委中四穴在府俞中，水俞之氣街、志室四穴在熱俞中，複溜、陰谷四穴在藏俞中，頭上五行之二十五穴，巨虚上下廉四穴并在熱俞中，天突、關元二穴在錯簡文中，背俞之大杼二穴、膺俞之雲門、中府四穴并在熱俞中，分肉二穴在府俞中，踝上横之交信二穴、陰陽蹻之照海二穴并在水俞中，通計重複五十五穴，又熱俞五十九穴原缺髓空一穴，實存三百一十三穴，與林説合。經文明云三百六十五穴，必無一穴而當兩數之理，或傳寫有脱誤，未敢定也。

孫絡三百六十五穴會，亦以應一歲。張景岳云：穴深在内，絡淺在外，内外爲會，故曰穴會，非謂氣穴之外别有三百六十五絡穴也。

谿谷三百六十五穴會，亦應一歲。張景岳云：有骨節而後有谿谷，有谿谷而後有穴俞，人身骨節三百六十五，而谿谷穴俞應之，故曰穴會。

氣府論篇第五十九

足太陽脉氣所發者七十八穴。注云：正經脉會發者七十八穴，浮薄相通者一十五穴。

謂顖會、前頂、百會、後頂、强間五穴與督脉通，臨泣、目窗、正營、承靈、腦空十穴與足少陽通。

風府兩傍各一。新校正曰：按《甲乙經》風池，足少陽、陽維之會，非太陽之所發也。經言風府兩傍，乃天柱穴之分位，此亦複明上項中大筋兩傍穴也。古以風池爲足太陽之會，經與《甲乙經》不同。《傷寒論》云：太陽病，初服桂枝湯，反煩不解者，先刺風池、風府，即其證矣。況經文兩言各一，安得以一穴解之？

俠背以下至尻尾二十一節十五間各一。注云：今《中誥孔穴圖經》所存者十三穴，左右共二十六。以前後文考之，此處當有十四穴，左右共二十八。今《鍼灸書》魄户下有膏肓二穴，雖不見於《甲乙經》，而用以治病，歷有明效，不可以晚出而疑之也，當補入注。

委中以下至足小指傍各六俞。注云：經言七十八穴，今此所有兼亡者九十三穴。今增膏肓二穴則九十三穴具在。

由此則大數差錯，傳寫有誤也。經蓋不計浮薄相通之十五穴，非有誤也。

新校正云：詳王氏云：九十三穴，今兼大杼、風門、風池爲九十九穴。林億以十五間爲十五穴，然後文脅下至胠八間各一，數之止得六穴，則十五間亦不必十五穴也。大杼、風門四穴固屬妄增，若并風池二穴去之，則與經文顯相違矣，惡乎可。

直目上髮際内各五。注云：臨泣在直目上。「在直」二字當衍其一。

耳前角上各一。注云：頷厭在曲角下，顳顬之上上廉。兩「上」字當衍其一。

手太陽脉氣所發者三十六穴。注云：數脉會發而不於所會刺脉下言之者。「刺」字衍。

鼽骨下各一。注云：鼽，頄也。六書假借之例。

鳩尾下三寸，胃脘五寸，胃脘以下至横骨六寸半一。當云：五寸齊，齊以下至横骨六寸半。《靈樞·骨度篇》云：髃骬以下至天樞長八寸，天樞以下至横骨長六寸半。正與此文合也。「一」上當脱「寸」字，「寸一」謂每寸一穴也。下衝脉穴正同。

凡三百六十五穴也。注云：經之所存者多凡一十九穴。依經總數計之，凡三百八十六穴，於三百六十五外多二十一穴。注意不數膏肓二穴，故云十九穴也。然風池二穴，足太陽與手太陽重。大迎二穴，手陽明與足陽明重。顴髎、天窗四穴，手太陽與手少陽重。懸釐二穴，手少陽與足少陽重。齗交一穴，督脉與任脉重。除此十一穴，則僅多八穴耳，此與前篇總數不符，皆傳寫脱誤所致，去古文遠，無以定之。

而《甲乙經》經脉流注多少不同者，以此分。藏本無「分」字。

卷十六

骨空論篇第六十

失枕在肩上横骨間。張景岳疑是足少陽之肩井穴。

折使揄臂齊肘。折字絶句，謂痛如折也。

男子内結七疝。合《内經》諸篇觀之，則七疝者當是五藏疝及狐疝、㿗疝。

在外上五寸。《聖濟總録》百九十一外下有「踝」字，此脱去。

骸下爲輔。沈果堂云：俠膝之骨曰輔骨，内曰内輔，外曰外輔。其專以骸上爲輔者。則膝旁不曰輔而曰連骸，骸上者脛之上端也。此「下」字乃「上」之訛。

一在項後中復骨下。張景岳云：「復」當作「伏」。沈果堂云：自顱際鋭骨而下，其隱筋肉中者曰伏骨。

或骨空在口下當兩肩。沈果堂云：《説文》或即域本字，云或骨者，以其骨在口頰下，象邦域之回帀也。

易髓無空。注云：易，亦也。骨若無孔，髓亦無空也。依注則「易髓」二字當乙轉。

水熱穴論篇第六十一

凡五十七穴者。注云：兼此數之，猶少一穴。依注數之，正得五十七穴，不知何以云少一穴。林氏不能是正又增陽關一穴，則與尻上五行行五之文顯然不合矣。

新校正云：十二椎節下有陽關一穴。「十二」當作「十六」。

雲門、髃骨、委中、髓空。注云：腰俞穴一名髓空。腰俞在中行，止有一穴，疑非經之髓空也。若如注說，則熱俞僅五十八穴，且腰俞一穴與水穴重，而《氣穴篇》中林氏所計總數又當減其一矣。

釋音

菟，音兔。當在闕字條後。

卷十七

調經論篇第六十二

人有精氣津液。注云：《鍼經》曰：汗出腠理是謂津。「腠理」二字誤，當依《靈樞・決氣》作「湊滲」。

志意通。《甲乙經》「通」下有「達」字。

神有餘則瀉其小絡之脉。「脉」字原誤「血」，依馬本改。王注亦云小絡之脉。

孫絡水溢。「水」字誤，當依《甲乙經》作「外」，注同。藏本正文作「水」，注文仍作「外」，是其迹之未盡泯者。

亂而忘喜。林校《甲乙經》引作「善忘」，馬注亦云「善忘」。

以開其門，如利其户。如，而也。《春秋・莊七年》：星隕如雨。亦以如爲而。

病不知所痛，兩蹻爲上。《靈樞・官能篇》云：結絡堅緊，火之所治，不知所苦，兩蹻之下。

巨刺之。注云：巨刺者，刺經脉，脉左痛刺右。依上注例，兩「脉」字當衍其一。

卷十八

繆刺論篇第六十三

何謂繆刺。注云：言所刺之穴應用如紕繆綱紀也。下文明云：絡病者，其痛與經脉繆處，故命曰繆刺。安得以紕繆釋之？

如食頃而已，不已，左取右，右取左。《甲乙經》無「不已」二字。

邪客於足太陽之絡。新校正云：《甲乙經》云：其支者，從巔入絡腦，還出别下項。王氏云：經之正者，「正」當作「支」。今《甲乙經》「支」作「直」，《靈樞·經脉篇》亦作「直」，即正也。林説甚誤。

邪客於足陽蹻之脉。注云：《鍼經》云：陰蹻脉入鼽。今《靈樞·脉度》作「頄」，用本字。此用假借字。

刺足跗上動脉。注云：謂衝陽穴，胃之原也。與胃無涉，疑是足厥陰之太衝穴。

刺中指爪甲上與肉交者。注云：謂中衝穴，手心主之井也，在手中指之端，去爪甲如韭葉陷者中。刺可入同身寸之一分，留三呼；若灸者可灸三壯。此四十四字必非王注，當是林氏引别説以解經，而傳寫脱其姓氏，又誤置王注前也。

邪客於足少陽之絡。注云：貫膈絡肝膽。「膽」上脱「屬」字，當依《靈樞·經脉篇》補。

時不能出唾者，刺然骨之前。《甲乙經》無「時」字，又「刺」上有「繆」字。

注云：此二十九字本錯簡，在邪客手足少陰太陰、足陽明之絡前。今正文止二十八字。

邪客於足太陽之絡。注云：以其經從踝内左右别下貫胂。「踝」字誤，當依《靈樞·經脉篇》作「髆」。

按之應手如痛。《甲乙經》如作而，古字通。

四時刺逆從篇第六十四

冬刺絡脉，内氣外泄。林校《診要經終論》引此文，「内」作「血」。

令人善忘。林校《診要經終論》引此文。「忘」作「渴」。

標本病傳論篇第六十五

冬夜半，夏日中。新校正云：《甲乙經》曰：五日之脾，閉塞不通，身病體重。《甲乙經》無諸病以次是相傳。「是」字衍，當依《甲乙經》删。

「病」字，當删。

卷十九

天元紀大論篇第六十六

左右者，陰陽之道路也。注云：金木水火運北面正之。當云：面北言之。

則左者南行，右者北行而反也。「左右」二字當互易。

金木者，生成之終始也。新校正云：《陰陽應象大論》曰：陰陽者，血氣之男女。此下當依《陰陽應象大論》補「也」字，下二句同。

幽顯既位。注云：人神之道亦猶也。吳刻「道」作「理」。

天有陰陽，地亦有陰陽，木火土金水火，地之陰陽也，生長化收藏。張氏《類經》删此十六字，與《困學紀聞》合。

君火以明。依注則「明」當作「名」。林校《至真要大論》亦引作「名」。

甲巳之歲，土運統之。注云：當是黄氣横於甲巳。「是」當作「時」。

五運行大論篇第六十七

黄帝坐明堂。《漢書・郊祀志》云：濟南人公玉帶上黄帝時《明堂圖》，明堂中有一殿，四面無壁，以茅蓋，通水，水環宫垣爲複道，上有樓，從西南入，名曰昆侖。《淮南・主術訓》亦云：昔者神農祀於明堂，明堂之制，有蓋而無四方，風雨不能襲，寒暑不能傷。蓋古制如此，不可執《考工記》《禮記》以駁之。

上者右行，下者左行，左右周天，餘而復會也。上者右行，謂太陽循黄道東行，日移一度也。下者左行，則《尚書・考靈曜》所謂地有四游。冬至地上行，北而西三萬里。夏至地下行，南而東亦三萬里。春秋二分其中也，左行右行，皆一歲一周天，而右行之度微不及於左行，故云餘而復會。是即西法之最高行矣。此論天地運行之理，與五運六氣全無關涉。如注則仍是鬼臾區説，何以黄帝疑而複問耶？

七曜緯虚。此言七曜皆在太虚之中，非同麗一天，亦非各有一天也。近日西人所自矜爲創論者，岐伯早已言之。

地爲人之下，太虚之中者也。自人視之，地爲下矣。而地實太虚中之一物，與七曜等。蓋上下無定位，特隨人之所見以爲上下耳。旨哉斯言，非聖人孰能知之。

故風寒在下。風在空中而亦云下者，《莊子・齊物論》云：夫大塊噫氣，其名爲風。

燥熱在上，濕氣在中，火游行在間。風寒在下，西法之温際也。燥熱在上，西法之火際也。濕氣在中，西法之冷際也。寒性堅凝，風以動之，而太陽之火游行其間，則化而爲温矣。水土之氣爲太陽所吸引，升而上浮至於冷際而止，遂能映小爲大，映卑爲高，西人清蒙氣差之法從此生矣。

在藏爲肝。注云：肝有二布葉，一小葉。以《難經・四十二難》考之，「二」當作「七」。

在地爲土。新校正云：詳注云：静而下民，爲土之德。下民之義，恐字誤矣。下民者，下於民也。

北方生寒。注云：若氣似散，麻木、末皆黑、微見。以《六元正紀大論》考之，此下當有「黄色」二字。

六微旨大論篇第六十八

願聞天道六六之節，盛衰何也。注云：六六之節，經已啓問。見《六節藏象論》。

故曰：因天之序，盛衰之時，移光定位，正立而待之。此引《八正神明論》文。

至而至者和。注云：各差十三日而應也。「十三」當作「三十」。

新校正云：《金匱要略》云：少陰之時，陽始生。「陰」字誤，當依《金匱要略》作「陽」。

顯明之右。注云：日出謂之顯明，則卯地氣分春也。「分春」二字疑倒。

制生則化。吴刻「制則生化」，蓋依王氏《溯洄集》改。

天樞之下，地氣主之，氣交之分，人氣從之，萬物由之。張景岳云：王以天樞爲穴名，本《至真要大論》，然彼以人身爲言，而此云人氣從之，萬物由之，又豈止以人身言哉？夫樞者，開合之機也。開則從陽而主上，合則從陰而主下，樞則司升降而主中。《至真要大論》曰：初氣終，三氣天氣主之。四氣盡，終氣地氣主之。然則三氣四氣，一歲之氣交也。故自四月以至八月一百二十日之間，歲之旱潦豐儉，物之生長成收皆系乎此。

釋音

𨗴，慈濫切。王注「𨗴」作「暫」。

疚，音救。經注無「疚」字，未詳。

卷二十

氣交變大論篇第六十九

金肺受邪。依前後文例，「金肺」二字應乙轉。

甚則肌肉痿。新校正云：《藏氣法時論》云：脾病者，身重善饑肉痿。今《藏氣法時論》「饑」作「肌」。《甲乙經》云：善饑，肌肉痿。

與腰背相引而痛。新校正云：《藏氣法時論》云：心虛則胸腹大，脅下與腰背相引而痛。今《藏氣法時論》無「背」字，《脉經》有。

不及其太過而上應五星。馬注云：「其」字當在「不及」上。

大常之二其眚即也。注云：發謂起也。即，至也。依注則正文當有「發」字在即字下。

是以象之見也，高而遠則小，下而近則大。高於太陽則距地遠而視之若小，下於太陽則距地近而視之若大，五星以太陽爲心，古人蓋知之矣。

五常政大論篇第七十

其穀麻麥。注云：麻木麥，火穀也。麥色赤也。程瑶田《九穀考》云：經注三「麥」字本皆「黍」字，後人因火曰升明，其穀麥，而妄改之，不知麥之色赤已見上注，此注不應重見矣。經以麥黍二穀赤色，可互取之，故於火本令中火穀取麥，金水令中火穀取黍，此古人之神明，後人所弗能及者。

則冰雪霜雹。新校正云：詳注云：雹形如半珠，「半」字疑誤。《至真要大論》注亦云：暴雨半珠形雹。「半」字不誤。

其穀黍稷。新校正云：疑「麥」字誤爲「黍」字。此「黍」字不誤，林説失之。

其穀稻黍。新校正云：當言「其穀稻麥」。此「黍」字不誤，林説失之。

寒極於東北，熱極於西南。「東西」二字互誤，當依《類經》改。

高處則濕，下處則燥。「濕燥」二字互誤，當依《類經》改。

自汧源縣西至蕃界積石。「積」原誤「磧」，今改。然《釋音》已出「磧」字。

川形有北向及東北西南者，每五百里。新校正云：别本作「十五里」。以下文校之，當作「二十五里」。

陽氣行晚一日，陰氣行早一日。「晚早」二字當互易。

廣平之地，則每五十里。當作「二十里」，下文不誤。

有離向、丙向、巽向、乙向、震向處。「震向」下脱「艮向」二字。

有丁向、坤向、庚向、兑向、辛向、乾向、坎向、艮向處。此「艮向」二字衍。

汗之則陽氣外泄，故瘡愈。吴刻「愈」作「已」，「已」字是。

高者其氣壽，下者其氣夭。孫思邈云：兒小時敏悟過人者多夭，其預知人意回旋敏速者亦夭。此即陽勝先夭之理。

地氣制己勝，天氣制勝己。張景岳云：天氣制勝己，如丁丑丁未，木運不及而上見太陰，則土齊木化，上宫與正宫同。癸卯癸酉，火運不及而上見陽明，則金齊火化，上商與正商同。乙巳乙亥，金運不及而上見厥陰，則木齊金化，上角與正角同也。以司天在上，理無可勝，故能制勝己者。勝己者猶可制，則己勝者不言可知矣。

傷其正也。注云：則氣有偏勝，則有偏絶。《類經》下「則」字作「必」。

食之已盡其餘病。「已」即「以」字。

釋音

清，妻徑切。經文「清」作「凊」。

黔，音今。王注：黔，音陰。此作「今」，誤。

卷二十一

六元正紀大論篇第七十一

前行「六元正紀大論」六字當删。本書之例，凡卷止一篇者，卷首并無目録，十七卷之《調經論》即其證矣。

戊戌同正徵。「戊戌」下當空一格。

其運寒。新校正云：少陽少陰司天爲太徵。「太」當作「上」。

雨風勝復同。此下當有「同少宫」三字。

辛卯少宫同。此三字衍。

辛卯。此二字衍。

太宫。「太」當作「少」。

風燥横逆。吴刻「逆」作「運」。張景岳云：風燥横於歲運。

間穀命太者。張景岳云：本篇不及之歲則言間穀，而太過之歲則無，似以勝制之氣爲間穀也。如卯酉年金氣不

太者之至徐而常，少者暴而亡。太過年無勝復，徐而常也。不及年有勝復，暴而無也。此與前文太過者

太陽寒化施於少陰。新校正云：詳此當云「少陰少陽」。言少陰而少陽可知矣，不必補。

少陰所至爲羽化。注云：有羽翼飛行之類。《類經》「翼」作「翮」，上注亦云：熱生翮形。

終爲注雨。新校正云：王注云：疾風之後雨乃零。《六微旨大論》注「雨」上有時字。

少陰所至爲火府。馬本「火府」上有「大」字。

至高之地，冬氣常在；至下之地，春氣常在。《周髀》云：極下者，其地高，人所居，六萬里滂沲，四隤而下是北極，左右爲至高，而中衡左右爲至下也。冬氣常在，故夏有不釋之冰。春氣常在，故冬有不死之草。

命其差。新校正云：《至真要大論》云：夫氣之生化與其盛衰異也。吴刻「盛衰」倒，與《至真要大論》合。

校語，則《釋音》固在林氏前。

太虚腫翳。新校正云：「腫」字疑誤。《釋音》出「朦」字，疑經注「腫」字皆「朦」之誤也。觀《長刺節論》

乙酉乙卯歲中少商金運。新校正云：水未行復，其氣以平。「以」字誤，當作「未」。

丁卯丁酉歲。新校正云：即上陽明不得災之。吴刻「得」作「能」。

夫子言可謂悉矣。「夫子」下原脱「之」字，依馬本補。

物成於差夏。注云：謂立秋之後十一日也。「一」字誤，當作「三」。

天氣正。新校正云：詳少陽司天，太陰司地。「太陰」當作「厥陰」。

及，則火勝木强，其穀丹蒼。巳亥年木氣不及，則金勝土强，其穀白黄。丑未年土氣不及，則木勝水强，其穀蒼黑。

暴，不及者徐正相反。

發表不遠熱，攻裏不遠寒。注云：秋冬亦同。「秋冬」當作「春秋」。

卷二十二

刺法論篇第七十二

吴刻此行誤低二格，又置於二十一卷之首，與林氏校語不相應。今雖移置於此，而仍低二格，又删去下五字，則兩失之矣。本書《奇病論》引《刺法》曰：無損不足，益有餘，以成其疹。《調經論》引《刺法》曰：有餘瀉之，不足補之。《靈樞·官鍼》引《刺法》曰：始刺淺之，以逐陽邪之氣。後刺深之，以致陰邪之氣。最後刺極深之，以下穀氣。《逆順》引《刺法》曰：無刺熇熇之熱，無刺漉漉之汗，無刺渾渾之脉，無刺病與脉相逆者。又本書《評熱病論》云：風水論在《刺法》中。《腹中論》云：伏梁論在《刺法》中。《刺法》《本病》二篇雖已亡佚，而書中猶有引者，宋人僞撰《素問遺篇》，不知取爲根抵，故備録之。

本病論篇第七十三

誤同上條。本書《痿論》引《本病》曰：大經空虚，發爲肌痹，傳爲脉痿。

新校正云：舊本此篇名在《六元正紀篇》後列之，爲後人移於此。《總目録》尚不誤。

至真要大論篇第七十四

前行「至真要大論」五字當删。

太陽司天，其化以寒。注云：對陽之化也。太陽而其化反寒，似與陽爲對待，故云對陽之化。

以所臨藏位命其病者也。注云：脾土位西南方及四維。藏本脾土位中央，似與此文并有脱誤，當云：脾土位中央及四維。

太陰司天爲濕化。注云：雲雨潤濕之化也。「潤」下似脱「澤」字。

諸不應者，反其診則見矣。吴注云：反，變也。診，候也。諸不應者，歲運經候之常也。今乃見者，其候變也。變則不應者斯應矣。

寒司於地，熱反勝之。注云：與前淫勝法殊，貫云治者。藏本「貫」作「其」。

雨數至燥化乃見。張景岳云：「燥」當作「濕」。

以鹹寫之。注云：皆先歸其不勝己者之。「之」字衍。

六氣之復何如。新校正云：對化勝而有復，正化勝而不復。經文明云：有勝則復，無勝則否，安得有勝而不復者乎？《元珠》正化對化之説不特不見於經，亦并不見於注，不知林氏何以取之？

故曰：近者奇之，遠者偶之，汗者不以奇，下者不以偶。近奇遠偶，言其常也。汗劑近而用偶，下劑遠而用奇，言其變也。故下有近而奇偶、遠而奇偶之文。

食而過之。注云：飼而冷足，仍急過之。「冷」當作「令」。

所謂寒熱温涼反從其病也。注云：而自爲寒熱以開閉固守矣。「開」當作「關」。

邪氣大至，是感也。「是」下脱一字，吴刻有。

陰陽易者危。注云：二氣錯亂故氣危。藏本無下「氣」字，當删。

各差其分。注云：戊之月霜清肅殺而庶物堅。「堅」以下似脱「成」字。

此之謂也。注云：熱不得寒，是無火也。寒不得熱，是無水也。「火」「水」二字互誤，當依《類經》改。

居其中間，疏諸壅塞。有誤字，當依《類經》作「適其中外，疏其壅塞」。

願聞其道。注云：癭起結核。「起」字誤，當依《類經》作「氣」。

甚者從之。注云：雖從其性用不必皆同。《類經》「雖」作「須」。

損者益之。吴刻「益」作「温」，與李東垣《内傷辨》合。此依藏本，與王氏《溯洄集》合。

是以反也。注云：故也春以清治肝而反温。「也」字衍。

夫五味入胃，各歸所喜。攻酸先入肝。林校《宣明五氣篇》引此文，「攻」作「故」，「故」字是也。《靈樞·五味篇》云：五味各走其所喜。正與此同。

卷二十三

著至教論篇第七十五

誦而頗能解。「頗」字誤，當依《御覽》七百二十一作「未」。

不足至侯王。「至」字誤，當依《御覽》作「治」。

疑於二皇。新校正云：全元起本及《太素》「疑」作「擬」。「擬」本字「疑」，假借字。王注竟作「疑」字解，失其義矣。

示從容論篇第七十六

若能覽觀雜學及於《比類》。《比類》亦古書名。

余真問以自謬也。言對非所問，反若問者之自謬也。

此皆工之所時亂也。然從容得之。求之於《從容篇》，可得其說。

脉浮而弦，切之石堅。浮類肺，弦類肝，石堅類腎。

複問所以三藏者，以知其《比類》也，帝曰：夫《從容》之謂也。雷公因《比類》而知爲三藏，帝謂當於《從容篇》求之。

不引《比類》，是知不明也。此條在《比類》中，而雷公反不知引，故帝以爲不明。

是以名曰診輕。新校正云：《太素》「輕」作「經」。「經」字是。

疏五過論篇第七十七

故事有五過四德。下無四德之目，注以四時釋之，疑非也。張景岳以必知天地陰陽四時經紀爲一，五藏六府雌雄表裏爲二，刺灸砭石毒藥所主爲三，從容人事以明經道以下爲四。未知是否。

必以《比類》《奇恒》《從容》三篇之義者，其診不足貴也。言不知《比類》《奇恒》《從容》三篇之義者，其診不足貴也。

有知餘緒。有，即又。

亦爲粗工。注云：粗工不必謂解不備學者。「解」即「懈」。

奇恒五中決以明堂。注云：夫明堂者，所以視萬物，別白黑，審長短。此用《脉要精微論》文而改精明爲明堂，蓋失之矣。五色決於明堂，見《靈樞·五閱五使篇》及《五色篇》。

審於終始，可以横行。《終始篇》見《靈樞》。

徵四失論篇第七十八

卒持寸口，何病能中。此言不問其病之何由而起，而但憑一脉以決之。注誤。

是以世人之語者，馳千里之外，不明尺寸之論。此言世人之務遠而忘近也。注誤。

愚心自得。新校正云：《太素》作「自功」。王注亦云「自功」。

卷二十四

陰陽類論篇第七十九

卻念《上下經》《陰陽》《從容》。并古書名。

三陽爲表。張景岳云：三陽當作三陰，謂太陰也。《陰陽離合論》曰：太陰爲開。

一陰至絶作朔晦。注云：徵其氣王則朔，適言其氣盡則晦。「王」當作「生」，「適」字衍。

新校正云：注言陰生爲朔，疑是陽生爲朔。「陰」字不誤。

弦急懸不絶。張景岳云：三陽爲病皆言弦者，弦屬於肝，厥陰脉也，陰邪見於陽分，非危則病，正以明肝之不足貴也。

上空志心。新校正云：肺氣下入腎志，上入心神也。王氏謂「志心」爲「小心」，義未通。《刺禁論》「小心」，《太素》亦作「志心」，王於彼文注云：小心，謂真心神靈之宫室，是小心指心不指腎也。心之所之謂之志，志不必專屬腎，况經文明云「上空志心」，安得言下入腎志耶？

二陰二陽病在肺。新校正云：况又以見胃病腎之説。「又」上脱「下」字，「以」字衍。

皆歸出春。《甲乙經》「出」作「於」，林氏引《素問》又作「始」。

方盛衰論篇第八十

肝氣虚則夢見菌香生草。「菌香」《脉經》作「園苑」。

合之五診，調之陰陽，以在經脉。五診即下文之脉藏肉筋骨也。在，察也。

脉動無常，散陰頗陽。「頗」字疑當作偏頗解。

逆從以得。以即已字。

解精微論篇第八十一

教以經論、從容、形法、陰陽。皆古書名也。《疏五過論》云：《比類》《形名》虚引其經。疑《形法》即《形名》。

請問有毚愚僕漏之問。新校正云：全元起本「僕」作「樸」。「樸」字是，此雷公謙詞也。「漏」即「陋」字。

故曰眦盲。注云：眦，視也。六書假借之例。

《素問》既刻成，恐猶有舛誤，以屬顧君，君益反覆研審，歎曰：嚮者於此書殊魯莽，今始稍得其條理耳。乃別爲《校勘記》一卷，於王注及林氏案語皆有所補苴糾正，或引舊說，或出己見，期於精當而後已。其解《五運行大論》「左右周天，餘而復會」，據《尚書緯》地有四游之說，謂即西法最高行。解「七曜緯虛」「地爲人之下，太虛之中」，據今新西法，謂七曜皆在太虛，非各有一天地，亦與七曜等。解「風寒在下，燥熱在上，濕氣在中」，據西人三際之說，謂水土之氣爲太陽吸引上浮即清蒙氣差。於《氣交變大論》，據五星高下於太陽，明遠近小大之故，謂西法五星以太陽爲心古人已知之。皆卓然不磨之論。按近日西人新術謂地球與諸行星俱浮行空中，環繞太陽，與九重天諸輪舊說不同，而與岐伯所云七曜緯虛者適合，疑即宣夜家遺言。自古法失傳，儒者不復通其說，西人精思偶合，自矜創獲，中土之人遂相詫以爲新奇，亦未嘗求之於古書耳。顧君極究中西算術，又篤學嗜古，精求其理，此解實發千古之覆，是不可以自秘也，爰授諸剞劂，繫於書後。

甲寅閏秋錢培杰、蓀附識

靈樞校勘記

〔清〕顧觀光　撰
王育林
甯　静　點校

内容提要

顧觀光（一七九九—一八六二），字賓王，號尚之，别號武陵山人，江蘇金山（今上海金山衛鎮）人，清末學者。顧氏出身中醫世家，科舉失利後以行醫爲業，精於考據、校勘，對數學、天文、地理亦頗有研究。著有《國策編年考》《七國地理考》《傷寒雜病論集》《武陵山人雜著》；對《華陽國志》《吴越春秋》《周髀算經》等書進行了校勘，寫有校勘記；輯録了散佚的《神農本草經》《七緯拾遺》等書。顧氏還協助錢熙祚校勘了《守山閣叢書》《指海》，協助錢培名校勘《小萬卷樓叢書》等叢書。

《内經靈樞校勘記》博引古今文獻，對《靈樞》進行了認真的校勘，不少見解頗有獨到之處，是學習和研究《内經》的重要參考資料。此次整理以民國十七年（一九二八）中國學會影印守山閣本《黄帝内經》後附《内經靈樞校勘記》爲底本。

卷一

九鍼十二原第一

隨而濟之。「隨」原作「追」，《素問·調經論》注引《鍼經》亦作「追」。

爲虛爲實。《小鍼解》作「爲虛與實」，與《素問·鍼解篇》合。

本輸第二

大陵，掌後兩骨之間方下者也。「骨」字誤，當依《甲乙經》作「筋」。

三焦者，足少陽、太陽之所將，太陽之別也。《素問·金匱真言論》《宣明五氣篇》兩注并引足三焦者，太陽之別也。與王海藏《此事難知》合。今本足字誤脱在下，當依王注乙轉。三焦爲孤府，自上至下無所不統，故經之在上者屬手，俞之在下者居足。曰足三焦，謂三焦俞之在足者耳。王氏謂三焦有二，則大誤矣。

小海，在肘内大骨之外。沈果堂云：「内」乃外之誤字。

名曰風府。上文一二三四等字，并當絶句，此「風府」下脱八字。

音釋

氂，莫高切，又音毫。按《周禮·春官·樂師》注釋文，氂有毛、來、狸三音，無毫音。

溜，謹按《難經》當作「流」。滎，音營，絶小水也。此《本輸篇》音釋，誤置於此。

闊數，下色角切。此條當在「滎」字前。

腨，時兖切。此條當在「呿」字前。

卷二

小鍼解第三

鍼以得氣。以，即已。

有知調尺寸小大緩急滑濇。有，即又，下并同。

邪氣藏府病形第四

亦中其經。《音釋》一本作「下其經」。按以上文例之，「下」字是。

微大爲疝氣，腹裹大膿血，在腸胃之外。《脉經》無「腹」字，「裹」作「裹」。

腎脉急甚爲骨痿癲疾。原脱「痿」字，依《甲乙經》補，與《脉經》引此文合。然本書《癲狂篇》有骨癲疾，則原本亦通。

濇者多血少氣。張景岳云：仲景曰濇者營氣不足，而此曰多血，似有誤。觀下文，刺濇者無令其血出，少可知矣。

音釋

深内，下音納。此《邪氣藏府病形篇》音釋，誤置於此，當移下「腫」字條後。

維厥，詳此經絡有陽維、陰維，故有維厥。此條當在「息賁」前。

卷三

壽夭剛柔第六

黄帝曰：余聞刺有三變。此下《甲乙經》以爲黄帝、少俞問答，與經文異。

官鍼第七

無鍼傷肉，如拔毛狀。《素問·刺要論》注引《鍼經》云：令鍼傷多，如拔髮狀。張景岳云：即前毛刺之意。

音釋

佛氣，爲意不舒，下許氣切。當云，下爲意不舒，此誤倒。

卷四

本神第八

魂傷則狂妄不精，不精則不正當人，陰縮而攣筋。《脉經》作「狂妄不精，不敢正當人」。林億校云：一作「其精不守，令人陰縮」。又《脉經》「攣筋」二字倒。

腰脊不可以俛仰。《脉經》「腰脊」下有「痛」字。

終始第九

男内女外。「内外」二字互誤，當依《難經·七十八難》改正。即内則所謂男子主内、女子主外也。下文堅拒勿出，女不出也；謹守勿内，男不入也。

則陽病入於陰，陰病出爲陽。馬本「爲」作「於」，以上句例之，當是。然《甲乙經》亦作「爲」。

形體淫泆。《音釋》「淫泆」作「淫濼」，與《甲乙經》合。

乃消腦髓。《甲乙經》「腦」作「骨」。

音釋

悗亂，上音悶。此條當在「怵惕」後。

卷五

經脉第十

筋爲剛。此假「剛」爲「綱」也。本書《經筋篇》云：太陽爲目上綱，陽明爲目下綱。

上魚循魚際。《聖濟總録》百九十一「上」「循」之間無「魚」字。

上氣喘渴。《甲乙經》《脉經》「渴」并作「喝」。

起於胃口，下循腹裏。《素問·五藏生成篇》《刺熱篇》《咳論》《刺腰痛篇》《風論》《痿論》《厥論》《刺禁論》八注，「口」「下」二字并倒，與《脉經》合。

心欲動，獨閉户塞牖而處。《脉經》「欲」「動」二字倒。

煩心，心下急痛。此下《甲乙經》《脉經》并有「寒瘧」二字。

黄癉，不能卧。《甲乙經》云：黄癉，不能食，唇青。《脉經》云：黄癉，好卧，不能食肉，唇青。

股膝内腫厥。《甲乙經》《脉經》「腫」下并有「痛」字。

挾咽繫目系。林億云：一作「循胸出腸」，按《素問・藏氣法時論》注引作「循胸出脅」，此「腸」字誤。

下出腋下。《素問》注「上出腋下」，與《甲乙經》合。

出肘内側兩筋之間。「筋」字誤，《甲乙經》《脉經》并作「骨」。

從膞内左右，别下貫胛。「胛」字誤，《素問・刺瘧論》《厥論》兩注并作「胂」。

循髀外從後廉。《甲乙經》《脉經》并無「從」字，當删。

以下貫踹内。「踹」字誤，當依《脉經》作「腨」，下二「踹」字并同。踹，足跟也；腨，足肚也，二字迥别。

邪走足心。《素問・陰陽離合論》注「走」作「趣」，與《甲乙經》合。

以屈下頰。《脉經》「頰」作「額」。林億校云：一作「頞」。按《甲乙經》亦作「額」。

抵於䪼下加頰車。當於「䪼」字絶句。

頭痛頷痛。《脉經》「頭」下有「角」字。

毛折者毛先死。當依《脉經》作氣先死。

起於大指叢毛之際。《聖濟總録》云：起於大指三毛之上。《素問・厥論》注亦作「三毛」。

手少陰氣絶則脉不通。此下《脉經》有少陰者心脉也，心者脉之合也二句，以上下文例之，當有。

血不流則髦色不澤。《難經》二十四難無「髦」字，此衍文當删。下文面黑如漆柴則謂面色，非髦色也。《甲乙經》《脉經》「髦」作「髮」，則與足少陰氣絶證同，亦誤。

足厥陰氣絶則筋絶。「筋」下「絶」字誤，當依《難經》作「縮」。《脉經》云：則筋縮引卵與舌。

其小而短者少氣。馬本「小」作「青」，與上文合。

去腕半寸。《甲乙經》作「一寸」，亦誤。當依《脉經》作「一寸半」。

去腕一寸半。《聖濟總録》無「半」字，與下文合。

虛則爲頭强。《聖濟總録》「頭」作「煩」，無「强」字。

虛則足不收，脛枯。《聖濟總録》云：脛偏枯。

上走於心包，下外貫腰脊。《脉經》無「外」字，則「下」字屬下句。

其別者，循經上睪。《聖濟總録》「經」作「脛」，與《素問・繆刺論》注同。

音釋

骭，音旱。此條當在「頔」字前。

憺憺，音淡。此條當在「邪」字後。

卷六

經水第十二

足太陽外合於清水。「清」字誤,《素問·離合真邪論》注作「涇水」。

足厥陰外合於澠水。「澠」字誤,《素問》注作「沔水」。

音釋

澠,彌善切。「澠」字無「彌」善切之理,顯系「沔」字之誤。

卷七

經筋第十三

名曰仲春痹。此下馬本有「也」字，與後諸條一例。

其支者，別起外輔骨。「起」字誤，當依《聖濟總録》作「走」。

有熱則筋弛縱緩不勝收。《聖濟總録》無「弛」字、「勝」字。

即以生桑灰置之炊中。馬本「灰」作「炭」。

循腹裹，結於肋。《聖濟總録》「肋」作「脅」。

循脊内挾膂。「脊」「膂」二字互誤，當依《甲乙經》改。

其支者，後走腋後廉。「走」上「後」字誤，當依《聖濟總録》作「別」。

其病小指支肘内鋭骨後廉痛。《甲乙經》「支」作「及」。

入腋下，腋下。《聖濟總録》「腋下」二字不重。

散胸中，結於臂。「臂」字誤，當依《聖濟總録》作「賁」。

循臂，下系於臍。「臂」字誤，當依《聖濟總録》作「賁」。

支轉筋，筋痛。《甲乙經》「筋」字不重。

骨度第十四

肘至腕長一尺二寸半。《聖經總録》無「半」字，又以《難經》考之，則肘至腕僅一尺一寸。

卷八

五十營第十五

下水二刻。《素問·八正神明論》注「下水」二字倒，下并同。

内穀爲寶。《素問·平人氣象論》《痹論》《刺志論》三注「寶」并作「實」。

上循腹裏，入缺盆。以上文例之，此下當云：是任脉也。

脉度第十七

五藏常内閲於上七竅也。「閲」字似費解。然十一卷《師傳篇》云：五藏之氣閲於面者，余已知之矣。十二卷《五閲五使篇》云：五官者，五藏之閲也。則「閲」字不誤，不得引《難經》以繩之。

四時氣第十九

骨爲幹。《經脉篇》有此文。

癘風者，素刺其腫上。「素」字誤，《甲乙經》作「索」。

薰肝肺，散於胸。「胸」原作「肓」，與《脉經》合，且下有取之肓原之文，則此字不當改。

善嘔，嘔有苦。此下《脉經》有「汁」字。

在上脘則刺抑而下之。《脉經》作「抑而刺之」。

音釋

濁者，一本作「淖」，滑利也。此《營衛生會篇》音釋，誤置於此。

卷九

五邪第二十

背三節五顀之傍。三節旁乃肺俞，五椎旁則心俞，肺病不當刺心。《甲乙經》《脉經》并無「五顀」二字，當删。

寒熱病第二十一

陽入陰，陰出陽，交於目鋭眦。卷八《脉度篇》云：蹻脉屬目内眦，合於太陽、陽蹻而上行。本卷《熱病篇》云：目中赤痛，從内眦始，取之陰蹻。則此「鋭」字乃「内」之誤。

癲狂第二十二

灸骨骶二十壯。「骨骶」二字誤倒，當依《甲乙經》乙轉。上文亦云：窮骨者，骶骨也。

熱病第二十三

勿刺膚，喘甚者死。「刺膚」二字誤倒，當依《脉經》乙轉。

唇口嗌乾，取之皮。下言索脉於心，則「皮」當作「脉」。

熱病面青腦痛。林億校《甲乙經》引作「胸痛」，又校《素問·刺熱篇》引作而「胸脅痛」。是《甲乙經》注脱「脅」字也。《脉經》亦作而「胸脅痛」。

癮瘲而狂，取之脉。下言索血於心，則「脉」當作「血」。

卷十

厥病第二十四

貞貞頭重而痛。《甲乙經》「貞貞」作「員員」。按《素問・刺熱篇》云：其逆則頭痛員員，脉引衝頭也。又云：其逆則頭痛員員，澹澹然。似此字當依《甲乙經》改，然《音釋》已作「貞」。

心腹痛發作。原作「心腸痛憹作痛」。按《脉經》云：心腹痛，懊憹發作。

病本第二十五

先病後泄者，治其本。馬本「先病」下有「而」字。

雜病第二十六

刺足陽明曲周動脈。「周」當作「角」，耳前骨上起者，形曲故曰曲角。諸書并誤作「曲周」，惟《素問·氣府論》注不誤，當依改。

周痹第二十七

帝曰：善，余已得其意矣。岐伯曰……原無「岐伯曰」三字。張氏《類經》并删「帝曰」下九字，謂即下文複衍於此者，亦可從。

九者，經巽之理，十二經脉陰陽之病也。與上文不相屬，疑有脱誤。

卷十一

五亂第三十四

請著之玉版，命曰治亂也。篇題「五亂」，而此云「治亂」，必有一誤。

脹論第三十五

輕輕然而不堅。「輕」字似誤，《甲乙經》《脉經》并作「殼殼然」。

脹論言：無問虚實，工在疾瀉。「脹論」二字誤，當作「夫子」。

卷十二

逆順肥瘦第三十八

伏行出屬跗下。「屬跗」二字原倒。本書《骨度篇》云：膝膕以下至跗屬長一尺六寸，跗屬以下至地長三寸。又十八卷《動輸篇》云：其別者，邪入踝，出跗屬，上入大指之間。則此下字乃上之誤，下文別絡結則跗上不動，即其證也。則二字不當乙轉矣。

音釋

悗，音悶。此《血絡論》音釋，誤置於此。

卷十三

病傳第四十二

喬摩灸熨。《甲乙經》「喬」作「按」。

淫邪發夢第四十三

陽氣盛則夢大火而燔焫。《御覽》三百九十七引《鍼經》，「夢」下有「涉」字，「焫」作「灼」，與《素問·脉要精微論》同。

陰陽俱盛則夢相殺。此下《御覽》有「毁傷」二字，與《素問》同。心氣盛則夢善笑。《御覽》「善」作「喜」，《脉經》同。則夢見邱山煙火。《御覽》「煙」作「爝」。

則夢聚邑衝衢。《御覽》「衝」作「街」，《脉經》同。

客於陰器。《御覽》無「器」字。

客於脛。《御覽》「脛」作「足」。

及居深地窌苑中。此五字，《御覽》作「深穽内」三字。

則夢禮節拜起。《御覽》「起」作「跪」。

外揣第四十五

余親授其調。疑當云「親授其詞」。

卷十四

五變第四十六

人之善病風厥漉汗者。此四字誤，《甲乙經》作「灑灑汗出者」。

音釋

髖，音寬。當在「漉」字條後。

骹，敲。當在「骻」字條後。

卷十五

五色第四十九

其隨而下至胝爲淫。胝，即骶。

卷十六

逆順第五十五

所以候血氣之虛實有餘不足。此下馬本有「也」字，當補。

五味第五十六

黄帝曰：願聞穀氣有五味。《甲乙經》以爲黄帝岐伯問答，與經文異。

所言五色者。馬本「言」作「謂」。

卷十七

水脹第五十七

岆以留止。《甲乙經》「以」作「乃」。

衛氣失常第五十九

黄帝問於伯高曰：何以知皮肉氣血筋骨之病也。此下《甲乙經》以爲黄帝與岐伯問答，與經文異。

玉版第六十

故聖人弗使以成。藏本「以」作「已」，二字通。

卷十八

動輸第六十二

邪入踝出屬跗上。「屬跗」二字誤倒，當依《逆順肥瘦篇》乙轉，今彼文反依此改爲屬跗矣。沈果堂云：足上曰跗，其外側近踝者曰跗屬。

陰陽二十五人第六十四

左角之人。《甲乙經》「左」作「右」。林億校云：大角一曰左角，右角一曰少角。

釱商之人。《甲乙經》作「太商」。

小商之人。趙本「小」作「少」，與《甲乙經》合，下小羽同。

音釋

肮，音杭。此條當在「瘃」字後。

卷十九

五音五味第六十五

上循背裏。《素問·骨空論》注引《鍼經》「背」作「脊」。

循腹上行。「上」下原有「右」字，按《素問·腹中論》《奇病論》《骨空論》三注并作「循腹各行」，則「右」乃「各」之誤，不可删。

卷二十

寒熱第七十

有赤脉上下貫瞳子。「赤脉」下脱「後」字，當依《脉經》補。

見赤脉不下貫瞳子。馬本無「見」字，當删。

音釋

痀，音拘。經文無「痀」字，未詳。

卷二十一

官能第七十三

余司誦之。「司」字誤，當依王維德《銅人腧穴鍼灸圖經》作「試」。

出入之合。《音釋》合，一作「會」。按《圖經》亦作「會」。

謀伐有過。「謀」字誤，當依《圖經》作「誅」。

知解結。《圖經》「解結」上有「雪污」二字，當補。本書《九鍼十二原篇》云：夫善用鍼者，取其疾也，猶雪污也，猶解結也。下文知補虚瀉實正與此爲偶句。

明通於四海。「明」字衍，當依《圖經》删。

以輸異處。「以」字誤，當依《圖經》作「滎」。

把而行之。《音釋》把，一作「犯」。按《圖經》亦作「犯」。

觀於窈冥。《音釋》窈冥，一作「冥冥」。按《素問·八正神明論》亦作「冥冥」。

邪氣之中人也。《素問》「邪氣」作「虚邪」，與《邪氣藏府病形篇》合，當依改。

下工守其已成。「守」字誤，當依《素問》作「救」。

遥大其穴。「遥」字誤，當依《素問·調經論》作「摇」。

察陰陽而兼諸方。此下《素問》吴刻有「論」字，似衍，今已删去。

論疾診尺第七十四

水泆飲也。《經脉》「泆」作「淡」，淡即痰字。

病且出也。《脉經》「病」作「汗」。

脉小甚，少氣悗。《脉經》「悗」作「色白」二字。

卷二十二

衛氣行第七十六

入五指之間。經文無稱五指之例，以《經脉篇》校之，當作中指。

人氣行一周與十分身之八。《素問·八正神明論》注行下有「於身」二字，與下文一例，當補。

在於三陽。以下文例之，「在」上當有「病」字。

九宫八風第七十七

故聖人日避虚邪之道。「日」疑「曰」。

如避矢石，然後邪弗能害。原無「後」字，則於「然」字絶句亦通。

是故太一入徙立於中宫。馬本無「入」字。

風從南方來。《素問·移精變氣論》注引八風始東方，終東北方。與今本異。

内舍於心，外舍於脉。此二句《素問》注倒。下并同。

卷二十三

九鍼論第七十八

肝主泣。馬本「泣」作「淚」。

邪入於陽，轉則爲癲疾；邪入於陰，轉則爲瘖。林億校《素問·宣明五氣論》引孫思邈説，與此同，兩「轉」字并作「傳」。

歲露論第七十九

從西方來。此下《甲乙經》有「而大」二字。

卷二十四

癰疽第八十一

治之，其中乃有生肉，大如赤小豆。「治之」二字，當依《甲乙經》移置「赤小豆」下。

音釋

菰藪，古栝樓字。此條當在「臑」字後。

顧君既爲《素問校勘記》，以《靈樞》雖舊所商定，而亦不無舛漏，今新刻本已成，不復能增益改竄，因亦别爲《校勘記》一卷追。惟先君子校此二書再三慎重，不敢遽授之梓者，以古書簡奥，傳譌已久，非一時所能辨析。况醫術關係至重，有所乖謬，貽誤非淺故也。今顧君悉心研榷，不憚再三，固與先君同志而能始終成就此刻者也。小子實有感焉，敬識弗諼。

培杰、蓀識

内經難字音義

〔清〕陸懋修 撰
甯 静 王育林 點校

内容提要

陸懋修（一八一八—一八八六），字九芝，又名勉旃，號江左下工，又號林屋山人，江蘇元和（今江蘇吴縣）人，清代後期著名醫學家。陸氏儒、醫兼通，又精於臨證。在《清史稿》中有《陸懋修傳》記載其生平，其所著《世補齋醫書》被收入《清史稿·藝文志》。《世補齋醫書》包括：《文》《不謝方》《〈傷寒論〉陽明病釋》《〈内經〉運氣病釋》《〈内經〉運氣表》《〈内經〉難字音義》。另有經陸氏校勘的醫書《重訂傅青主女科》《重訂戴北山廣温熱論》《重訂綺石理虚元鑒》《校正王樸莊傷寒論注》，由其子陸潤庠刊印，稱《世補齋醫書》續集。陸氏還著有《金鑒方論》《太陽寒水病方説》《仲景方匯録》《水飲活法》《醫林瑣語·世補齋雜綴》《隨筆所到》《陸九芝采藥第三圖》等。

陸懋修感到醫家往往苦於《内經》有難字而置而不讀，遂作《〈内經〉難字音義》，摘《内經》中的難字予以正音、釋義。其中既以《内經》彼處文字解釋此處字詞，又廣徵博引諸家之言，注解所依據和采用的書籍涉及經、史、子、集，注解比較詳實可信，糾正了前人的一些誤解，是陸懋修儒、醫兼通的代表之作。

此次整理采用清光緒十年（一八八四）刻本爲底本，這是《世補齋醫書》較早的刻本，此本經陸懋修之子陸潤庠參校。清光緒十二年（一八八六）山左書局刻本爲光緒十年本的影印本，基本保持了原貌，此版本相對易見。

弁言

陸丈九芝，闚鑽醫學。愍俗醫不明古訓，詰屈難讀，束閣不觀。甚者又竄易篇弟，損改舊文，使軒岐古書瘢纇遍體，二千年來，幾至墜絶。因鑽成《内經難字音義》一卷，爬梳理董於形聲通假之故，確有會心。如《素問・四氣調神大論》「腎氣獨沈」，據《周禮・壺涿氏》先鄭注，謂「獨」「濁」古通。《平人氣象論》「前曲後居」，據《漢書・郅都傳》注，謂「居」與「倨」同。《刺腰痛論》「至頭几几然」，據《説文》，言几讀若殊。《痿論》「主閏宗筋」，據徐楚金《繫傳》閏之言撋，謂「閏」當作「煩撋」解。凡此諸條皆極審諦，非王冰舊釋所能及，然則先生殆醫經之陸元朗乎？

光緒十年倉龍甲申相月　世愚侄長洲王頌蔚

略例

1　杜詩「讀書難字過」即淵明「不求甚解」之意，其借書卷適情遣興者，固無不可，若醫家言則一字一病、一字一治法。學者每苦《内經》有難字，置而弗讀，則所失多矣。故摘其字之難者釋之，其有字本非難而音義别者亦釋之，如魏張揖《難字》仍收詁、訓、臧、獲之類。

2　《靈樞》之名始見《宋史·藝文志》，唐以前稱《鍼經》，其文具見晉皇甫謐《甲乙經》内，非僞書也。明道藏本稱《内經·靈樞》《内經·素問》，今仍之。

3　《素問》諸篇所引經曰皆《靈樞》文。又《離合真邪論》明言：余聞九鍼九篇，夫子因而九之，九九八十一篇，余盡通其意矣。據此則《靈樞》自當居《素問》之前。

4　《靈樞》有宋時史崧《音釋》，太簡。《素問》有林校、王注，其所音釋亦略。今合兩經并釋之而加詳焉。

5　馬蒔、張志聰、黄元御輩注釋《靈》《素》，盡將古字改從今字。如「膲」作「焦」、「梁」作「粱」、「䵝䵝」作「衝衝」之類。黄氏且改削字句，移前掇後，不一而足。是皆不可依據。

今所釋悉從舊本。

6 反切悉用《廣韻》，以歸劃一。《廣韻》所無，兼取他韻。

7 引古注以證字義，不拘前後。如「空，孔也」，《漢書》注已三見，今取《後漢書・章帝紀》注。此類甚多，但求易辨，非遺前而取後也。

8 每篇各標《内經》原次於上，摘字爲音。慮有相亂，或連上下二三字，或録全句，便檢尋也。

9 字已見於《靈樞》者，於《素問》不再出字。已見於前篇者，於後篇不再出。若前後篇音義各别者，則兩出之。

10 應釋之字，必從其朔。然或所釋已非初見，雖屢易稿仍恐不免。閲者諒焉。

靈樞

九針十二原第一

針　職深切。本作「鍼」，亦作「箴」。《史記·扁鵲傳》：厲鍼砥石。《索隱》：鍼音針。《一切經音義》引《聲類》：「鍼」今作「針」。《山海經·東山經》：高氏之山，其下多箴石。注：可以爲砥針，治癰腫者。

其空　空，苦動切。與孔通。《史記·五帝紀》：舜穿井爲匿空旁出。《索隱》：音孔。《正義》：言舜潛匿穿孔，旁從他井而出也。《後漢書·章帝紀》：方空縠。注：空，孔也。《内經》「空」字多有作「孔」字解者，舉此例之。

宛陳　宛，紆勿切。與苑、菀、鬱通。《甲乙經》作「菀」。《素問·鍼解論》亦作「菀」。《禮·内則》：兔爲宛脾。注：宛，或作「鬱」。《史記·倉公傳》：寒溼氣宛。《集解》：音鬱。陳，《漢書·食貨志》：陳陳相因。注：陳謂久舊也。《素問·奇病論》：治之以蘭，治陳氣也。注：陳謂久也。

補寫　寫，悉姐切。與「瀉」通。《周禮》：稻人以澮寫水。

内之　内，奴對切。古「入」字通作「内」。《説文》：内，入也。自外而入也。《禮·月令》：無不務内。《吕氏春秋·季秋紀》：作務入。《左·襄九年傳》：以出内火。《漢書·五行志》引作以出入火。本經《小針解》：徐内而疾出，疾内而徐出。

蚊虻 蚊，亦作「𧐐」。虻，武庚切。亦作「䖟」。《説文》：𧐐䖟，齧人飛蟲。

腧 傷遇切。本作「俞」，亦作「輸」。《素問·欬論》：治藏者治其俞。注引《靈樞》：脉之所注爲俞。《本經》作「腧」。《素問·奇病論》：治之以膽募俞。注：胸腹曰募，背脊曰俞。按：五藏各有井、滎、俞、經、合五穴，謂之五俞。六府各有井、滎、俞、原、經、合六穴，謂之六俞。

鑱 鋤銜切。《史記·扁鵲傳》：鑱石撟引。《索隱》：鑱謂石針也。

鍉 都奚切。《玉篇》：鋒也。

鈹 敷羈切。《説文》：鈹，大針也。《廣雅·釋器》：鑱謂之鈹。《三國志》注《華陀别傳》：令弟子數人，以鈹刀決脉。

氂 莫袍切。《説文》：氂，犛牛尾也。《一切經音義》引《三蒼》：氂，毛也。

喙 許穢切。《説文》：喙，口也。《一切經音義》引《通俗文》：獸口曰喙。又，《方言》：喙，息也。《國語·晉語》：郤獻子傷曰：余病喙。注：喙，短氣貌。義别。

痺 必至切。本作「痹」。《一切經音義》引《蒼頡訓詁》：痺，手足不仁也。《漢書·藝文志》：痺十二病方三十卷。注：痺，風溼之病。

溜 力救切。《一切經音義》引《蒼頡篇》：溜謂水下垂也。《素問·陰陽别論》：陰陽相過曰溜。

滎 户扃切。《説文》：滎，絶小水也。按：五藏各有井、滎、腧、經、合五穴。

四末 《左·昭元年傳》：風淫末疾。注：末，四肢也。《禮·樂記》：奮末廣賁之音作。注：奮末，動使四支也。

肓　呼光切。《説文》：肓，心下鬲上也。《左・成十年傳》：居肓之上。注：肓，鬲也。

脖胦　脖，蒲没切。胦，於良切。《甲乙經》：氣海穴一名脖胦，在臍下。

本輸第二

輸　傷遇切。與腧通。《史記・扁鵲傳》：五藏之輸。《正義》：十二經皆以輸爲原。

廉　力鹽切。《説文》：廉，仄也。《九章算術》：邊謂之廉。《儀禮・鄉飲酒禮》：設席於堂廉東上。注：側邊曰廉。

踝　胡瓦切。《説文》：踝，足踝也。《急就篇》：蹲踝跟踵相近聚。注：踝，足之内外踝也。《釋名》：踝，确也。居足兩旁，磽确然也。《大藏音義》引《聲類》：踝，足外附骨也。内外爲四踝。

輔骨　《素問・骨空論》：骸下爲輔。又，《説文》：輔，人頰車也。《廣雅・釋親》：輔謂之頰。義別。

膕　古獲切。《廣雅・釋親》：膕，曲脚也。《荀子・富國篇》：詘要橈膕。注：膕，曲脚中。《素問・骨空論》：輔上爲膕。《至真要大論》：膕如結。注：膕謂膝後曲脚之中也。

俠谿　俠，胡頰切。與「挾」通。《漢書・叔孫通傳》：殿下郎中俠陛。注：俠與挾同。《釋名》：挾，夾也，夾在旁也。《内經》「挾」字多作「俠」，舉此例之。谿，苦奚切。《素問・氣穴論》：肉之小會爲谿。《甲乙經》：俠谿穴在足指次指二歧骨間。

跗　甫無切。亦作「趺」。《儀禮・士喪禮》：乃屨綦結於跗連絇。注：跗，足上也。疏：謂足背也。《文選》束晳《補亡》詩：白華絳趺。注：跗與趺同。

胻　户庚切。亦作「䯒」。《説文》：胻，脛耑也。《廣雅・釋親》：胻，脛也。《史記・龜策傳》：壯士斬其胻。《集解》：胻，脚脛也。

所將 《廣雅・釋詁》：將，行也。本篇「將兩藏」義同。

腨 市兗切。亦作「蹲」「膞」。《説文》：腨，腓腸也。《大藏音義》引《文字集略》：腨，脛之腹也。《素問・至真要大論》：腨如別。注：腨，胻後軟活處也。按：即今俗所謂腿肚者是。

閉癃 癃，立中切。亦作「瘽」。《素問・宣明五氣篇》：膀胱不利爲癃。又，《説文》：癃，罷病也。義別。

呿 近倨切。亦作「呿」。《玉篇》：張口貌。《莊子・秋水篇》：公孫龍口呿而不合。《釋文》引司馬注：呿，開也。

欠 去劍切。《説文》：欠，張口氣悟也。《釋名》：欠，嶔也。開張其口作聲，脣嶔嶔然也。《一切經音義》引《通俗文》：張口運氣謂之欠㰦。本經《經脉篇》：虚則欠㰦。

痿 於爲切。《説文》：痿，痺也。《吕氏春秋・孟春紀》：多陰則蹷，多陽則痿。注：痿躄，不能行也。《漢書・哀帝紀》贊：即位痿痺。注引如淳曰：病兩足不能相過曰痿。《韓王信傳》：如痿人之不忘起。注：痿，風痺病也。《素問・痿論》：大經空虚，發爲肌痺，傳爲脉痿。

小針解第三

著 直略切。附也。《漢書・賈誼傳》：如黑子之著面。

佖 毗必切。《漢書・揚雄傳》「羽獵賦」：駢衍佖路。注：佖，滿也。

怳 許訪切。亦作「恍」。《楚辭》宋玉《登徒子好色賦》：怳若有望而不來。注：怳，失意貌。

澀 所力切。亦作「澁」。《説文》：澀，不滑也。《素問・至真要大論》：短而澀。注：往來不利是謂澀也。

滲　所禁切。《説文》：滲，下漉也。《漢書·司馬相如傳》「封禪文」：滋液滲漉。注：滲漉，謂潤澤下究。《揚雄傳》「河東賦」：澤滲灕而下降。注：滲灕，流貌。又，《素問·至真要大論》：淡味滲泄爲陽。義別。

邪氣藏府病形第四

湊　倉奏切。亦作「腠」。《史記·扁鵲傳》：君有疾在腠理。《正義》：腠，音湊。謂皮膚。《文心雕龍·養氣篇》：湊理無滯。《素問·舉痛論》：寒則腠理閉。注：腠，謂津液滲泄之所。

淖　奴教切。《爾雅·釋言》《釋文》引《字林》：淖，濡甚也。《廣雅·釋詁》：淖，溼也。

若　猶及也。《漢書·高帝紀》：若一郡降者，封萬户。注：若者，豫及之辭。《後漢書·陳忠傳》：若它郡縣。注：若，及也。《内經》「若」字多有作「及」字解者，舉此例之。

煄　之隴切。《甲乙經》作「熏」。

洒淅洒，所買切。亦作「灑」。《素問·調經論》：洒淅起於毫毛。注：洒淅，寒貌。《風論》：腠理開則洒然寒。注：洒然，寒貌。本經《經脉篇》：洒洒振寒。《傷寒論》：灑淅惡寒。

賁而起　賁，符分切。《穀梁·僖十年傳》：覆酒於地而地賁。注：賁，沸起也。《甲乙經》「賁」作「大」。

瘈瘲　瘈，尺制切。亦作「瘛」。瘲，子用切。《急就篇》：癰疽瘛瘲痿痹痕。注：瘛瘲，小兒之疾，即今癇病也。《漢書·藝文志》：《瘲瘛方》三十卷。按：瘈之言掣，瘲之言縱。即今俗所謂抽掣搐搦之證。

喉吤　吤，居拜切。《集韻》：聲也。《甲乙經》作「喉吤吤」。

噦　於月切。《説文》：噦，氣啎也。《一切經音義》引《通俗文》：氣逆曰噦。按：噦與乾嘔、欬逆、噫噎并異，即今俗所謂打呃者是。

消癉 癉，都寒切。《爾雅·釋詁》：癉，勞也。《史記·倉公傳》：風癉客脬。《索隱》：癉，病也。《素問·脉要精微論》：癉成爲消中。注：癉，謂溼熱也。又得案切。亦作「疸」。《漢書·嚴助傳》：南方暑溼，近夏癉熱。注：癉，黄病。《山海經·西山經》：翼望之山有獸，名曰讙，服之已癉。注：黄癉病也。義微别。

維 脉名。按：《難經》奇經八脉有陽維、陰維，陽維維於陽，陰維維於陰。

顛 與「癲」「瘨」通。《甲乙經》作「癲」。《廣雅·釋詁》：瘨，狂也。《急就篇》：疝瘕顛疾狂失響。注：顛疾性理顛倒失常也。本經有《癲狂篇》，《素問·腹中論》：石藥發瘨，芳草發狂。注：多喜曰瘨，多怒曰狂。

息肉 亦作「瘜」「腺」。《一切經音義》引《三蒼》：瘜，惡肉也。《方言》：膞腺也。注：謂息肉也。

瘻 盧候切。《説文》：瘻，頸腫也。《山海經·中山經》：合水多騰魚，食之不癰，可以已瘻。注：瘻，癰屬也。中多有蟲。《素問·生氣通天論》：陷脉爲瘻。

息賁 賁，博昆切。《難經·五十六難》：肺之積名曰息賁。

痠 素官切。與「酸」通。《廣雅·釋詁》：痠，痛也。《金匱方論》：虚勞四肢痠疼，小建中湯主之。《素問·刺熱論》：先腰痛骱痠。

瘕 古牙切。《説文》：瘕，女病也。《素問·大奇論》：三陽急爲瘕。注：血凝爲瘕。

衄 女六切。本作「衄」。《説文》：衄，鼻出血也。

㿗疝 㿗，杜回切。亦作「隤」「頽」「㿉」。《甲乙經》作「㿉」。《集韻》引《蒼頡篇》：㿗，陰病。《釋名》：陰腫曰㿗，氣下隤也。《素問·陰陽别論》：三陽爲病，發寒熱，其傳爲頽疝。《至真要大論》：陽明之勝，外發㿉疝。

後沃沫 後，大便也。詳下「不得前後」條。沃，烏酷切。《文選》張衡《西京賦》：地沃野豐。薛注：沃，肥也。沫，莫撥切。《莊子·至樂篇》：乾餘骨之沫爲斯彌。《釋文》引李注：沫，口中汁也。按：後沃沫，謂大便下肥汁也。《素問·五常政大論》：赤沃下。《至真要大論》：少陰之勝，傳爲赤沃。少陽之勝，下沃赤白。注：沃，沫也。

瘚 居月切。《甲乙經》作「厥」。《説文》：瘚，屰氣也。

蛕蝎 蛕，胡恢切。亦作「蚘」。《説文》：蛕，腹中長蟲。蝎，胡葛切。《説文》：蝎，蝤蠐也。《爾雅·釋蟲》：蝎，蛣蝙。注：木中蠹蟲。

不得前後 《太元元數》云：九竅一六爲前，五五爲後。《史記·倉公傳》：令人不得前後溲。《索隱》：前溲謂小便，後溲謂大便也。

嗌 伊昔切。《説文》：嗌，咽也。《穀梁·昭十九年傳》：嗌不容粒。注：嗌，喉也。《素問·至真要大論》：嗌塞而欬。注：嗌謂喉之下，接連胸中肺兩葉之間者也。

陰痿 《史記·五宗世家》：膠西王端陰痿。《正義》：不能御婦人。

腄腄 腄，竹垂切。《甲乙經》作「垂」。

不月 《素問·陰陽别論》：二陽之病發心脾，女子不月。按：不月，謂月事不來也。

痔 直里切。《説文》：痔，後病也。《素問·生氣通天論》：腸澼爲痔。《釋名》：痔，食也。蟲食之也。

痏 榮美切。《文選》張衡《西京賦》：所惡成瘡痏。薛注：瘡痏，謂瘢痕也。《素問·繆刺論》：去端如韭葉各一痏。注：痏，瘡也。

揄申 《甲乙經》作「揄伸」。揄，餘招切。詳下《素問》「揄臂」條。伸，《廣雅·釋詁》：申，伸也。伸展也。

膹 昌真切。《説文》：膹，起也。《玉篇》引《埤蒼》：膹，引起也。

控睪 控，苦貢切。睪，古勞切。與皋通。《素問·至真要大論》：民病少腹控睪，引腰脊上衝心痛。注：控，引也。睾，陰丸也。

澮澮 澮，徒鑑切。《説文》：澮，水摇也。《素問·刺熱論》：其逆則項痛員員澮澮然。注：澮澮爲似欲不定也。

灸 居祐切。《説文》：灸，灼也。《素問·異法方宜論》：其治宜灸焫。注：火艾燒灼謂之灸焫。《史記·倉公傳》：形弊者不當關灸鑱石。

針染於巷 染，如檢切。《漢書·司馬相如傳》「子虚賦」：割鮮染輪。注引李奇曰：染，擩也。師古曰：擩，搵也。《大藏音義》引《考聲》：染，著也。《六書故》：搵，指按也。則染有按、著二義。巷，亦作「衖」。《説文》：巷，里中道也。《大藏音義》引《韻英》：巷，小街也。按：《素問·氣府論》：氣街動脉各一。注：氣街，穴名也。此言中氣穴，則「巷」字當與「街」字義近。

根結第五

鉗耳 鉗，巨淹切。《甲乙經》作「鉗大者，耳也」。

膲 即消切。《淮南子·天文訓》：月死而蠃蛖膲。注：膲，肉不滿。讀若「物醮炒」之醮也。又，《廣韻》：人之三焦。義别。

繇 餘招切。《史記·蘇秦傳》：莫不盡繇。《索隱》：繇，摇動也。《素問·氣交變大論》：筋骨繇復。注：繇，摇也。

膻 徒旱切。《説文》：膻，氣海也。在兩乳中間。

代 脉形也。《傷寒論》：脉來動而中止，不能自還，因而復動者名曰代。

慓 撫招切。《説文》：慓，急也。《廣雅·釋詁》同。

膏梁　梁與粱通。《素問·通評虚實論》：肥貴人則高梁之疾也。注：梁，粱米也。

充郭　郭，古博切。《釋名》：郭，廓也。《方言》：張小使大謂之廓。《素問·湯液醪醴論》：津液充郭。本經《脹論》：排藏府而郭胸脅。《甲乙經》「郭」作「廓」。

懾辟　懾，尺涉切。按：當與「聶」「攝」通。辟，房益切。《素問·調經論》：聶辟氣不足。注：聶謂聶皺，辟謂辟疊也。《甲乙經》作「懾辟」。林校據《太素》作「攝辟」。

薄著　薄，旁谷切。《廣雅·釋言》：薄，附也。

壽夭剛柔第六

胭　渠隕切。《玉篇》：腹中胭脂也。

怫愾　怫，符弗切。《説文》：怫，鬱也。《漢書·鄒陽傳》：太后怫鬱。注：怫鬱，藴積也。愾，苦愛反。《廣雅·釋詁》：愾，滿也。

不仁　《素問·風論》：衛氣有所凝而不行，故其肉有不仁也。注：不仁謂瘰而不知寒熱痛癢。《痺論》：皮膚不營故爲不仁。注：不仁者，皮頑不知有無也。

焠　士内切。《史記·天官書》：火與水合爲焠。《荀子·解蔽篇》：有子惡卧而焠掌。注：焠，灼也。《素問·調經論》：焠鍼藥熨。注：焠鍼，火鍼也。

熨　紆物切。本作㷉。《史記·扁鵲傳》：案扤毒熨。《索隱》：謂毒病之處以藥物熨帖也。

㕮咀　㕮，方矩切。咀，慈吕切。《廣韻》：㕮咀，嚼也。《本草綱目》注：李杲曰，㕮咀，古制也。古無刀，以口齧細，令如麻豆，煎之。

馬矢熅 矢，亦作屎。熅，於云切。《説文》：熅，鬱煙也。《漢書·蘇武傳》：置熅火。注：熅，聚火無焱者也。按：此謂燒馬矢鬱煙，置盛酒器於中也。

晬 子對切。《類篇》：晬，時者。周時也。

官針第七

支爲大膿 支，亦作「榰」「搘」。《爾雅·釋言》：榰，柱也。《釋文》作「搘拄」。《國語·周語》：天之所支不可廢也。注：支，拄也。《甲乙經》作「反爲大膿」。

本神第八

淫泆 泆，夷質切。《説文》：泆，水與蕩泆也。《書·多士》：誕淫厥泆。

悗 母本切。《莊子·大宗師篇》：悗乎忘其言也。《釋文》引李注：悗，廢忘也。又，與懣通。《説文》：懣，煩也。《甲乙經》作「悶」。

攣 吕員切。《説文》：攣，係也。《素問·皮部論》：寒多則筋攣。注：攣，急也。

涇溲不利 《素問·調經論》：形有餘則腹脹涇溲不利。注：涇，大便。溲，小便也。林校據楊上善云：「涇」作「經」，婦人月經也。

喘喝 喘，昌兖切。《説文》：喘，疾息也。喝，於犗切。《玉篇》：嘶聲。《後漢書·張酺傳》：聲音流喝。注引《廣蒼》：喝，聲之幽也。本經《經脉篇》：喝喝而喘。《金匱方論》：蝕於上部則聲喝。

終始第九

將以甘藥　《詩·周頌》：我將我享。箋：將，猶奉也。

膞　補各切。本作「髆」。《儀禮·少牢》饋食禮：不升肩臂臑膞骼。

爲齊　《易·繫辭》：齊大小者存乎卦。注：齊，猶言辯也。

繆刺　繆，靡幼切。《素問·繆刺論》：故絡病者，其痛與經脉繆處，故命曰繆刺。按：謂左刺右，右刺左也。

反折　折，食列切。《廣韻》：斷而猶連也。《禮·月令》：視折審斷。蔡邕《章句》：骨曰折。

舌卷　卷，巨員切。《莊子·徐無鬼篇》：有卷婁者。《釋文》：卷婁，猶拘攣也。

噫　烏介切。《説文》：噫，飽食息也。《文選》司馬相如《長門賦》：心憑噫而不舒兮。注引《字林》：噫，飽出息也。

燋　即消切。與「焦」通。《漢書·霍光傳》：燋頭爛額爲上客。

經脉第十

臑　那到切。《廣韻》：臂節。《儀禮·少牢》饋食禮：肩臂臑。注：臑，肱骨。

膨膨　膨，薄庚切。亦作「彭」。《玉篇》：膨脝，脹貌。《甲乙經》：心膨膨痛，尺澤主之。胸中膨膨然，邱墟主之。《脉經》：肺實胸中滿，膨膨與肩相引。

瞀 莫候切。《楚辭》屈原《九章》：中悶瞀之忳忳。注：瞀，亂也。《莊子·徐無鬼篇》：予適有瞀病。《釋文》引李注：瞀，風眩貌。

髃 遇俱切。又，五口切。亦作「腢」。《説文》：髃，肩前也。《六書故》引《字林》：髃，肩前兩乳間骨也。《急就篇》：胂腴胸脅喉咽髃。注：髃，肩前也。

鼽 巨鳩切。《説文》：鼽，病寒鼻窒也。《禮·月令》：民多鼽嚏。《一切經音義》引《通俗文》：鼽鼻曰齆。

頞 烏葛切。《説文》：頞，鼻莖也。《孟子》：疾首蹙頞。

客主人 穴名。《甲乙經》：上關穴一名「客主人」，在耳前上廉起骨端。

顱 落胡切。亦作「盧」。《説文》：頊顱，首骨也。《廣雅·釋親》：頊顱謂之髑髏。《漢書·武五子傳》贊：頭盧相屬於道。注：盧，額骨也。

髀 并弭切。《説文》：髀，股也。《春秋·元命苞》：髀之爲言跂也。陰二，故人兩髀。《漢書·賈誼傳》：至於髖髀之所。注：髀，股骨也。

臏 毗忍切。亦作「髕」。《説文》：臏，膝耑也。《文選》潘岳《西徵賦》：狙潛鈆以脱臏。注引敦璞《三蒼解詁》：臏，膝蓋也。

骭 古案切。《説文》：骭，骹也。《爾雅·釋訓》：骭瘍爲微。注：骭，脚脛。《淮南子·俶真訓》：易骭之一毛。注：自膝以下脛以上也。

喎 苦緺切。亦作「咼」「噅」。《説文》：喎，口戾不正也。《一切經音義》引《通俗文》：斜戾曰喎。

胗 章忍切。籀文作「疹」。《説文》：胗，脣瘍也。《廣雅·釋詁》：胗，腫也。宋玉《風賦》：中脣爲胗。《一切經音義》引《三蒼》：胗，腫也。

得後與氣　按：得後，謂得有屎也。與「不得前後」句義同。氣，謂失氣。《廣韻》：䊧，失氣。即此。今俗作屁。

溏　徒郎切。《廣雅·釋言》：溏，淖也。《一切經音義》引《通俗文》：和溏曰淖。

肩解　解，古隘切。《漢書·賈誼傳》：所排擊割剝，皆衆理解也。注：解，支節也。《素問·氣穴論》：内解寫於中者十脉。注：解，謂骨解之中經絡也。

胛　古狎切。《後漢書·張宗傳》：中矛貫胛。注：胛，背上兩膊間。

頔　職悦切。《廣韻》：面秀骨。《急就篇》：頭頟頞頔眉目耳。注：頔，兩頰之權也。《素問·至真要大論》：齒痛頔腫。又，與「準」通。《玉篇》：漢高隆頔龍顔，史漢皆作「準」。注：鼻也。義微別。

頷　胡感切。《方言》：頷，頤領也。南楚謂之頷。《釋名》：頤或曰頷車。頷，含也。口含物之車也。

髆　補各切。亦作「膊」。《説文》：髆，肩甲也。《漢書·武帝紀》：立皇子髆爲昌邑王。注：許慎以爲「肩髆」字。

踹　市兖切。《玉篇》：足跟也。《淮南子·人間訓》：追者至踹足而怒。注：踹足，躍足也。

顖　息晉切。亦作「囟」「顋」。《説文》：囟，頭會腦蓋也。《玉篇》：頂門也。《孔子家語·本命解》：三年顖合，然後能言。

尻　苦刀切。《廣雅·釋親》：尻，臀也。《一切經音義》引《三蒼》：尻，髖也。《禮·内則》：兔去尻。

邪走　邪與斜通。《甲乙經》作「斜趨」。

𥆧𥆧　𥆧，呼光切。《玉篇》：目不明。《脉經》：腎實目視𥆧𥆧，膽虚目黄，失睛𥆧𥆧。

腸澼　澼，普擊切。亦作「辟」。《素問·太陰陽明論》：賊風虚邪入五藏久爲腸澼。《陰陽別論》：陰陽虚，腸辟死。注：辟，陰也。林校據全元起本作「澼」。

憺憺　憺，徒濫切。《漢書·李廣傳》：威棱憺乎鄰國。注引李奇曰：憺，猶動也。

銳眥 眥，在詣切。《説文》：眥，目厓也。《列子·湯問篇》：拭眥揚眉而望之。《釋文》：目際也。本經《癲狂篇》：目眥外決於面者爲銳眥，在内近鼻者爲内眥。

髀厭 厭，於葉切。與壓通。《説文》：厭，笮也。按：笮義同窄，謂狹窄處也。《素問·氣穴論》：兩髀厭分中二穴。注：謂環跳穴也。本經《腸胃篇》：會厭。《素問·氣穴論》：兩骸厭。《甲乙經》：頷厭穴。又，瘖門穴，一名舌厭。義并同。

馬刀俠癭 本經《癰疽篇》：其癰堅而不潰者，爲馬刀俠癭。《甲乙經》作「馬刀」。《金匱方論》：痺俠背行，若腸鳴、馬刀俠癭者，皆爲勞得之。《甲乙經》：胸滿馬刀，臂不得舉，淵腋主之。馬刀腫瘻，章門、支溝主之。俠與挾通。癭，於郢切。《説文》：癭，頸瘤也。《博物志》：山居之人多癭腫疾。《釋名》：癭，嬰也。在頸嬰喉下也。

頏 胡郎切。亦作「肮」「亢」。《史記·陳餘傳》：乃仰絶肮。《索隱》引蘇林云：肮，頸大脉也。《漢書·婁敬傳》：不搤其亢。注引張晏曰：亢，喉嚨也。

狐疝 《素問·四時刺逆從論》：厥陰滑則病狐疝風。林校據楊上善云：狐，夜不得尿，日出方得。人之所病與狐同，故曰狐疝。《金匱方論》：陰狐疝氣者，偏有大小，時時上下。

卒然 卒，倉没切。《廣韻》：急也，遽也。《孟子》：卒然問曰。《史記·倉公傳》：其卒然合。

肬 羽求切。亦作「疣」。《説文》：肬，贅也。《釋名》：肬，邱也。出皮上聚高，如地之有邱也。《荀子·宥坐篇》：曾未如肬贅。注：肬贅，結肉。

痂疥 痂，古牙切。疥，古拜切。《急就篇》：痂疕疥癘癡聾盲。注：痂，創上甲也。疥，小蟲攻齧皮膚，漼錯如鱗介也。

齲 驅雨切。亦作「禹」。《釋名》：齲，齒朽也。蟲齧之齒缺朽也。《説文》：禹，齒蠹也。《史記·倉公傳》：齊中大夫病齲齒。《淮南子·説山訓》：斲木愈齲。

經别第十一

肛 古雙切。《史記·倉公傳》：肛門重十二兩。即廣腸之門。

頔 直追切。《甲乙經》作「椎」。《素問·刺熱論》：三椎下間主胸中熱。注：脊節之謂椎。又，《説文》：頔，出額也。義别。

經水第十二

壯數 《魏志·華佗傳》：若當灸不過一兩處，每處七八壯。按：艾灸一灼謂之壯。其數以壯人爲則，羸者減之。《素問·骨空論》：灸法以年爲壯數。

澠 余陵切。亦作「繩」。《春秋釋例》：澠水出齊國臨淄縣北，入時水。《水經注》引《左傳》作「繩」。

漯 他合切。亦作「濕」。《説文》：濕水出東郡東武陽入海。《書·禹貢》作「漯」。

痟 相邀切。與「消」通。《周禮·疾醫》：春時有痟首疾。注：痟，酸削也。

經筋第十三

頄 巨鳩切。《廣韻》：頬間骨也。《易·夬卦》：壯於頄。注：頄，面權也。

眇 弭沼切。《素問·骨空論》：眇絡季脅，引少腹而痛。注：眇謂俠脅兩旁空耎處也。

蹻 其虐切。脉名。本經《脉度篇》：蹻脉有陰陽。按：《難經》：奇經八脉有陽蹻、陰蹻。

以馬膏膏其急者 上膏如字。下膏，古到切。用以潤物也。《禮·内則》：脂膏以膏之。《左·襄十九年傳》：如百穀之仰膏雨焉。若嘗膏之。

結於齊 齊，與「臍」通。《甲乙經》作「臍」。《釋名》：齊，劑也。腸端之所限劑也。

瘤 户開切。《一切經音義》引《説文》：瘤，風病也。又引《聲類》：小兒瘨曰瘤。《後漢書·王符傳·潛夫論》：哺乳多則生瘤病。

痙 巨郢切。《説文》：痙，彊急也。《玉篇》：風彊病也。

目瞑 瞑，莫經切。《説文》：瞑，翕目也。《廣韻》：合目瞑瞑。《後漢書·馬援傳》：甘心瞑目。

賁賁 賁，博昆切。《素問·脉要精微論》：内以候鬲。注：肝主賁。賁，鬲也。《難經·四十四難》：胃爲賁門。

噼 普擊切。按：字書無「噼」字。《莊子·田子方篇》：口辟焉而不能言。《釋文》引司馬注：辟卷不開也。義相近。《甲乙經》作「僻」。

骨度第十四

髑骬 髑，胡葛切。骬，羽俱切。《廣雅·釋親》：髑骬，缺盆斎也。《玉篇》《廣韻》俱訓肩骨。按：據此經文「缺盆以下至髑骬長九寸」，則當在胸前。《甲乙經》：鳩尾穴一名髑骬，在臆前蔽骨下五分是也。

骶 都計切。《廣雅·釋親》：背謂之骶。《玉篇》：臀也。《素問·刺熱論》：榮在骶也。注：脊窮之謂骶。

營氣第十六

經隧　經，與「徑」通。《廣雅・釋言》：經，徑也。隧，徐醉切。與「遂」通。《素問・調經論》：五藏之道皆出於經隧。注：隧，潛道也。

營衛生會第十八

陽隴　隴，與「隆」通。《素問・生氣通天論》：日中而陽氣隆。注：隆猶盛也，高也。《史記・禮志》：是爲大隆。《索隱》：隆者，盛也，高也。

夜瞑　瞑，莫賢切。與「眠」通。

泌　鄙密切。《史記・司馬相如傳・上林賦》：偪側泌瀄。《索隱》引司馬彪曰：泌瀄，相楔也。又引郭璞：泌音筆。按：此經文「泌糟粕」、下文「濟泌別汁」，「泌」義當與「滗」通。《一切經音義》引《通俗文》：去汁曰滗。

濟　濟，與「擠」通。《國語・晉語》：二帝用師以相濟也。注：濟，讀若擠。《甲乙經》「濟泌」作「滲泄」。

四時氣第十九

痳　釋類切。《集韻》：腫病。《甲乙經》作「水」。

筩 徒紅切。《廣雅·釋詁》：筩，長也。

癘風 癘，力制切。亦作「癩」。《説文》：癘，惡疾也。《山海經·西山經》：英山有鳥，名曰肥遺，食之已癘。注：癘，疫病也。或曰惡創。《素問·風論》：風之傷人也，或爲癘風。癘者，有榮氣熱胕。其氣不清，故使其鼻柱壞而色敗，皮膚瘍潰。

燻 許云切。亦作「熏」。《列子·湯問篇》：燻則煙上。

五邪第二十

行善掣 掣，昌列切。亦作「瘳」。《爾雅·釋訓》：掣，曳也。《釋文》：本或作「瘳」。《甲乙經》「掣」作「瘈」。《素問·氣交變大論》：行善瘈，脚下痛。

寒熱病第二十一

腊 思積切。亦作「昔」「焟」。《説文》：昔，乾肉也。《釋名》：腊言乾昔也。《廣雅·釋詁》：焟，乾也。《易·噬嗑卦》：噬腊肉。

鞕 五諍切。亦作「硬」。《玉篇》：堅也。《一切經音義》引《通俗文》：物堅硬謂之磽确。又，引《字略》：彊物堅曰硬。

瞋 昌真切。《説文》：瞋，張目也。《廣雅·釋詁》：瞋，張也。《莊子·秋水》篇：瞋目而不見邱山。又，與「嗔」通。怒也。義別。

腓　符非切。《説文》：腓，脛腨也。《易·艮卦》：艮其腓。疏：腓腸也。本文「腓者，腨也。」互詳前「腨」字條。

癲狂第二十二

悸　其季切。亦作「痵」。《説文》：悸，心動也。

顑　玉陷切。《廣韻》：長面也。本篇「狂耳妄聞，治之取兩顑」。《甲乙經》「顑」字皆作「頷」。《史氏音釋》作「口感切，飢黄起行」失之。

漯漯　漯，他合切。《文選》木華《海賦》：㵒濆淪而滀漯。注：滀漯，攢聚也。

唏　許既切。歎聲。《史記·十二諸侯年表》：紂爲象箸，而箕子唏。《索隱》：唏，歎聲也。

清　《莊子·人間世》篇：爨無欲清之人。《釋文》：清，涼也。《素問·五藏生成論》：腰痛足清。注：清亦冷也。《五常政大論》：其候清切。注：大涼也。

熱病第二十三

痱　符非切。《説文》：痱，風病也。《漢書·賈誼傳》：又類辟且病痱灌夫。傳：即陽病痱。又，《一切經音義》引《字略》：痱瘟，小種也。義别。

苛軫鼻　《甲乙經》作「苛鼻乾」。《脉經》作「苛菌爲軫鼻」。其義未詳。

顳顬　顳，而涉切。顬，人朱切。《玉篇》：在耳前曰顳。顳顬，耳前動也。《甲乙經》：腦空穴一名顳顬。耳聾兩顳顬痛，中渚主之。《脉經》作「攝顬」。

瘴　尺制切。亦作「掣」。《説文》：引縱曰瘴。

胳　古落切。《説文》：胳，腋下也。《廣雅・釋親》：胳謂之腋。《一切經音義》引《埤蒼》：胳，肘後也。《甲乙經》《脉經》俱作「絡」。

噤齘　噤，渠飲切。《説文》：噤，口閉也。《一切經音義》引《通俗文》：口不開曰噤。《楚辭》劉向《九歎》：口噤閉而不言。注：閉口爲噤。齘，胡介切。《説文》：齘，齒相切也。《一切經音義》引《三蒼》：齘，鳴齒也。《釋名》：疥，齘也。癢搔之齒噤齘也。《玉篇》：噤齘，切齒怒也。

怚　將預切。《説文》：怚，驕也。《甲乙經》作「阻」。按：《方言》僉怚，劇也。即「險阻」之假借字。

厥病第二十四

手足清至節　清，涼也。詳前「清」字條。一本作「青」。按：「青」「清」古字相通。《釋名》：清，青也。《吕氏春秋・季冬紀》：使青荓進視。《水經注》引作「清洴」。此篇上文有「手足寒至節」句，可互證。俗解謂手足色青，失之。

憹　奴皓切。與「嫍」通。《説文》：嫍，有所恨也。

恲　撫庚切。亦作「怦」。《玉篇》：滿也。

盯聹　盯，都挺切。聹，乃挺切。《一切經音義》引《埤蒼》：盯聹，耳中垢也。《甲乙經》作「擿抵」。

淫濼　濼，匹各切。《素問・骨空論》：淫濼脛痠，不能久立。注：淫濼，謂似酸痛而無力也。

雜病第二十六

㱿㱿　㱿，胡谷切。亦作「瀫」。《廣韻》：水聲。《甲乙經》作「爨爨」。

衃　芳杯切。《説文》：衃，凝血也。《素問・五藏生成篇》：赤如衃血者死。注：衃，謂敗惡凝聚之血色赤黑也。

嚏　都計切。《一切經音義》引《蒼頡篇》：嚏，噴鼻也。《詩・邶風》：願言則嚏。箋：汝思我心如是，我則嚏也。今俗人嚏云人道我，此古之遺語也。

周痺第二十七

慉　許竹切。與「畜」「蓄」通。《説文》：慉，起也。《後漢書・馬融傳》「廣成頌」：疏越蘊慉。注：蘊慉，猶積聚。《甲乙經》作「蓄」。《素問・生氣通天論》：陽畜積。又，《詩・邶風》：不我能慉。傳：慉，養也。義別。

口問第二十八

谷氣　谷，與「穀」通。《甲乙經》作「穀」。《書・堯典》：昧谷。《周禮・縫人》注引作「柳穀」。《詩・邶風》：習習谷風。疏引孫炎《爾雅注》：谷之言穀。穀，生也。谷風者，生長之風。《漢書・王莽傳》：其夕穀風迅疾。注：穀風謂谷風。《素問・陰陽應象大論》：谷氣通於肝。本經《决氣篇》：五谷與胃爲大海也。《甲乙經》并作「穀」。

嚲　丁可切。《廣韻》：垂下貌。

師傳第二十九

滄滄 《説文》：滄，寒也。《列子・湯問》篇：日初出，滄滄涼涼。《逸周書・周祝》篇：天地之間有滄熱。注并同。

骺 古活切。《説文》：骺，骨端也。

腸胃第三十一

會厭 本經《憂恚無言篇》：會厭者，音聲之户也。《難經・四十四難》：會厭爲吸門。

上下辟 《文選》張協《七命》：萬辟千灌。注：辟，謂疊之。又，引《典論》云：魏太子丕作百辟寶劍，長四尺。《素問・調經論》：聶辟氣不足。注：辟謂辟疊也。

五亂第三十四

嘿 莫北切。本作「默」。《左昭・十五年傳》注《釋文》：静嘿，本或作「默」。《晏子春秋・内篇》：諫上，近臣嘿，遠臣瘖。《太平御覽》引作「默」。

脹論第三十五

脉 章忍切。亦作「胗」。《素問・奇病論》：無損不足，益有餘，以成艾胗。注：謂久病。《甲乙經》作「診」。又，脣瘍曰胗。見前。義别。

五閲五使第三十七

緻 直利切。《説文》徐鉉曰：緻，密也。《大藏音義》引《古今正字》：緻者，精微密緻也。

埤 符支切。《説文》：埤，增也。《廣雅・釋詁》：埤，益也。《詩・邶風》：政事一埤益我。傳：厚也。

逆順肥瘦第三十八

法式撿押 撿，居奄切。與「檢」通。《漢書・黄霸傳》：郡事皆以義法令撿式。注：撿，局也。押，胡甲切。與「柙」通。《揚子・法言》：蠢迪檢押。注：檢押，猶隱括也。《後漢書・仲長統傳》昌言法誡篇：是婦女之檢柙。注：檢柙，猶規矩也。

臨臨 臨，與「隆」通。《易・序卦》傳：臨者，大也。《詩・大雅》：與爾臨衝。《釋文》引韓詩作「隆衝」。《荀子・彊國》篇：乃有臨慮。《漢書・地理志》作「隆慮」。本經《通天篇》：太陰之人，其狀臨臨然長大。

病傳第四十二

喬 與「蹻」通。《素問·異法方宜論》：其治宜導引按蹻。注：蹻，謂捷舉手足。

焫 如劣切。與「爇」通。《甲乙經》作「爇」。《一切經音義》引《通俗文》：然火曰焫。《禮·郊特牲》：焫蕭。《釋文》：「焫」同「爇」。《素問·異法方宜論》：其治宜灸焫。注：火艾燒灼謂之灸焫。

日昳 昳，徒結切。《周禮·司市》：日昃而市。注：日昃，昳中也。《初學記》引《纂要》：在未曰昳。《素問·標本病傳論》：冬日昳。注：日昳，謂午後八刻，未正時也。

早晡 下晡 晡，博孤切。與「餔」通。《玉篇》：申時也。《淮南子·天文訓》：日至於悲谷，是謂餔時。《素問·標本病傳論》：夏下晡。注：下晡，謂日下，於晡時申之後五刻也。「夏晏晡」注：晏晡謂申後九刻向昏之時也。《甲乙經》「早晡」作「晏晡」。

淫邪發夢第四十三

刳 苦胡切。《說文》：刳，判也。《易·繫辭》傳：刳木爲舟。

窌 居效切。與「窖」通。《廣雅·釋詁》：窌，藏也。《考工記·匠人》：囷窌倉城。注：穿地曰窌。《文選》馬融《長笛賦》：庨窌巧老。注：深空之貌。

脯 除力切。《廣韻》：肥腸。《考工記·弓人》：相膠。注：脯，黏也。

五變第四十六

漉　盧谷切。《説文繫傳》：漉，水下皃。司馬相如《封禪文》：滋液滲漉。

杌　五忽切。《玉篇》：樹無枝也。又，《書·秦誓》：杌隉。注：杌隉，不安也。義别。

髖　苦官切。亦作「髖」。《廣雅·釋親》：髖尻，臀也。《説文》：髖，髀上也。《釋名》：髖，緩也。其腋皮厚而緩也。

稸　丑六切。與「蓄」通。《説文》：蓄，積也。《漢書·貨殖傳》：稸足功用。注：「稸」與「蓄」同。

本藏第四十七

骹　口交切。《説文》：骹，脛也。

麽　亡果切。《廣雅·釋詁》：麽，小也，微也。《文選》班彪《王命論》：又況幺麽不及數子。注引《通俗文》：不長曰幺，細小曰麽。

禁服第四十八

歃　山洽切。《左·隱七年傳》：歃如忘。疏：歃，謂口含血也。

出縻　縻，與「靡」「糜」「縻」并通。《易·中孚卦》：吾與爾靡之。《釋文》引《埤蒼》作「縻」，散也。《甲乙經》作

「麋」。本經《百病始生篇》多熱則溏出麋。《甲乙經》又作「糜」。按：出麋，爲大便不實之義。

五色第四十九

面王　《甲乙經》：素窌穴一名面王，在鼻柱上端。

膀胱子處　《甲乙經》作「膀胱字子處」。膀，步光切。胱，古黄切。亦作「旁光」。《釋名》：胞，一曰膀胱，言其體短而横廣也。《史記·扁鵲傳》：别下於三焦膀胱。《正義》：膀胱者，津液之府也。《淮南子·説林訓》：旁光不升俎。注：旁光，胞也。

胝　都計切。與「骶」通。又，丁尼切。胼胝，皮厚也。義别。

論勇第五十

横　户孟切。本作「撗」。《大藏音義》引《考聲》：撗，不順理也。《干禄字書》：撗通横正。《説文》從木。《漢書·田蚡傳》：蚡日益横。注：横，恣也。

天年第五十四

楯　食尹切。《説文》：楯，闌檻也。

逆順第五十五

逢逢　逢，薄紅切，與「蓬」通。《孟子》：逢蒙。《漢書・藝文志》作「逢門」。《莊子・山木篇》作「蓬蒙」。《詩・大雅》：鼉鼓逢逢。《太平御覽》作「蓬蓬」。《墨子・耕柱》篇：逢逢白雲。

熇熇　熇，火酷切。《詩・大雅》：多將熇熇。傳：熇熇，熾盛也。《素問・刺瘧篇》：先寒後熱，熇熇暍暍然。注：熇熇，甚熱狀。

五味第五十六

薤　胡介切。亦作「韰」。《説文》：韰，菜也。葉似韭。《禮・内則》：膏用韰。《釋文》：俗本多作「薤」。

水脹第五十七

腸覃　覃，慈荏切。與「蕈」通。《玉篇》：地菌也。《詩・周南・葛覃》序《釋文》：覃，亦作「蕈」。

窠　苦禾切。《説文》：窠，空也。穴中曰窠，樹上曰巢。《廣雅・釋宫》：窠，巢也。

瘇　時冗切，與「腫」「尰」通。《漢書・賈誼傳》：天下之執方病大瘇。注引如淳：腫足曰瘇。《詩・小雅》：既微且尰。《説文》引作「瘇」。

鼕鼕　鼕，枯公切。《甲乙經》作「殼殼」。

賊風第五十八

祝　職救切，亦作「呪」。《書・無逸》：厥口詛祝。《詩・大雅》：侯，作「侯祝」。傳：作祝，詛也。

衛氣失常第五十九

苑　紆勿切，與「鬱」「宛」「菀」通。《詩・小雅》：我心苑結。《釋文》：音鬱。《淮南子・本經訓》：百節莫苑。注：苑，病也。

玉版第六十

嘶　先稽切。《一切經音義》引《埤蒼》：嘶，聲散也。《漢書・王莽傳》：大聲而嘶。注：嘶，聲破也。

駿　《爾雅・釋詁》：駿，大也，長也。

五味論第六十三

綣　去阮切，與「卷」通。《釋名》：卷，綣也。相約束繾綣以爲限也。

陰陽二十五人第六十四

能春夏不能秋冬　能，奴代切，與「耐」通。《甲乙經》作「奈」。《漢書・食貨志》：能風與旱。《鼂錯傳》：其性能寒，其性能暑。《趙充國傳》：漢馬不能冬。注皆云能。讀曰耐。

鈦　《甲乙經》作「鈦」。音太。字書無「鈦」字。《韻略》：鈦，大計切。《漢書・食貨志》：鈦左趾。注：鈦，足鉗也。《史記》作「鈦」。

判　《素問・五常政大論》：「少角」與「判商」同。注：判，半也。

䏰　以忍切。《類篇》：當脊肉。

質　《廣雅・釋詁》：質，正也。《小爾雅》《廣言》同。

桎　之日切。《説文》：桎，械也。《一切經音義》引《蒼頡篇》：偏著曰桎。

髯　汝鹽切，亦作「䫇」。《説文》：髯，頰須也。《釋名》：在頰耳旁曰髯。

吻　武粉切。《説文》：吻，口邊也。《廣雅・釋親》：咡，謂之吻。《文選》陸機《文賦》：始躑躅於燥吻。注引《蒼頡篇》：吻，脣兩邊也。

畫　胡麥切。《説文》：畫，界也。

瘃　陟玉切。《説文》：瘃，中寒腫覈。《漢書・趙充國傳》：手足皸瘃。注引文穎曰：瘃，寒創也。

髭　即移切，本作「頾」。《説文》：頾，口上毛也。《釋名》：口上曰頾。頾，姿也。爲姿容之美也。

百病始生第六十六

募原　募，慕各切，與「膜」通。《素問・奇病論》：膽募俞。注：胸腹曰募。《舉痛論》：膜原之下。注：膜謂鬲間之膜，原謂鬲肓之原。

憂恚無言第六十九

恚　於避切。《説文》：恚，恨也。《史記・絳侯世家》：冒絮提文帝。《索隱》：恚者，嗔也。

寒熱第七十

瘰癧　瘰，郎果切。癧，郎擊切。《廣韻》：病筋結也。《巢氏病源候論》：風邪毒氣客於肌肉，結爲瘰癧。

鼠瘻　鼠，舒吕切，亦作「癙」。《爾雅・釋詁》：癙，病也。《淮南子・説山訓》：貍頭愈鼠。

邪客第七十一

秫　食聿切。《説文》：秫，稷之黏者也。《急就篇》：稻黍秫稷粟麻秔。注：秫，似粟而黏，亦可爲酒。按：即今糯稻。

通天第七十二

下齊湛湛　《左・襄二十二年傳》：以受齊盟。注：齊，同也。湛，都含切。《説文》作「媅」，樂也。《詩・小雅》：和樂且湛。傳：樂之久也。按：此言太陰之人，下同於湛樂者流也。《甲乙經》齊，作「濟」。

諟諦　諦，亦作「諦」。《説文》：諟，理也。諦，審也。《廣雅・釋詁》：諟，是也。諦，諟也。關尹子《九藥篇》：諦毫末者，不見天地之大。

譚　徒含切。《玉篇》：大也。

黮黮　黮，徒感切。《文選》左思《魏都賦》：檴題黮䨴。注引《聲類》：黮，深黑色也。束晳《補亡詩》：黮黮重雲。注：黮黮，雲色不明貌。

睶睶　睶，似宣切。《玉篇》：好貌。

論疾診尺第七十四

解㑊　解，胡懈切，與「懈」通。㑊，羊益切。《素問・平人氣象論》：尺脉緩濇謂之解㑊。《玉機真藏論》：冬脉太過，則令人解㑊。《刺瘧論》：足少陽之瘧，令人解㑊。《刺要論》：刺骨無傷髓，髓傷則銷鑠胻酸，體解㑊然不去矣。注：解㑊，謂强不强，弱不弱，熱不熱，寒不寒。解解㑊㑊然，不可名之也。

辧　當與「瓣」通。蒲莧切。《説文》：瓣，瓜中實也。

痎　古諧切。《説文》：痎，二日一發瘧也。《素問・瘧論》：痎瘧皆生於風。注：痎，猶老也，亦瘦也。

刺節真邪第七十五

餶　一結切，與「噎」通。《説文》：噎，飯窒也。《漢書・賈山傳》：祝餶在前。注：餶，古噎字。謂食不下也。

口説書卷　卷，居倦切，亦作「弮」，與「券」通。《説文》：券，契也。按：此謂口説而書之於卷也。《史記・高祖紀》：常析券弃負。《索隱》：古用簡札，書故可析。

脆道　《甲乙經》作「越道」。

剽　匹妙切。《説文》：剽，砭刺也。

漸洳　漸，子廉切。洳，人恕切。亦作「澤」。《廣雅・釋詁》：漸，溼也。《説文》：澤，漸溼也。《漢書・東方朔傳》：塗者漸洳徑也。注：漸洳，浸溼也。

衛氣行第七十六

痒　餘兩切，與「癢」通。《玉篇》：痛，痒也。《抱扑子・塞難篇》：人不能自知其體老少痛痒之何故。

疼　徒冬切。《廣雅・釋詁》：疼，痛也。《釋名》：疼痺，痺氣疼疼然煩也。《一切經音義》：疼下里間。音騰。

朌朌　朌，普巴切。分明之貌。

九宫八風第七十七

叶蟄　叶，胡頰切。《玉篇》：古文協字。《書·堯典》：協和萬邦。傳：協，合也。蟄，直立切。《説文》：蟄，藏也。

九針第七十八

寤　五故切，與「悟」通。《文選》張衡《東京賦》：盍亦覽東京之事以自寤乎。薛注：自寤，自覺悟也。《爾雅》序：别爲音圖，用袪未寤。

歲露論第七十九

郄　去約切，與「卻」「却」通。《素問·四時剌逆從論》：氣血内却。注：却，閉也。

㦰　字書無「㦰」字，當與「殘」通。

大惑論第八十

擷　胡結切，亦作「襭」。《説文》：以衣衽扱物謂之襭。或从手，扱收也。《爾雅·釋器》：扱衽謂之襭。

癰疽第八十一

癃　與「癰」通。《史記・穰侯傳》：如以千鈞之弩決潰癕也。

草萓　萓，魚羈切。《玉篇》：萓，剪草。《甲乙經》作「草萁」。

血泣　泣，色力切，與「澀」「濇」「澁」通。《素問・六節藏象論》：多食鹹，則脉凝泣而變色。又，凝於脉者爲泣。注：謂血利不行。《調經論》：寒則泣不能流。注：泣，謂如雪在水中凝住而不行去也。

菰瓠　菰，古活切。瓠，落侯切。《玉篇》：菰瓠，土瓜也。《廣韻》：同苦蔞，果蓏也。《玉篇》：苦蔞，齊人謂之瓜蔞。

菱翹草　菱，力膺切，與「菱」「淩」通。《説文》：淩，芰也。《漢書・司馬相如傳・子虚賦》：外發夫容菱華。《史記》作「淩」。《文選》作「菱」。翹，渠遥切，與「翹」通。《玉篇》：連翹草也。《爾雅・釋草》：連異翹。《釋文》：「翹」字亦作「翹」。

素問

上古天真論第一

徇齊 徇，辭閏切。齊，側皆切。《史記·五帝紀》索隱：徇齊，皆德也。《孔子家語》及《大戴禮》并作「叡齊」。《史記》舊本亦有作「濬齊」，蓋古字假借徇爲「濬」。濬，深也。王注：徇，疾也。與《史記集解》同失之。

迺 奴亥切，古文「乃」字。《爾雅·釋詁》：迺，乃也。

秏 呼到切，亦作「秏」。《文選》曹植《七啟》：秏精神於虚廓。注引《蒼頡篇》：秏，消也。

惔 惔，徒濫切，與「憺」通。本經《陰陽應象論》《移精變氣論》皆作「憺」。

解墮 解，古隘切，與「懈」通。《釋名》：懈，解也，骨節解緩也。墮與惰通。《大戴禮·盛德篇》：小者偷墮。注：墮，解墮也。《禮·月令》：季秋行春令，則民解惰。

壽敝 敝，王注：盡也。《漢書·枚乘傳》：敝無窮之樂。注：敝，盡也。《靈樞·五十營篇》：故五十營備，得盡天地之壽矣。

嗔　昌真切。《説文》：嗔，盛氣也。《廣韻》：怒也。與瞋通。

四氣調神大論第二

亟奪　亟，去吏切。王注：數也。《禮・少儀》：亟見曰朝夕。《左・成十年傳》：吾先君之亟戰也有故。

名木　按此當作大木解。《禮・禮器》：因名山升中於天。注：名，猶大也。《國策・秦策》：王不如因而賂一名都。注：名，大也。王注謂名木珍果，失之。

菀槀　菀，與「苑」「宛」「鬱」通。本經《生氣通天論》：大怒則行氣絶，而血菀於上。槀，苦浩切。《説文》：槀，木枯也。《易・説卦傳》：離爲枯上槁。

焦滿　按：此謂肺氣焦枯，煩滿也。本經《痿論》：肺熱葉焦。《痺論》：肺痺者，煩滿喘而嘔。王注：焦，謂上焦也。林校據全元起本作「進滿」，皆失之。

獨沈　《甲乙經》作「濁沈」。林校據《太素》作「沈濁」。按：「獨」「濁」古字相通。《周禮・壺涿氏》鄭司農注：獨，讀爲濁。沈，直深切。《周禮》：酒正三曰沈齊。《釋名》：沈齊，濁滓沈下，汁清在上也。

生氣通天論第三

喘喝　二字已見《靈樞・本神篇》：喝，嘶聲，聲之幽也。王注謂：大呵出聲則近呼喝之義，非暑病所有。

緛　而兖切。王注：縮也。《太元》：耎，云陽氣能剛、能柔、能作、能休，見難而縮。范注：耎而自縮，故謂之耎。耎，與「緛」通。《廣雅・釋詁》：緛，縮也。

則張　張，知亮切。《廣雅·釋詁》：張，大也。

辟積　辟，當讀若襞積之襞。《靈樞·根結篇》：僻辟。《腸胃篇》：上下辟。義同。

痤疿　痤，昨禾切。《説文》：痤，小腫也。《廣雅·釋詁》：痤，癰也。《淮南子·説林訓》：潰小皰而發痤疽。注：痤疽，癰也。《管子·法法篇》：痤雎之礦石也。注：痤，癤也。疿，方味切。《玉篇》：熱生小瘡。王注以爲風癮，失之。

高梁　與「膏粱」通。《靈樞·根結篇》：膏粱。義同。

足生大丁　丁，本作「疔」。《集韻》：疔，當經切。音丁。病創也。按：足生大丁，謂高梁厚味足以致疔毒之大。王注謂丁生於足，林校謂饒生大丁，皆失之。

皶　側加切，亦作「皻」。王注：皶，刺長於皮中，形如米，或如針。俗曰粉刺。又《類篇》：鼻上皰也。義别。

俞氣　俞，傷遇切，與「腧」「輸」通。詳《靈樞》「腧」字條。

魄汗　王氏無訓。按《靈樞·本神篇》：并精而出入者，謂之魄。本經《宣明五氣論》：肺藏魄。《六節藏象論》：肺者，氣之本，魄之處也。其華在毛，其充在皮。汗出於皮毛故曰魄汗。

沮弛　沮，慈吕切。弛，本作「弛」。沮弛言壞廢也。《詩·小雅》：何日斯沮。傳：沮，壞也。《穀梁·襄二十四年傳》：弛候。注：弛，廢也。本經《五藏生成篇》：多食辛，則筋急而爪枯。可以互證。王注訓沮爲潤，訓弛爲緩，失之。

乃央　《廣雅·釋詁》：央，盡也。《楚辭》屈原《離騷》：時亦猶其未央。注：央，盡也。王注訓央爲久，失之。林校謂央乃殃也。古文通用。亦强解。

陰陽應象大論第五

病之形能 王氏音義於上文「能冬」云奴代切。下「形能」同。按：此當讀本音，謂病之所能也。本經《陽明脉解篇》云：皆非其素所能也。病反能者何也。可以互證。

掣 時制切，《甲乙經》作「掣」。《集韻》本作「觢」，或作「挈」。《玉篇》作「挈」。《易・睽卦》：其牛掣。鄭本作「挈」。《説文》引作「觢」。

陰陽離合論第六

𩃙𩃙 《篇海》有此字，音中。明熊宗立本亦音中。林校云：别本𩃙𩃙，作「衝衝」。王氏𩃙字無音。注：言氣之往來也。蓋即《易・咸卦》憧憧往來爲訓。「憧」「衝」古字相通，則亦以𩃙爲衝矣。按：《集韻》憧有昌容、諸容二切。諸容切音鍾，與「中」字音近。

陰陽别論第七

痟 烏懸切。王注：痟，瘦疼也。《文選》謝靈運《登臨海嶠與從弟惠連詩》注引《説文》曰：痟，疲也。《列子・楊朱篇》：心痟體煩，内熱生病矣。殷敬順《釋文》：音一錯反。

索澤 索，蘇各切。王注：皮膚潤澤之氣皆散盡也。《禮・檀弓》：吾離羣而索居。注：索，猶散也。《説苑・權謀篇》：索也者，盡也。

靈蘭秘典論第八

氂　里之切，亦作「釐」。《漢書・律歷志》：不失毫氂。注引孟康曰：十豪曰氂。

六節藏象論第九

罷極　罷，符羈切。《史記・平原君傳》：臣不幸有罷癃之疾。《索隱》：罷癃爲背疾，言腰曲而背隆高極。《吕氏春秋・仲夏紀》：耳谿極。注：極，病也。

五藏生成篇第十

胝䐢　胝，丁尼切。䐢，側救切。《漢書・貢禹傳》：手足胼胝。注：胝，繭也。䐢，與「皺」通。《集韻》：䐢，皺也。

草兹　王注：兹，滋也。言如草初生之青色也。《説文》：兹，草木多益也。《爾雅・釋器》：蓐謂之兹。

炲　徒哀切，亦作「炱」。王注謂：炲，煤也。《一切經音義》引《通俗文》：積烟以爲炱煤。

紺　古暗切。《説文》：紺，帛深青揚赤色。《釋名》：紺，含也。青而含赤色也。王注薄青色，失之。

朝夕　與「潮汐」通。《文選》郭璞《江賦》：或夕或朝。注引《抱朴子》曰：麇氏云朝者，據朝來也。言夕者，據夕至也。

鬲　古核切，亦作「膈」。《玉篇》：胸膈也。《釋名》：膈，隔也。隔塞上下，使氣與隔不相亂也。《甲乙經》作「膈」。

胠　去魚切。王注：脇上也。《説文》：胠，腋下也。

異法方宜論第十二

食胕　王注：言其所食不芬香。林校據全元起云：食魚也。按：胕，符遇切，與「腑」通。又馮無切，膚腫也。俱與本文義不合。全、王二注均失之。當依《甲乙經》作「臊」。

移精變氣論第十三

僦貸季　人名。王注：謂岐伯祖世之師。僦，即就切。《廣雅·釋言》：僦，賃也。僦與貸義相類。

湯液醪醴論第十四

莝　麤卧切。《説文》：莝，斬芻也。

診要經終論第十六

憿著　林校云：别本憿，作「皦」，又作「撽」。按：憿，古堯切。《説文》：幸也。皦，古了切。《玉篇》：脛行膝也。

擻，古歷切。與「繫」通。合之本文之義，㩉字稍近。又《廣雅·釋詁》：繫，纏也。《漢書·司馬相如傳》：苛察繳繞。注：猶纏繞也。當亦通。

目睘　睘，渠營切。王注：睘，謂直視如驚貌。《説文》：睘，目驚視也。

脉要精微論第十七

眴仆　眴，許縣、黄練二切。《文選》揚雄《劇秦美新》：臣嘗有顛眴病。注：眴，與「眩」古字通。又舒閏切，與瞬、瞚通，義别。

平人氣象論第十八

姙　汝鴆切，亦作「妊」。《説文》：妊，孕也。《廣雅·釋詁》：妊，傷也。《釋言》：妊娠也。《後漢書·章帝紀》：今諸懷妊者，賜胎養。穀注引《説文》亦作妊。

前曲後居　曲，《甲乙經》作「鉤」。居，居御切，與「倨」通。《考工記》：冶氏已倨則不入，已句則不决。注：已倨，謂微直而邪多也。《禮·樂記》：倨中矩，句中鉤。《漢書·酷吏郅都傳》：丞相條侯至貴居也。注：居，與「倨」同。

玉機真藏論第十九

目匡　匡，與「眶」通。《史記·淮南王安傳》：涕滿匡而横流。本經《刺禁篇》：刺匡上陷骨中脉。注：匡，目匡也。

三部九候論第二十

參伍不調　《易·繫辭》：參伍以變。疏：參，三也。伍，五也。《説卦傳》：參天兩地而倚數。虞注：參，三也。《周禮·小司徒》：五人爲伍。《説文》：伍，相參五也。本文蓋謂或三或五，其數不調。王氏以參校類伍爲訓，失之。

蠕蠕　蠕，而兗切，亦作「蝡」。《説文》：蠕，動也。《史記·匈奴傳》：跂行喙息蠕動之類。《索隱》引《三蒼》：蠕，蠕動貌。音軟。

藏氣法時論第二十二

焠焌　焌，烏開切。《廣雅·釋詁》：焌，爇也。《玉篇》：炫也，熱也。

郄　綺戟切，與「卻」「隙」通。《玉篇》：穿穴也。《史記·張釋之傳》：雖錮南山，猶有郄。《漢書》作「隙」。《莊子·知北遊》：若白駒之過卻。《釋文》本亦作「隙」，孔也。又《靈樞·歲露篇》：腠理郄。義别。

寶命全形論第二十五

黔首　黔，巨淹切。《説文》：黔，黎也。秦謂民爲黔首，謂黑色也。

瞚　舒閏切，亦作「瞬」，與「眴」通。《説文》：瞚，開闔目動摇也。《莊子·庚桑楚篇》：終日視而目不瞚。《釋文》：瞚，動也。

離合真邪論第二十七

抓　側絞切。《廣雅・釋詁》：抓，搔也。《莊子・徐無鬼篇》：有一狙焉，委蛇攫搔，見巧乎王。搔，即抓字。《文選・枚乘諫吴王書》：手可擢而抓。注引《莊子》曰：橡樟所生，可抓而絶。

通評虛實論第二十八

纓脉各二　王注：足陽明脉也。近纓之脉，故曰纓脉。纓謂冠帶也，以有左右，故曰各二。按：《説文》：瘿，頸瘤也。《靈樞・寒熱病篇》：頸側之動脉人迎，人迎，足陽明也，在嬰筋之前。此「纓」字當與「瘿」「嬰」義通。

蹠跛　蹠，之石切，亦作「跖」。《説文》：蹠，足下也。跛，布火切。《説文》：跛，行不正也。《禮・問喪》：跛者不踊。《釋文》：跛，足廢也。

陽明脉解篇第三十

惋　烏貫切。《廣韻》：驚歎也。

駡詈　詈，力智切。《説文》：駡也。《釋名》：駡，迫也，以惡言被迫人也。詈，歷也，以惡言相彌歷也。亦言離也，以此掛離之也。

熱論第三十一

譫言　譫，之廉切。《甲乙經》作「讝」。王注：謂妄謬而不次也。《一切經音義》引《埤蒼》：譫，多言也。本經《厥論》林校據全元起云：譫言者，氣虚獨言也。

評熱病篇第三十三

痝然　痝，莫江切。與「厖」通。《爾雅・釋詁》：厖，大也。本經《風論》：面痝然浮腫。

可刺不　不，甫鳩、方九二切。《説文》：否，不也。《書・堯典》：否德。疏：否，古今「不」字。

刺瘧篇第三十六

暍暍　暍，於歇切，亦作「瘍」「煬」。王注：暍暍，熱盛也。《説文》：暍，傷暑也。《廣雅・釋詁》：暍，煐也。《淮南子・人間訓》：武王蔭暍人於樾下。注：武王哀暍人之熱，故蔭之於樾下。

氣厥論第三十七

柔痓　痓，充自切。《説文》無此字。《廣雅・釋詁》：痓，惡也。王注：骨痓，彊而不舉。按：本經《厥論》：痓治主病者。林校據全元起本，「痓」作「痙」。《説文》：痙，彊急也。痓但訓惡，無彊意，當定爲「痙」字之譌。

虙瘕　虙，房六切，古「伏」字。伏羲氏。《漢書·五行志》作「虙羲」。

食亦　《甲乙經》亦作「㑊」。王注：食亦者，謂食入移易而過，不生肌膚也。亦，易也。

衊　莫結切。《説文》：衊，污血也。王注同。

舉痛論第三十九

炅　古迴切。王注：熱也。又《説文》：炅，見也。《廣韻》：光也。義别。

腹中論第四十

烏鰂魚骨　鰂，昨則切，亦作「鰂」。《甲乙經》作「賊」。《説文》：鰂，烏鰂魚也。《一切經音義》引《埤蒼》：鰞鰂魚，腹中有骨，出南郡。背有一骨，闊二寸許。有鬐甚長，口中有墨，瞋則潠人。《古今注》：烏鰂一名河伯度事小史。《臨海記》：烏鰂以其懷板含墨，故號小史魚也。《爾雅翼》：鰞鰂，狀如革囊，背上獨一骨，形如樗蒲子而長，名海螵蛸。王注引古《本草經》：烏鰂魚骨，主治女子血閉。

藘茹　藘，力居切。《甲乙經》作「閭」。王注引古《本草經》：藘茹，主散惡血。《太平御覽》引范子計然曰：閭茹，出武都。黄色者善。

刺腰痛篇第四十一

錘 馳僞切。《廣雅·釋器》：權謂之錘。《漢書·律歷志》：五權之制。注：錘者，稱之權也。

几几 几，市朱切。《説文》：几，鳥之短羽，飛几几也。象形。讀若殊。《傷寒論》：太陽病，項背强几几。

胂 失人切。《説文》：胂，夾脊肉也。《廣雅·釋親》：胂謂之脢。《急就篇》：胂腴胸脅喉咽髃。注：胂，夾脊肉也。王注：兩髁胂，謂兩髁骨下堅起肉也。

風論第四十二

怢慄 怢，他骨切。《文選》王褒《四子講德論》：凡人視之怢焉。注引《廣蒼》：怢，忽忘也。慄，力質切。《廣雅·釋言》：慄，戰也。《詩·秦風》：惴惴其慄。傳：慄，懼也。王注：怢慄，卒振寒貌。《甲乙經》作「解㑊」。林校據全元起本作「失味」。

皏 普幸切。《廣雅·釋器》：皏，白也。王注：皏，謂薄白色也。

嚇 呼格切，與「赫」通。《詩·大雅》：反予來赫。箋：口拒人謂之赫。《釋文》：赫，亦作「嚇」。《莊子·秋水篇》：鴟得腐鼠，鵷雛過之，仰而視之曰嚇。《釋文》引司馬注：嚇，怒其聲，恐其奪己也。

痿論第四十四

有漸於濕 漸，子廉切。《廣雅·釋詁》：漸，漬也。《荀子·大略篇》：蘭茝稾本，漸於蜜醴。注：漸，浸也。

《漢書·董仲舒傳》：贊然考其師友，淵原所漸。注：漸，浸潤也。《莊子·胠篋篇》：知詐漸毒。《釋文》引崔注：漸毒，猶深害也。按：以上數解，與本文均合。

閏宗筋 《説文繫傳》曰：閏之言撋也。儒均反。若今俗縫衣，一長一短者，則蹙其長以就短，謂之撋。《集韻》：撋，而宣切。《考工記·鮑人》注：親手煩撋之。《詩·葛覃》箋：煩撋之。《釋文》引《字略》：煩撋，猶挼挲。按：「閏」字王氏無注。《繫傳》云云與本文義合，特取證之。他本譌作「潤」，或曰「閏」與「潤」同，亦非。

病能論第四十六

生鐵洛 洛，《甲乙經》作「落」。按：「洛」「落」古字相通。《春秋·閔元年》：公及齊侯盟於落姑。《左》作「落」。《公羊》《穀梁》皆作「洛」。王注：鐵洛，主治下氣。

麋銜 麋，武悲切。《説文》：麋，鹿屬。又與「蘪」通。《爾雅·釋草》：蘪蕪。注：蘪，香草。又，蘪從水生。疏：草從水生曰蘪。王注：麋銜主治風濕筋痿，《本草》一名薇銜，一名鹿銜。《水經注》：魏興，錫義山多生薇銜草，有風不偃，無風獨搖。

大奇論第四十八

雍 本文肺雍、肝雍、腎雍三「雍」字，《甲乙經》皆作「癰」。按：雍，亦作「雝」。「雍」「癰」古字通用。《孟子》：於衛主癰疽。《史記》作「雍渠」。《韓非子》作「雍鉏」。《説苑》作「雍睢」。又與「壅」通。《釋名》：癰，壅也。氣壅否結，裹而潰也。

菀熟 王注：菀，積也。熟，熱也。本經《疏五過論》注同。《脉經》作「菀熱」。《甲乙經》作「寒熱」。

脉解篇第四十九

脽　視佳切。《説文》：脽，尻也。《廣雅·釋親》：臀謂之脽。《漢書·東方朔傳》：連脽尻。注：脽，臀也。

瘖俳　瘖，於金切。《説文》：瘖，不能言也。俳，蒲皆切。王注：廢也。又，《説文》：俳，戲也。義别。

刺要論第五十

泝泝　泝，桑故切。本經《皮部論》：泝然起毫毛。注：泝然，惡寒也。《甲乙經》作「淅」。

刺禁論第五十二

鼠僕　僕，蒲木切。王注：内結爲腫，如伏鼠之形也。《詩·大雅》：景命有僕。傳：僕，附也。《文選》司馬相如《子虛賦》：僕樂齊王。注引《廣雅》曰：僕，謂附著於人。《甲乙經》作「鱳」，音卜。字書無「鱳」字。《廣雅·釋獸》：鱳鼢，鼠屬。林校據别本：僕，一作「鱳」。《氣府論》注：氣街在齊下横骨兩端，鼠鱳上一寸也。則是穴名，非病名矣。失之。

長刺節論第五十五

皮髓　王注：皮髓謂齊下五寸横約文。字書無髓字。王氏釋音作皮骺，古活切。《説文》：骺，骨耑也。林校據全元起本作「皮髓」。

髂髎　髂，枯駕切。《文選》揚雄《解嘲》：折脅摺髂。注引《埤蒼》：髂，腰骨也。髎，落蕭切。《玉篇》：髖也。《史記·貨殖傳》：馬蹄躈千。《集解》：躈，馬八髎也。《索隱》引《埤蒼》：尻骨，謂八髎。王注：髂爲腰骨，髎爲居髎，腰側穴也。《甲乙經》「髎」字皆作「窌」。

皮部論第五十六

害蜚　蜚，府尾、扶沸二切。王注：蜚，生化也。害，殺氣也。殺氣行則生化弭，故曰害蜚。

廩　力稔切。王注：廩，積也，聚也。《國語·周語》：廩於藉東南鍾而藏之。《管子·山國軌篇》：泰春民之且所用者，君已廩之矣。注：廩，藏也。

氣穴論第五十八

中膂　膂，兩舉切，亦作「吕」。《甲乙經》作「膂」。《説文》：吕，篆文作膂，脊骨也。《國語·周語》：氏曰有吕。注：吕之爲言膂也。《急就篇》：尻髖脊膂腰背吕。注：膂，夾脊内肉也。吕，脊背也。王注：五藏俞穴皆在膂之兩傍一寸五分。

兩骸厭　王注：骸厭，謂膝外俠膝之骨厭中也。《説文》：骸，脛骨也。本經《骨空論》膝解爲骸關俠膝之骨，爲連骸。

氣府論第五十九

伏菟 穴名。菟，湯故切。《靈樞》作「伏兔」。《甲乙經》：伏兔穴在膝上。菟，與「兔」通。《史記·六國表》：安王十九年，魏敗趙兔臺。《索隱》：「兔」字亦作「菟」。《漢書·鄒陽傳》：上覆飛鳥，下不見伏菟。《楚辭》屈原《天問》：顧菟在腹。并从草。

骨空論第六十

譩譆 譩，於其切。譆，許其切。與「噫嘻」通。穴名。王注：以手厭之，令病人呼譩譆之聲，則指下動矣。《玉篇》：譩，不平之聲也。嘻，悲恨之聲也。《説文》：譆，痛也。《繫傳》：痛而呼之言也。《文選》曹植《七啟》：俯而應之曰譆。注：愁恨之聲也。

揄臂 揄，餘招切。王注：揄，讀爲摇，謂摇動也。《莊子·漁父篇》：被髮揄袂。《釋文》：音遥。《禮·玉藻》：夫人揄狄。疏：揄，讀如摇。狄，讀如翟。謂畫摇翟之雉於衣也。

簒間 《甲乙經》作「纂間」。王注：謂在前陰後陰之兩間也。

蹇膝 蹇，居偃切。《説文》：蹇，尳也。《釋名》：蹇跛，蹇病不能作事也。《方言》：尳，蹇也。注：跛者行跳踔也。《廣雅·釋詁》：尳尳，蹇也。《史記·晉世家》：郤克僂而魯使蹇。《莊子·達生篇》聾盲跛蹇皆訓跛。王注：蹇，難也。失之。

楗 其偃切。《廣韻》：關，楗也。本篇輔骨上横骨下爲楗。

機　本篇俠髖爲機。《釋名》：尻又謂之機要，髀股動摇如樞機也。《説文》：主發謂之機。

拇指　拇，莫厚切。《説文》：拇，將指也。《易·咸卦》：咸其拇。注：拇，足大指也。《國語·楚語》：至於手拇。毛脉注：拇，大指也。《莊子·駢拇篇》：駢拇枝指出乎性哉。《釋文》引司馬注：駢拇，足拇指連第二指也。

齗　語斤切，與「齦」通。《説文》：齗，齒本也。《玉篇》：齒根肉也。

橛骨　其月切，與「橜」通。王注：尾窮謂之橛骨。《廣雅·釋親》：臎髁，臀也。

調經論第六十二

深斥　斥，昌石切。王注：斥，推也。《廣雅·釋詁》：斥，推也。《一切經音義》引《三蒼》同。

繆刺論第六十三

賁上　賁，博昆切。《難經·四十四難》：胃爲賁門。林校引楊元操云：賁，鬲也。王注謂氣奔，失之。

鬄　他計切，亦作「鬍」「剔」「鬀」「剃」。《甲乙經》作「剔」。《説文》：鬀，鬍髮也。《廣雅·釋詁》：剃，剔也。《儀禮·士喪禮》：四鬄。注：鬄，解也。今文鬄爲剔。《漢書·司馬遷傳》：其次鬄毛髮。《後漢書·馮魴傳》：皆自鬄剔。注引《聲類》：剔，亦鬄字。謂剃去髮也。

四時刺逆從論第六十四

隱軫 《甲乙經》作「癮疹」。癮，於謹切，亦作「癮」。疹，章忍切，與「胗」通，亦作「瘮」。《玉篇》：癮疹，皮外小起也。《釋名》：胗，展也。癢搔之捷展起也。《傷寒論》：風氣相搏，必成癮瘮。

天元紀大論第六十六

鬼臾區 《史記·孝武帝紀》：黄帝得寶鼎宛朐，問於鬼臾區。《索隱》：黄帝佐也。《封禪書》：鬼臾區，號大鴻。死葬雍，故鴻冢是也。《漢書·藝文志》陰陽家：《鬼容區》三篇，圖一卷。《古今人表》鬼臾區。注：即鬼容區也。《亢倉子》作「鬼容邱」。《晉書·律歷志》作「車區」。

廖廓 廖，落蕭切，亦作「寥」。《説文》作「廫」，空虚也。《新附》作「寥」。《廣雅·釋詁》：寥，深也。《莊子·大宗師篇》：乃入於寥天一。《釋文》：亦作「廖」。

迫迮 迮，側伯切。《後漢書·竇融傳》：囂勢排迮。注：排迮，謂蹙迫也。《陳忠傳》：共相壓迮。注：迮，迫也。《文選》陸機《歎逝賦》：塗薄莫而意迮。注引《聲類》：迮，迫也。

五運行大論第六十七

黅 居吟切。《玉篇》：黄色也。《廣雅·釋器》：黅，黄也。本經《五常政大論》：敦阜之紀，其色黅元蒼。

馮乎　馮，扶冰切，亦作「憑」。《小爾雅・釋言》：憑，依也。《文選》張衡《西京賦》：有憑虛公子者。薛注：憑，依託也。

摧拉　盧合切。《説文》：拉，摧也。摧，折也。《文選》左思《吴都賦》：拉捭摧藏。注：拉，頓折也。

眚　所景切。《易・訟卦》：無眚。《釋文》引《子夏傳》云：妖祥曰眚。《左・莊二十五年傳》：非日月之眚。注：眚，猶災也。月侵日爲眚。

倮　郎果切，亦作「羸」「贏」。《説文》：羸，袒也。《禮・月令》：中央土，其蟲倮。《周禮・大司徒》：其動物宜羸物。《大戴禮・天圓篇》：唯人爲倮匈而後生也。注：倮匈，謂無毛羽無鱗介也。

謐　彌畢切。《説文》：謐，静語也。《爾雅・釋詁》：謐，静也。本經《氣交變大論》：其化清謐。

氣交變大論第六十九

鶩溏　鶩，莫卜切。《説文》：鶩，舒鳧也。王注：鴨也。本經《至真要大論》：下爲鶩溏。注：言如鴨之後也。《金匱方論》：大腸有寒者多鶩溏。肺水者，其身腫，時時鴨塘。

瞤　如匀切。《説文》：瞤，目動也。《西京雜記》：陸賈曰：目瞤得酒食。《傷寒論》：則厥逆筋惕肉瞤。

璺　亡運切。《廣雅・釋詁》：璺，裂也。《方言》：器破而未離謂之璺。本經《六元正紀大論》：爲璺啟。注：璺，微裂也。

霖霪　霪，餘針切，與「淫」通。《玉篇》：霪，久雨也。《淮南子・脩務訓》：沐浴霪雨櫛扶風。《禮・月令》：淫雨早降。《左・隱九年傳》：凡雨自三日以往爲霖。《爾雅・釋天》：淫謂之霖。

五常政大論第七十

其病否 否，符鄙切，與「痞」「脴」通。《説文》：痞，痛也。《釋名》：脴，否也。氣否結也。

㲉 苦角切，亦作「㱿」。《文選》張協《七命》：剖椰子之㲉。注：凡物内盛者皆謂之㲉。

飉 所櫛切。與瑟通。《玉篇》：飉，秋風也。《文選》王延壽《魯靈光殿賦》：飉蕭條而清泠。注：飉，蕭條清涼之貌。

蛆 七余切。《説文》作「胆」，蠅乳肉中蟲也。

黅 於金切。《説文》：黅，雲覆日也。《玉篇》：黅，今作「陰」。《大戴禮·官人篇》：生民有黅陽。

粃 卑履切，亦作「秕」「秕」。《説文》：秕，惡米也。秕，不成粟也。《家語·相魯篇》：是用粃糠。

閟 兵媚切，與「閉」通。王注：閟，大便乾澀不利也。《詩·鄘風》：我思不閟。傳：閟，閉也。

狢 下各切，亦作「貉」。《穆天子傳》：白狐元狢。《文選》謝惠連《雪賦》：御狐狢之兼衣。注引《論語·狐貉之厚以居》作「狢」。

敕 王注：古「陳」字。《集韻》作「敕」。

疰 之戍切，與「注」通。《廣雅·釋詁》：疰，病也。《釋名》：注病一人死一人復得氣相灌注也。《説文·疒部》繫傳曰：又若醫家之言病疰，故有鬼疰，言鬼气轉相染箸注也。

雰 府文切，與「氛」通。《文選》張衡《西京賦》：消雰埃於中宸。薛注：雰埃，塵穢也。本經《六元正紀大論》：寒雰結爲霜雪。注：寒雰，白氣也，其狀如霧而不流。

脘　古滿切。《説文》：脘，胃府也。本經《通評虚實論》：胃之募也。注引《中誥》：中脘，胃募也。按：《甲乙經》有上脘、中脘、下脘三穴，俱在臍上。

皮痛　痛，五還切。《廣雅・釋言》：痛，痺也。

六元正紀大論第七十一

霿霧　霿，莫紅切，亦作「雺」。《説文》：天氣下地不應曰霿，地氣發天不應曰霧。《爾雅》霿，作「雺」。《易稽覽圖》：雺者，霿也。

退辟　辟，毗義切，與「避」通。經傳多作「辟」。

臚脹　臚，力居切。《藝文類聚》引韋昭《辯釋名》云：腹前肥者曰臚。《急就篇》：寒氣泄注腹臚脹。注：腹前曰臚。又，甫無切。與膚通。《説文》：臚，皮也。義微別。

雷殷　殷，於謹切，亦作「磤」。《廣雅・釋詁》：磤，聲也。《一切經音義》引《通俗文》：雷聲曰磤。《詩・召南》：殷其靁。傳：殷，靁聲也。《史記・封禪書》：其聲殷云。《集解》引瓚曰：聲也。又曰：神來時，天爲之殷殷雷鳴。《漢書・司馬相如傳》上林賦：殷天動地。注引郭璞曰：殷猶震也。何晏《景福殿賦》：聲訇磤其若震。注引毛萇傳曰：磤，雷聲也。

鹵　郎古切。西方鹹地也。東方謂之斥，西方謂之鹵。《易・説卦》：其於地也爲剛鹵。《釋文》：鹵，土也。《春秋説題辭》：廣延曰大鹵。

翳　於計切。《方言》：翳，掩也。《廣雅・釋詁》：翳，障也。《楚辭》王逸《九歎》：舉霓旌之墆翳兮。注：墆翳，隱蔽貌。又作「瞖」，目病也。義別。

焰 以贍切，亦作「爓」「燄」。王注：焰，陽焰也。

皴揭 皴，七倫切。《玉篇》：皴，皵也。《一切經音義》引《埤蒼》：皴，皮皴皵也。樹皮甲錯麤厚亦曰皴。揭，居竭切。《説文》：揭，高舉也。

至真要大論第七十四

目昧 昧，莫佩切，亦作「眛」。《説文》：昧，目不明也。《左·僖二十四年傳》：目不别五色之章爲昧。

熛 甫遥切。《説文》：熛，火飛也。《春秋文耀鉤》：赤帝其名赤熛怒。《一切經音義》引《三蒼》：迸火曰熛。

膹 房吻切。王注：膹，謂膹滿。

著至教論第七十五

礔礰 礔，普擊切。礰，郎擊切。與「辟歷」通，亦作「劈歷」「霹靂」。《説文》：震，劈歷振物也。《釋名》：辟歷，辟析也。所歷者皆破析也。《爾雅·釋天》：疾雷爲霆霓。注：雷之急擊者爲霹靂。《一切經音義》引《蒼頡篇》：霆礔礰也。張衡《西京賦》：礔礰激而增響。

陰陽類論第七十九

溓水 溓，良冉切。王氏無注。林校據全元起云：溓水者，七月也。楊上善云：溓水静也，七月水生時也。《説文》：溓，薄冰也。

方盛衰論第八十

菌香　菌，渠殞切。王注：菌，香草。林校據全元起云：菌香是桂。《楚辭》屈原《離騷》：雜申椒與菌桂兮。注：椒、菌、桂，皆香木。《文選》左思《蜀都賦》：菌桂臨崖。劉注引《神農本草經》曰：菌桂出交趾，圓如竹，爲衆藥通使。按：即今肉桂也。又，或作「蕈」。《説文》：地蕈也。義别。

解精微論第八十一

有毚愚仆漏之問　毚，士咸切。《説文》：毚，狡兔也。《廣雅·釋詁》：毚，獪也。王注：毚，狡也。愚，不智見也。仆，頓也。漏，脱漏也。按：此四字文義不類。林校據全元起本「仆」作「朴」，則此「毚」字當與「儳」通。《禮·表記》：儳焉如不終日。注：儳焉，可輕賤之貌也。《一切經音義》：儳速。注：儳，倉陷反。非次而言也。《禮記》：長者不及無儳言是也。二義皆可通。

附：《靈樞略》道藏本

爪肉　《靈》《素》二書中屢言「分肉」。按：分與爪形相近，當是傳寫之誤。

溪　杜溪切。《靈樞》作「淅」。

頖　皮變切。《靈樞》上下兩句皆作「頏」。

附：《素問遺篇》道藏本

天内　星名。别本内皆作「芮」。按：《詩·大雅》：芮鞫之即。箋：芮之言内也。「芮」與「内」本通。

地皛　星名。别本「皛」皆作「晶」。按：皛，胡了切。《説文》：皛，顯也。《文選》潘岳《關中詩》：虚皛楠德。注引《蒼頡》：皛，明也。亦與「晶」義相近。

舒藝室續筆·内經素問

〔清〕張文虎 著
蕭紅艷 校注

内容提要

張文虎(一八〇八—一八八五)清南匯(今上海浦東)人,字孟彪,自號天目山樵。同治中入曾國藩幕,保候選訓導。曾應金陵書局聘,校《史記》,世稱善本。晚講學於南菁書院,習經史、小學、曆算、樂律。嘗館金山錢熙祚家三十年,校《守山閣叢書》《指海》等數百種。喜讀《儒林外史》,有評點本。張文虎一生著作甚豐,著有《古今樂律考》《舒藝室隨筆》《舒藝室詩存》《詩存、詩續存、尺續偶存》《索笑詞》《史記劄記》《周初朔望考》等。

張氏治經旁及《素問》,「取漢唐宋注疏經説,由形聲以通其字,由訓詁以會其意,由度數名物以辨其制作,由語言事跡以窺古聖賢精義」。《舒藝室續筆·内經素問》僅十九條,是張氏於俞樾校勘之基礎上,對《素問》中餘存的舛誤疏漏之處,逐一加以考訂校勘,其治學嚴謹,落筆慎重,亦有可取之處。

本次校勘,以清同治十三年(一八七四)刊行的《覆瓿集·舒藝室續筆》爲藍本。

序

《素問》一書，文義奥衍，復多舛亂。全元起本已有殘缺，王冰重爲詮次，未必盡得其意；林億校正，頗引全注，識其異同。往日金山錢錫之通守，校訂此書。雖已寫定，欲求宋本印證，遲未付刊。至嗣子偉甫、子馨始登剞劂。顧君尚之，復作《校勘記》附行之。然其疑義仍亦不少，姑記一二如左（外有數條，與俞蔭甫太史《讀書叢録》同者不復及。）

上古天真論

以妄爲常

王注：「寡於信也。」

案：自「以酒爲漿」下五句，皆與上「食飲有節，起居有常，不妄作勞」反對。此「妄」字即上「不妄作勞」之「妄」，訓爲「寡信」殊迂闊。

夫上古聖人之教下也，皆謂之虛邪賊風，避之有時。

案：此三句與上下文全不相涉。下《四氣調神大論》云：「賊風數至」。《生氣通天論》云：「雖有賊邪，弗能害也。」又云：「故風者，百病之始也。」《金匱真言論》云：「八風發邪，以爲經風，觸五臟，邪氣乃發。」乃言風邪之理，或是彼篇錯簡，然文氣不接，恐尚有脱文。

月事以時下。

注：「所以謂之月事者，平和之氣，常以三旬而一見也。」

案：此注仍未醒豁，當云：「陰法月，月盈則虧，故月事以時下。」

此其道生。

注：「惟至道生，乃能如是。」

案：經文四字，文不成義，當有缺誤，注乃强解。

生氣通天論

因於寒，欲如運樞，起居如驚，神氣乃浮。

注：「言因天之寒，當深居周密，如樞紐之内動。」

案：此下「因於寒」「因於暑」「因於濕」「因於氣」，皆言病源。「欲如運樞」云云，乃各項病狀。林億引全注本作「連樞」，云：「陽氣定如連樞者，動擊也」。蓋謂寒氣收斂，陽爲所束，故不能適意，則勞擾不安，而神氣不得静也。王本誤「連」爲「運」，而强爲之説，非經意也。「欲」字疑誤，詳全注當是「動」字。

陰陽離合論

陰陽𩃬𩃬

注：「言氣之往來也。」

案：字書、韻書絶無「𩃬」字。據王注，則即《易·咸·九四》：「憧憧往來」之「憧」字也。從心從童，京房作「憧憧」，音昌容反。故林引别本作「衝衝」，「衝」亦本作「衝」也。

陰陽別論

陰陽結斜

案：「斜」乃「糾」字之誤。

移精變氣論

外無伸宦之形

「伸宦」字不可解，或以爲「仕宦」之訛。

案：林億引全本「伸」作「臾」。疑「臾」乃「贄」之爛文。

脉要精微論

岐伯曰：反四時者，有餘爲精，不足爲消。應太過、不足爲精，應不足、有餘爲消。陰陽不相應，病名曰關格。

林云：「詳此『岐伯曰』前無問」。

案：此三十九字突出，與上下文不接。下《玉機真臟論》篇論脉反四時，帝既「再拜稽首，著之玉版」，其文已畢，下「五臟受氣」云云，仍岐伯之言，而上無「岐伯曰」三字，疑此文即彼篇錯簡。

三部九候論

「上部天，兩額之动脉」九句。

林云：「詳自『上部天』至此一段，舊在當篇之末，義不相接。今依皇甫謐《甲乙經》編次例，自篇末移置此也。」

案：岐伯對帝先言「下部」、次「中部」、次「上部」，故下文亦先言「下部」之天以候肝，地以候腎，人以候脾胃之氣。次及「中部」、次及「上部」，次及五臟之敗，三部九候之失次，及可治之法，并無缺文。篇末九句，複衍無義。林既悟其非，而漫移於此，亦蛇足矣，宜删。

通評虛實論

岐伯曰：脉氣上虛、尺虛，是謂重虛。

注：「言尺寸脉俱虛」。林按：「《甲乙經》作『脉虛、氣虛、尺虛。』此少一『虛』字，多一

『上』字。王注言『尺寸俱虚』，則不兼氣虚也。」

案：下文明列「氣虚」「尺虚」「脉虚」三款，蓋此文脱誤。若如王注則一「脉虚」而已。

所謂氣虚者，言無常也。

注：「寸虚則脉動無常」。

案：經文明云「言無常」，何得以「脉動」解之？林引楊上善云：「氣虚者，膻中氣不定也」。然則「言無常」謂言語不屬，正與下「行步恇然」相對。

鍼手太陰各五，刺經太陽五，刺手少陰經絡傍者一，足陽明一，上踝五寸，刺三鍼。

注：「經太陽，謂足太陽也。手太陰五，謂魚際穴，在手大指本節後内側散脉。」

案：經文先言「手太陰」，次言「經太陽」。注乃先釋「經太陽」，又經祇「手太陰」「經太陽」「手少陰」「足陽明」，注又增「手太陽」「足少陽」。此節論「刺驚癎」「刺霍亂」則已注在前節，而此注末云「悉主霍亂」，疑傳寫錯亂。

刺熱篇

太陽之脉，色榮顴骨，熱病也。

注：「顴骨，謂目下當外眥也。」

案：「榮顴」者，色之見於面部者也。言「顴」不必言「骨」，林引楊上善「骨」字下屬，是。

大奇論

并虚爲死。

注：「腎爲五臓之根，肝爲發生之主，二者不足，是生主俱微，故死。」

案：「生主」當作「根主」。

脉解篇

所謂耳鳴者，陽氣萬物盛上而躍。

案：「萬物」二字宜衍。上節云「所謂强上引背者，陽氣大上而争。」是其例。

刺齊論

「黄帝問曰：願聞刺淺深之分。岐伯對曰：刺骨者無傷筋」全篇

注：上篇「刺皮無傷肉」云云，誡其太過，已言之矣。此又云「刺骨者無傷筋」，則恐刺

深者誤傷其淺也。然文似有倒亂，當云：「刺骨者無傷筋，刺筋者無傷脉，刺脉者無傷肉，刺肉者無傷皮」。下文當云：「刺骨無傷筋者，鍼至骨而去，不及筋也。刺筋無傷脉者，至筋而去，不及脉也。刺脉無傷肉者，至脉而去，不及肉也。刺肉無傷皮者，至肉而去，不及皮也。」末節又解上篇之意，亦有脱誤。當云：「所謂刺皮無傷肉者，病在皮中，鍼入皮中無傷肉也。刺肉傷脉者，過肉中脉也。刺脉傷筋者，過脉中筋也。刺筋傷骨者，過筋中骨也。刺骨傷髓者，過骨中髓也」。「中脉」「中筋」「中骨」「中髓」之「中」，當讀去聲，與下篇「刺中」之「中」同。此與上篇本當爲一篇，蓋後人妄分。

調經論

洒淅起於豪毛。

注：「洒淅，寒貌也」。林引《甲乙經》「洒淅」作「悽厥」，《太素》作「洫泝」。楊上善云：「洫，毛孔也。逆流曰泝，謂邪氣入於腠理，如水逆流於洫。」

案：「悽厥」亦寒貌，與「洒淅」文異義同。「洫」與「洒」形近而訛，「泝」則「淅」之壞文。《刺要論》云：「泝泝然寒慄。」《皮部論》云：「邪之始入於皮也，泝然起毫毛，開腠理。」「泝」皆「淅」之誤。楊訓「洫」爲「毛孔」，未知所本，且如其説，則當作「泝洫」矣。

四時刺逆從論

刺五臟，中心一日死。

案：自此至篇末，與上「帝曰：善」三字不相蒙，當有脱文。

札迻·素問王冰注校

〔清〕孫詒讓　撰

蕭紅艷　校注

内容提要

孫詒讓（一八四八—一九〇八），字仲容，又名德涵，别號籀庼，浙江瑞安人。是晚清經學大師、愛國主義者和著名教育家。與俞樾、黄以周合稱清末三先生。有「晚清經學後殿」「樸學大師」之譽。

其爲同治六年舉人，官刑部主事，旋歸不復出，專攻學術，精研古學垂四十年，融通舊説，校注古籍，著書三十餘種，例如：《墨子閒詁》十五卷，目録、附録二卷，後語二卷，精深閎博，一時推爲絶詣。《札迻》十二卷，《古籀拾遺》三卷，《逸周書斠補》四卷，《九旗古義述》一卷等。

《素問王冰注校》見於《札迻》卷十一，其校勘訓釋《素問》凡十三條，多有創見，内容精確，足以餉遺來者，對今人研究《内經》不無裨益。

今以清光緒二十年（一八九四）甲午瑞安孫氏刊本爲底本校勘。

《札迻》卷十一

瑞安孫詒讓

《素問》王冰注

明仿宋嘉祐刊本　顧觀光《校勘記》校　胡澍《校義》校　日本丹波元簡《素問識》校

度會常珍《校訛》校　俞樾《讀書餘録》校

四氣調神大論篇第二

春三月，此謂發陳。

王注云：「春陽上升，氣潛發散。生育庶物，陳其姿容，故曰發陳也。」又《五常政大論》篇云：「發生之紀，是謂啟軙。」注云：「物乘木氣以發生而啟陳其容質也。『軙』，古『陳』字。」

案《鍼解》篇云：「菀陳則除之者，出惡血也。」注云：「陳，久也。」此「陳」義與彼同。發陳、啟陳，并謂啟發久故、更生新者也。王注失其義（《月令》鄭注引《明堂月令》云：「仲秋，九門磔攘，以發陳氣」）。

陰陽應象大論篇第五

故曰：天地者，萬物之上下也；陰陽者，血氣之男女也；左右者，陰陽之道路也；水火者，陰陽之徵兆也；陰陽者，萬物之能使也。

注云：「謂能爲變化之生成之元始」（元熊宗立本、明《道藏》本，「化」下并無「之」字，此衍）。林億新校正曰：詳「天地者」至「萬物之能使」與《天元紀大論》同，注頗異。彼無「陰陽者，血氣之男女」一句，又以「金木者，生成之終始」代「陰陽者，萬物之能始」（宋本）。

案：「陰陽者，血氣之男女也」，疑當作「血氣者，陰陽之男女也」。蓋此章中三句通論陰陽分血氣、左右、水火，而總結之。云「陰陽者，萬物之能始也」。「能」者，「胎」之借字。《爾雅·釋詁》云：「胎，始也。」《釋文》云：「胎，本或作『台』。」《史記·天官書》「三能」即「三台」，是「胎」「台」「能」古字并通用。《天元紀大論》專論五運，故無此句，而別增「金木者，生成之終始也」句。二篇文雖相出入，而大恉則異。俞氏據《天元紀大論》改此篇，非也。

陰陽别論篇第七

三陰三陽發病，爲偏枯痿易，四支不舉。

注云：「易，謂變易常用，而痿弱無力也。」又《大奇論》篇：「跛易偏枯。」注云：「若血氣變易爲偏枯也。」

案：「易」并當讀爲「施」。《湯液醪醴論》篇云：「是氣拒於内而形施於外。」「施」亦作「弛」。《生氣通天論》篇云：「大筋緛短，小筋弛長。緛短爲拘，弛長爲痿。」又云：「筋脉沮弛。」注云：「弛，緩也。」《痿論》篇云：「宗筋弛縱。」《刺要》篇云：「肝動則春病熱而筋縱。」《皮部論》篇云：「熱多則筋弛骨消。」蓋痿跛之病，皆由筋骨解弛，故云痿易、跛易。「易」即「弛」也。王如字釋之，非經恉也。（《毛詩·何人斯》篇：「我心易也。」《釋文》：「『易』，《韓詩》作『施』。」《爾雅·釋詁》：「弛，易也。」《釋文》：「弛，本作『施』。」是「易」「施」「弛」古通之證也。）

五臟生成論篇第十

徇蒙招尤

注云：「徇，疾也。蒙，不明也。招，謂掉也，摇掉不定也。尤，甚也。目疾不明，首掉尤甚。」滑壽云：「徇蒙招尤，當作眴蒙（俞校：『徇』，《字説》同）招摇」（《素問鈔》）。丹波元簡云：「《本事方》作『招摇』。」

案：滑説是也。後《氣交變大論》篇云：「筋骨繇復。」注云：「繇，摇也。」又《至真要大論》云：「筋骨繇并。」「尤」與「繇」「摇」字并通。

玉版論要篇第十五

其色見淺者，湯液主治，十日已；其見深者，必齊主治，二十一日已；其見大深者，醪酒主治，百日已。

案：前《湯液醪醴論》篇云：「必齊毒藥攻其中，鑱石鍼艾治其外也。」「必齊」之義，王氏無注。蓋以「必」爲「決定」之辭，「齊」即「和劑」也（齊、劑，古今字，俞讀「齊」爲「資」，未确）。此常義，自無勞詁釋，然止可通于《湯液醪醴論》。若此篇云「必齊主治」，于文爲不順矣。竊謂此篇「必齊」對「湯液」「醪酒」爲文，《湯液醪醴論》「必齊毒藥」對「鑱石鍼艾」爲文，「必」字皆當爲「火」。篆文二字形近，因而致誤。《史記・倉公傳》云：「飲以火齊湯。」火齊湯即謂和煮湯藥。此云湯液主治者，治以五穀之湯液（見《湯液醪醴論》篇）。火齊主治者，治以和煮之毒藥也（《移精變氣論》篇云：「中古之治病，病至而治之湯液，十日以去八風五痹之病。十日不已，治以草蘇草荄之枝。」此火齊即草蘇之類。《韓非子·喻老》篇：「扁鵲曰：疾在腠理，湯熨之所及也。在肌膚，鍼石之所及也。在腸胃，火齊之所及也。」亦可證。

診要經終論篇第十六

十一月十二月，冰複，地氣合。

案：「複」與「腹」通。《禮記·月令》：「季冬，冰方盛，水澤腹堅。」鄭注云：「腹，厚也。」此月日在北陸，冰堅厚之時也。今《月令》無「堅」。《釋文》云：「腹，又作『複』。」《詩·七月》毛傳云：「冰盛水腹，則命取冰于山林。」此云冰複，亦謂冰合而厚。明萬曆本作「水伏」，誤。

中心者環死。

注云：「氣行如環之一周則死也。正謂周十二辰也。」新校正云：「按《刺禁論》云：『一日死』，《四時刺逆從論》同。」

案：「環」與「還」通。《儀禮·士喪禮》：「布巾環幅。」注云：「古文『環』作『還』。」蓋中心死最速，還死者，頃刻即死也。《史記·天官書》云：「殃還至。」《索隱》云：「還，旋疾也。」《漢書·董仲舒傳》云：「還至而立有效。」此篇説中脾腎肺臟死期與《刺禁論》并不同，則此「中心」亦不必周一日也(彼言一日死，亦言死在一日内耳，非必周匝一日也)。

脉要精微論篇第十七

赤欲如白裹朱。

丹波元簡云：「宋本《脉經》『白』作『帛』，沈本《脉經》作『綿』。」

案：「白」與「帛」通，謂白色之帛也，亦謂之「縞」。《五藏生成論》篇云：「生於心，如以縞裹朱。生於肺，如以縞裹紅。生於肝，如以縞裹紺。生於脾，如以縞裹栝樓實。生於腎，如以縞裹紫。」注云：「縞，白色。」此下文云：「黄欲如羅裹雄黄。」凡言裹者，皆謂繒帛之屬。《脉經》别本作「綿」者，非。

舉痛論篇第三十九

新校正云：「按全元起本在第三卷，名《五臟舉痛》，所以名『舉痛』之義未詳，按本篇乃黄帝問五臟卒痛之疾，疑『舉』乃『卒』字之誤也。」

案：林説非也。「舉」者，辨議之言。此篇辨議諸痛，故以「舉痛」爲名。《墨子・經上》云：「舉，擬實也。」註説云：「舉，告以文名，舉彼實也。」《吕氏春秋・審應》篇云：「魏昭王問於田詘曰：『聞先生之議曰，爲聖易，有諸乎？』田詘對曰：『臣之所舉也。』」《荀子·儒效》篇亦云：「謬學襍舉」，皆此篇名之義。林億改爲「卒痛」，殆未達「舉」字之古義矣。

痹論篇第四十三

凡痹之類，逢寒則蟲，逢熱則縱。

注云：「蟲，謂皮中如蟲行。」新校正云：「按《甲乙經》『蟲』作『急』。」

案：「蟲」當爲「痋」之借字。《説文·疒部》云：「痋，動病也。從疒，蟲省聲。」故古書「痋」或作「蟲」。段玉裁《説文注》謂「痋」即「疼」字。《釋名》云：「疼，旱氣疼疼然煩也。」「疼疼」即《詩·雲漢》之「蟲蟲」是也。蓋痹逢寒則急切而疼疼然不安，則謂之「痋」。巢氏《諸病源候論》云：「凡痹之類，逢熱則痒，逢寒則痛。」「痛」與「疼」義亦相近。王注訓爲「蟲行」，皇甫謐作「急」，顧校從之，并非也。

氣交變大論篇第六十九

木不及，春有鳴條律暢之化。又云：土不及，四維有埃雲潤澤之化，則春有鳴條鼓坼之政。

案：後《五常政大論》篇云：「發生之紀，其德鳴靡啓拆。」《六元正紀大論》篇云：「其化鳴紊啓拆。」與此「鳴條鼓拆」，三文并小異，而義旨似同。竊疑「鳴條」當作「鳴璺」，「鼓」亦當作「啓」。上文云：「水不及，則物疏璺。」《六元正紀大論》又云：「厥陰所至，爲風府，爲璺啓。」注云：「璺，微裂也。啓，開拆也。」然則「鳴璺」者，亦謂風過璺隙而鳴也，其作「條」、作「紊」、作「靡」者，皆訛字也。「璺」者，「釁」之别體。《方言》云：「器破而未離謂之璺。」郭注云：「璺，音問。」與「紊」音同，故訛爲「紊」。校寫者不解「鳴紊」之義，或又改爲「鳴條」（條，俗省作「条」，與「紊」形近）。「釁」，俗又别作「亹」。鈕樹玉《説文新附攷》云：「『亹』、『釁』之俗字。」「釁」一變爲亹，見唐《等慈寺碑》。再變爲「亹」，《爾雅・釋文》音「亡匪反」，與「靡」音近，則有訛作「靡」。古書傳寫，輾轉舛貣，往往有此，參互校覈，其沿訛之跡，固可推也。

著至教論篇第七十五

雷公曰：臣治疎愈，説意而已。

注云：「雷公言，臣之所治，稀得痊癒，請言深意而已疑心。已，止也，謂得説則疑心乃止。」

案：王讀「臣治疎愈」句斷，非經意也。此當以「臣治疎」三字爲句，「愈説意而已」五字爲句。「愈」即「愉」字之變體。《説文·心部》云:「愉,薄也。」假借爲「媮」,俗又作「偷」。《詩·唐風·山有樞》篇:「他人是愉」。鄭箋云:「『愉』,讀爲『偷』。」《周禮·大司徒》:「以俗教安則民不愉。」《公羊·桓七年》何注:「則民不愉。」《釋文》云:「『愉』,本作『偷』。」是其證也。此「愈」亦當讀爲「偷」。《禮記·表記》鄭注云:「偷,苟且也。」《史記·蘇秦傳》云:「臣聞饑人所以饑而不食烏喙者,爲其愈充腹,而與餓死同患也。」《戰國策·燕策》「愈」作「偷」。《淮南子·人間訓》云:「焚林而獵,愈多得獸,後必無獸。」《韓非子·難一》篇,「愈」亦作「偷」。《國策》《淮南子》「愈」字之義,與此正同。蓋雷公自言,臣之治疾,爲術疎淺,但苟且取説己意而已。王氏失其句讀,而曲爲之説,不可通矣。

徵四失論篇第七十八

帝曰:子年少智未及邪?將言以雜合邪?

注云:「言謂年少智未及而不得十全耶?爲復且以言而雜合衆人之用耶?」

案:注説迂曲不可通。以文義推之,「雜」當爲「離」,二字形近,古多互訛。《周禮·形方氏》:「無有華離之地。」注:「杜子春云:『離』當爲『雜』,書亦或爲『雜』。」下文「妄作雜術」,《校訛》引古鈔本、元槧本「雜」作「離」,是其證。言以離合,謂言論有合有不合也。

校餘偶識

〔清〕 馮承熙 撰

蕭紅艷 校注

内容提要

馮承熙，江蘇陽湖（武進縣）人，清咸豐年間國子監學正。同治十一年（一八七二），馮承熙於京都廠肆中得黃元禦醫書數種，其中《素問懸解》《靈樞懸解》《難經懸解》世無刻本，如出版面世，將有巨大價值，因此馮氏將其一一校勘。馮氏同治十一年刊刻《難經懸解》后，根據宋刻本《素問》《靈樞》進行校核，刊刻《素問懸解》《靈樞懸解》二書。馮氏校對風格嚴謹，其刻本被稱爲馮刻《黃氏醫書三種》。此善本結束了黃元禦「三懸解」不能面世的缺憾，且校勘精良，對黃氏醫書流傳之貢獻巨大。

《校餘偶識》爲馮氏校訂《素問懸解》的資料匯編，書中輯録楊上善《太素》、皇甫謐《鍼灸甲乙經》、林億《黃帝内經素問新校正》等注釋《素問》的不同見解，對正確理解《素問》有重要參考價值。

今以同治十一年壬申四月馮承熙刻《素問懸解》後所附《校餘偶識》爲底本，參考麻瑞亭點校《黃元禦醫書十一種》進行校勘。

素問懸解·第一卷

養生

素問

林億新校正云：「按，王冰不解所以名《素問》之義，及《素問》之名起於何代。按，《隋書·經籍志》始有《素問》之名，《甲乙經》序，晉·皇甫謐之文已云：『《素問》論病精辯。』王叔和，西晉人，撰《脉經》云：『出《素問》《鍼經》。』漢·張仲景撰《傷寒卒病論集》云：『撰用《素問》。』是則《素問》之名，著於《隋志》，上見於漢代也。自仲景以前，無文可見，莫得而知。據今世所有之書，則《素問》之名，起漢世也。所以名《素問》之義，全元起有説云：『素者，本也。問者，黄帝問岐伯也。方陳性情之源，五行之本，故曰《素問》。』元起雖有此解，義未甚明。按《乾鑿度》云：『夫有形者生於無形，故有太易、有太初、有太始、有太素。太易者，未見氣也。太初者，氣之始也。太始者，形之始也。太素者，質之始也。』氣形質具，而痾瘵由是萌生，故黄帝問此太素，質之始也。《素問》之名，義或由此。」

上古天真論

食飲有節，起居有常，不妄作勞。

新校正云：「按全元起注本云：『飲食有常節，起居有常度，不妄不作。』《太素》同。楊上善云：『以理而取聲色芳味，不妄視聽也。循理而動，不爲分外之事』。」

視聽八達之外。

宋本「八達」作「八遠」。王冰注云：「雖遠際八荒之外，近在眉睫之内，來干我者，吾必盡知之。」

四氣調神論

故身無苛病。

「苛」，宋本作「奇」。

金匱真言論

入通於心，開竅於舌。

宋本及他本皆作「開竅於耳」。王冰注云：「舌爲心之官，當言於舌，舌用非竅，故云耳也。《謬刺論》曰：『手少陰之絡，會於耳中。』義取此也。」按，《靈樞·脉度》五臟常内閲於上七竅也，下云「心氣通於舌，心和則舌能知五味矣」，則正當作「舌」。

生氣通天論

陰者，藏精而起亟也。

王冰注云：「亟，數也。」

陰陽應象論

燥傷皮毛，熱勝燥。

宋本及他本皆作「熱傷皮毛，寒勝熱」。新校正云：「按《太素》作『燥傷皮毛，熱勝燥』」。黄氏本此。

素問懸解·第二卷

《十二臟相使論》至《宣明五氣》論臟象，《經脉别論》以下論脉法。

藏氣法時論

氣味合而服之，以補益精氣。

新校正云：「按孫思邈云：『精以食氣，氣養精以榮色；形以食味，味養形以生力。精順五氣以爲靈也。若食氣相惡，則傷精也。形受五味以成也，若食味不調，則損形也。是以聖人先用食禁以存性，後制藥以防命，氣味温補以存精形』，此之謂『氣味合而服之，以補精益氣也』。」

宣明五氣

下焦溢爲水。

黄氏作「下焦爲嗌、爲水」。宋本作「下焦溢爲水」。王冰注云：「下焦爲分注之所，氣窒不瀉，則溢而爲水。」按《説文》：「溢，器滿也。」「嗌，咽也。」「爲嗌」與下焦不合。「溢爲水」，猶言滿而爲水也，與下文「膀胱不利爲癃，不約爲遺溺」，文義亦正相屬。此必傳寫時因上文「爲噦爲泄」，皆連疊成文，遂誤多「爲」字，而又訛「溢」爲「嗌」也。今依宋本改之。

三部九候論

下部天，足厥陰也。

王冰注云：「謂肝脉也。在毛際外，羊矢下一寸半陷中，五里之分，卧而取之。女子取太衝，在足大指本節後二寸陷中是。」視黄注爲詳。

脉要精微論

渾渾革革，至如湧泉，弊弊綿綿，其去如弦絶者死。

此蓋從《甲乙經》而正之。舊本皆作「渾渾革至如湧泉，病進而色弊，綿綿其去如弦絶，死」。又如《三部九候論》：「以通其氣」，舊作「以見通之」，亦從《甲乙經》而正之也。

素問懸解·第三卷

脉 法

玉機真藏論

太過則令人善怒。

「怒」，舊本皆作「忘」。新校正云：「按《氣交變大論》云：『木太過甚，則忽忽善怒，眩冒巔疾。』則『忘』當作『怒』。」

如烏之喙者。

新校正云：「《平人氣象論》云：『如烏之喙。』又，别本『喙』作『啄』。」

十日之内死。

「日」，舊本皆作「月」。王冰注云：「期三百日内死。」按，「日」當作「月」。

真藏來見。

舊本皆作「來見」。新校正云：「按，全元起本及《甲乙經》『真藏未見』，『來』字當作『未』字之誤也。」

若人一呼五六至。

「呼」，舊本皆作「息」。新校正云：「按：人一息脉五六至，何得爲死？必『息』字誤，『息』當作『呼』。」

通評虛實論

脉氣上虛尺虛，是謂重虛。

新校正云：「按《甲乙經》作『脉虛、氣虛、尺虛，是謂重虛』，此少一『虛』字，多一『上』字。王注言『尺寸脉俱虛』，則不兼氣虛也。詳前『熱病，氣熱脉滿』爲重實，此『脉虛氣虛』爲重虛，是脉與氣俱實爲重實，俱虛爲重虛，不但尺寸俱虛爲重虛也。」

實而澀則死。

「澀」，舊本皆作「逆」。王冰注云：「逆謂澀也。」

手足温則生，寒則死。

新校正云：「按《太素》無『手』字。楊上善云：『足温氣下，故生，足寒氣不下者，逆而致死。』」

診要經終論

「足太陽氣絶」一段

舊誤在《三部九候論》。新校正云：「按《診要經終論》載三陽三陰脉終之證，此獨紀足太陽氣絶一證，餘應闕文也。」

玉版論要

陰陽反作。

舊本作「陰陽反他」。新校正云：「按，《陰陽應象大論》云：『陰陽反作。』」王冰注❶云：「反謂反覆，作謂作務，反覆作務，則病如是。」

❶ 王冰此條注文在《陰陽應象大論》篇。

陰陽別論

生陽之屬，不過四日而死。

林億以別本作「四日而生」，全元起作「四日而已」，疑原本作「死」爲非。按，下文云「死不治」，是統舉上文而言，林誤。

爲偏枯痿易。

王冰注云：「三陰不足，則爲偏枯，三陽有餘，則爲痿易。易，謂變易。常用而痿弱無力也。」

二陽俱搏，其病温。

按，宋本作「其氣濫」。

大奇論

肺雍、肝雍、腎雍。

新校正云：「詳肺雍、肝雍、腎雍，《甲乙經》皆作『癰』。」按，「癰」作「雍」，古假借字也。

腎雍，胠下至少腹滿。

「胠下」，舊本作「脚下」。按，《甲乙經》「脚下」作「胠下」，「脚」當作「胠」，不得言「脚下至少腹」也。

脉至如懸雍。

新校正云：「按，全元起本『懸雍』作『懸離』。元起注云：『懸離者，言脉與肉不相得也』。」

脉至如頹土之狀。

新校正云：「按《甲乙經》『頹土』作『委土』。」

脉澀而鼓。

林億本，「澀」作「塞」。脉塞而鼓，謂纔見不行，旋復去也。

行立常聽。

王冰注云：「小腸之脉，上入耳中，故常聽也。」

素問懸解·第四卷

《陰陽離合論》至《經絡論》論經絡，《氣穴論》以下論孔穴。

陰陽離合論

太陽根起於至陰。

王冰注云：「至陰，穴名，在足小指。」黄注謂足大指。考至陰之穴，實在足小指外側，黄注當是傳寫之訛。

太陽爲開，陽明爲闔，少陽爲樞。

新校正云：「按《九墟》：太陽爲關，陽明爲闔，少陽爲樞。故關折則肉節潰緩，而暴病起矣。故候暴病者，取之太陽。闔折則氣無所止息，悸病起。故悸者，皆取之陽明。樞折則骨摇而不能安於地。故骨摇者，取之少陽。《甲乙經》同。」

太陰爲開，厥陰爲闔，少陰爲樞。

新校正云：「按《九墟》：關折則倉廩無所輸。隔洞者，取之太陰。闔折則氣弛而善悲。悲者，取之厥陰。樞折則脉有所結而不通。不通者，取之少陰。《甲乙經》同。」

血氣形志

病生於咽嗌，治之以甘藥。

舊本「甘」作「百」。新校正云：「按《甲乙經》『咽嗌』作『困竭』，『百藥』作『甘藥』。」

太陰陽明論

脾與胃，以膜相連耳。

新校正云：「按《太素》作『以募相逆』。楊上善云：『脾陰胃陽，脾内胃外，其性各異，故相逆也』。」

脉解

所謂甚則狂癲疾者。

「癲」，舊本作「巔」。王冰注云：「以其脉上額交巔上，入絡腦還出其支别者，從巔至耳上角，故狂巔疾也。」按，下文「陽盡在上」，則「巔疾」之説較長。黄氏蓋因《靈樞·經脉》文而改之，亦確有所據。

陽明脉解

其脉血氣盛。

新校正云：「按《甲乙經》『脉』作『肌』。」

皮部論

陽明之陽，名曰害蜚。

王冰注云：「蜚，生化也；害，殺氣也。殺氣行則生化弭，故曰害蜚。」

少陽之陽，名曰樞持。

王冰注云：「樞謂樞要，持謂執持。」

太陽之陽，名曰關樞。

王冰注云：「關司外動，以静鎮爲事，如樞之運，則氣和平也。」

少陰之陰，名曰樞儒。

王冰注云：「儒，順也，守要而順陰陽開闔之用也。」新校正云：「《甲乙經》『儒』作『檽』。」

心主之陰，名曰害肩。

王冰注云：「心主脉，入腋下，氣不和則妨害肩腋之動運。」

太陰之陰，名曰關蟄。

王冰注云：「關閉蟄類，使順行藏。」新校正云：「《甲乙經》『蟄』作『執』。」

氣府論

胃脘以下至横骨六寸半一。

黄注：「神闕、氣海二穴。」王冰注「神闕」作「臍中」，「氣海」作「脖胦」。按：神闕，一名氣舍，當臍中；氣海，一名脖胦。

挾臍下傍各五分至横骨寸一。

黄注：「中注、四滿、氣穴、大赫、横骨五穴。」王冰注「中注」同，下四穴作「髓府、胞門、陰關、下極」。按：四滿，一名髓府；氣穴，一名胞門；大赫，一名陰關；横骨，一名下極。

水熱穴論

腎街十穴。

黄注作「氣衝、歸來、水道、大巨、五陵」。王冰注「氣衝」作「氣街」，「五陵」作「外陵」。按：氣街亦名氣衝。外陵作五陵，未詳。

素問懸解·第五卷

病　論

風論

使人怢慄而不能食。

新校正云：「詳『怢慄』，全元起本作『失味』，《甲乙經》作『解㑊』。」

痹論

陽遭陰，故爲熱。

林本作「故爲痹熱」。新校正云：「『遭』，《甲乙經》作『乘』。」

寒則急。

舊本「急」皆作「蟲」。王冰注云：「謂皮中如蟲行。」新校正云：「按《甲乙經》『蟲』作『急』。」

痿論

各以其時受氣。

舊本作「各以其時受月」。王冰注云：「謂受氣時月也。如肝王甲乙，心王丙丁，脾王戊己，肺王庚辛，腎王壬癸，皆王氣法也。時受月，則正謂五常受氣月也。」

厥論

前陰者，宗筋之所聚。

王冰注云：「宗筋挾臍，下合於陰器，故云前陰者，宗筋之所聚也。」新校正云：「按《甲乙經》作『厥陰者，衆筋之所聚』。全元起云：『前陰者，厥陰也』。與王注義異，亦自一説。」

瘧論

夫痎瘧皆生於風。

按：《説文》：「痎，二日一發瘧也。」顔之推云：「兩日一發之瘧，今北方猶呼痎瘧。」

二十五日下至骶骨，二十六日入於脊内。

新校正云：「按，全元起本『二十五日』作『二十一日』，『二十六日』作『二十二日』。《甲乙經》《太素》并同。」按，王冰注云：「項以下至尾骶，凡二十四節，故日下一節，二十五日下至骶骨，二十六日入於脊内，注於伏膂之脉也。」與全元起本及《甲乙經》《太素》不同，當從王注本爲是。按《靈樞・賊風》作「二十一日下至尾骶，二十二日入脊内」。全、楊、皇甫諸家其説本此，然王説爲長。

素問懸解·第六卷

《舉痛論》至《本病論》皆病論，《湯液醪醴論》以下皆治論。

氣厥論

寒則腠理閉，氣不行。

新校正云：「按《甲乙經》『氣不行』作『營衛不行』。」

驚則心無所依。

「依」，宋本及他本皆作「倚」。

腎移寒於脾，癰腫少氣。

「脾」，舊本作「肝」。王冰注云：「肝藏血，然寒入則陽氣不散，陽氣不散則血聚氣澀，故爲癰腫，又爲少氣也。」新校正云：「按全元起本云：『腎移寒於脾』。元起注云：『腎傷於寒而傳於脾，脾主肉，寒生於肉則結爲堅，堅化爲膿，故爲癰也。血傷氣少，故曰少氣』。《甲乙經》亦作『移寒於脾』。王因誤本，遂解爲『肝』，亦智者之一失也。」

水之狀也。

宋本「狀」作「病」。新校正云：「按《甲乙經》『水之病也』，作『治主肺者』。」

脾移熱於膀胱，則癃溺血。

宋本作「胞移熱於膀胱」。王注云：「膀胱爲津液之府，胞爲受納之司，故熱入膀胱，胞中外熱，陰絡内溢，故不得小便而溺血也。《正理論》曰：『熱在下焦則溺血』，此之謂也。」

奇病論❶

無治也，當十月復。《刺法》曰：無損不足，益有餘，以成其疹，然後調之。

新校正云：「按《甲乙經》及《太素》無『然後調之』四字。按全元起注云：『所謂不治者，其身九月而瘖，身重，不得爲治，須十月滿，生後復如常也，然後調之』。則此四字本全元起注文，誤書於此，當删去之。」

❶ 查原文，爲《奇病論》條文，底本標題作《腹中論》，誤。今改爲《奇病論》。以下幾處條文順序有誤，逐條改正，并加標題。

病能論

臟有所傷及精有所寄，則卧不安。❶

舊本作「精有所之寄則安」。新校正云：「按《甲乙經》作『情有所倚則卧不安』。《太素》作『精有所倚則不安』。按，『精』當作『情』，於義方協。」

名爲鼓脹。

新校正云：「按《太素》『鼓』作『穀』字。」

使之服以生鐵落爲飲。❷

「鐵落爲飲」，宋本作「鐵洛」。新校正云：「按《甲乙經》『鐵洛』作『鐵落』，『爲飲』作『後飲』。」

---

❶ 此條在《病能論》中，非《腹中論》之原文，今移至《病能論》下。

❷ 此條在《病能論》中，非《奇病論》條文。今移至《病能論》下。

腹中論

石藥發癲。❶

宋本「癲」作「瘨」。按《説文》：「瘨，病也。一曰腹脹。」蓋「瘨」「脹」，古或假借通用。石性重墜而慓悍，熱中消中之人，脾胃先傷，更投以石藥而重傷之，亦能致脹脹之疾也。

本病論

法當三日死。

「三日」，宋本作「三歲」。王注云：「三歲者，肺至腎一歲，腎至肝一歲，肝至心一歲，火又乘肺，故云三歲死也。」按，上文腎傳之心，弗治，滿十日，法當死。今腎傳之心，心即反傳而行之肺，一臓再傷，其死極速，固當作『三日』也。」

❶ 此條在《腹中論》中，非《奇病論》條文，前加標題《腹中論》。

素問懸解·第七卷

刺　法

寶命全形論

木敷者，其葉發。

按，《太素》作「木陳者，其葉落」。楊上善云：「葉落者，知陳木之已盡，以比衰壞之徵，於義較協。」

一曰治神，二曰知養身，三曰知毒藥爲真，四曰制砭石小大，五曰知腑臟血氣之診。

楊上善云：「存身之道，知此五者，以爲攝養，可得長生也。魂、神、意、魄、志，以神爲主，故皆名神，欲爲鍼者，先須治神。故人無悲哀動中，則魂不傷，肝得無病，秋無難也。無怵惕思慮，則神不傷，心得無病，冬無難也。無憂愁不解，則意不傷，脾得無病，春無難也。

無喜樂不極，則魄不傷，肺得無病，夏無難也。無盛怒者，則志不傷，腎得無病，季夏無難也。是以五過不起於心，則神清性明，五神各安其臟，則壽延遐算也。」「養身」，《太素》作「養形」。楊上善云：「飲食男女，節之以限，風寒暑濕，攝之以時，有異單豹外凋之害，即内養形也。實慈恕以愛人，和塵勞而不迹，有殊張毅高門之傷，即外養形也。内外之養兼備，則不求生而久生，無期壽而長壽，此則鍼布養形之極也。」治神養身，不專主用鍼而言，其説甚精。

長刺節論

氣虚宜掣引之。

王注：「掣」讀爲「導」，導引則氣行條暢。新校正云：「按《甲乙經》作『掣』。」

素問懸解·第八卷

刺　法

調經論

皮膚不收。

按全元起云：「不收，不仁也。」《甲乙經》及《太素》云：「皮膚收」，無「不」字。

腠理閉塞，玄府不通。

新校正云：「按《甲乙經》及《太素》無『玄府』二字。」

凝則脉不通。

新校正云：「按《甲乙經》作『腠理不通』。」

繆刺論

韭葉。

原本皆作「薤葉」，今依宋本改正。

以竹管吹其兩耳。

新校正云：「按陶隱居云：『吹其左耳三度，復吹其右耳三度也。』」

刺瘧

熱止汗出，其病難已。

宋本作「熱止汗出，難已」。新校正云：「按全元起本并《甲乙經》《太素》《巢元方》，并作『先寒後熱渴，渴止汗出』。」

素問懸解·第九卷

雷公問

疏五過論

凡欲診病者，必問飲食居處。

王冰注云：「飲食居處，其有不同，故問之也。《異法方宜論》曰：『東方之域，天地之所始生，魚鹽之地，海濱傍水，其民食魚而嗜鹹，皆安其處，美其食。西方者，金玉之域，沙石之處，天地之所收引，其民陵居而多風，水土剛强，其民不衣而褐薦，華食而脂肥。北方者，天地所閉藏之域，其地高陵居，風寒冰冽，其民樂野處而乳食。南方者，天地所長養，陽之所盛處，其地下，水土弱，霧露之所聚，其民嗜酸而食胕。中央者，其地平以濕，天地所以生萬物也衆，其民食雜而不勞。』由此則診病之道，當先問焉。故聖人雜合以治，各得其所宜，此之謂矣。」

離絶菀結，憂恐喜怒，五臟空虚，血氣離守，工不能知，何術之有！

王冰注云：「離謂離間親愛，絶謂絶念所懷，菀謂菀積思慮，結謂結固餘怨。夫間親愛者魂遊，絶所懷者意喪，積所慮者神勞，結餘怨者志苦，憂愁者閉塞而不行，恐懼者蕩憚而失守，盛忿者迷惑而不治，喜樂者憚散而不藏。由是八者，故五臟空虚，血氣離守，工不思曉，又何言哉！」

徵四失論

精神不專，志意不理，外内相失，故時疑殆。

王冰注云：「外謂色，内謂脉。然精神不專於循用，志意不從於條理，所謂粗略，揆度失常，故色脉相失，而時自疑殆也。」

解精微論

夫疾風生，乃能雨，此之謂也。

舊本作「夫火疾風生」。新校正云：「按《甲乙經》無『火』字，此蓋本《甲乙經》而正之也。」

素問懸解·第十卷

運氣

天元紀大論

林億曰：「詳《素問》第七卷亡已久矣。按，皇甫士安，晉人也，序《甲乙經》云：『亦有亡失』。《隋書·經籍志》載梁《七録》亦云：『止存八卷』。全元起，隋人，所注本乃無第七。王冰，唐寶應中人，上至晉·皇甫謐甘露中，已六百餘年，而冰自謂得舊藏之卷，今竊疑之。仍觀《天元紀大論》《五運行論》《六微旨論》《氣交變論》《五常政論》《六元正紀論》《至真要論》七篇，居今《素問》四卷，篇卷浩大，不與《素問》前後篇卷等，又且所載之事，與《素問》餘篇略不相通，竊疑此七篇乃《陰陽大論》之文。王氏取以補所亡之卷，猶《周官》無《冬官》，以《考工記》補之之類也。又按，漢·張仲景《傷寒論·序》云：『撰用《素問》《九卷》《八十一難經》《陰陽大論》』，是《素問》與《陰陽大論》兩書甚明，乃王氏并《陰陽大論》於《素問》中也。要之，《陰陽大論》亦古醫經，終非《素問》第七矣。」

人有五臟化五氣，以生喜怒悲憂恐。

舊本作「喜怒思憂恐」。按，「思」與「憂」，皆脾之志也，與五氣未合。新校正謂「四臟皆受成於脾」，亦屬曲爲之解，不若即據《陰陽應象大論》作「喜怒悲憂恐」爲得也。

五運行大論

帝曰：地之爲下否乎？岐伯曰：地爲人之下，太虚之中也。帝曰：憑乎？岐伯曰：大氣舉之也。

王冰注云：「大氣，造化之氣，任持太虚者也，所以太虚不息、地久天長者，蓋由造化之氣任持之也。氣化而變，不任持之，則太虚之氣亦敗壞矣。夫落葉飛空，不疾而下，爲其任氣，故勢不得速焉。凡諸有形，處地之上者，皆有生化之氣任持之也。然器有大小不同，壞有遲速之異，及至氣不任持，則大小之壞一也。」

東方生風。

王云：「東者日之初，風者教之始。天之始也，所以發號施令，故生自東方也。景霽山昏，蒼埃際合，崖谷若一，岩岫之風也。黄白昏埃，晚空如堵，獨見天垂，川澤之風也。加以黄黑，白埃承下，山澤之猛風也。」

南方生熱。

王云：「陽盛所生，相火、君火之政也。太虛昏翳，其若輕塵，山川悉然，熱之氣也。大明不彰，其色如丹，鬱熱之氣也。若行雲暴升，嵸然葉積，乍盈乍縮，崖谷之熱也。」

中央生濕。

王云：「中央，土也。高山土濕，泉出地中，水源山隈，雲生巖谷，則其象也。夫濕性内蘊，動而爲用，則雨降雲騰，中央生濕，不遠信矣。故《物候記》：『土潤溽暑於六月』，謂是也。」

西方生燥。

王云：「陽氣已降，陰氣復升，氣爽風勁，故生燥也。夫巖谷青埃，川源蒼翠，煙浮草木，遠望氤氳，此金氣所生，燥之化也。夜起白朦，輕如微霧，遐邇一色，星月皎如，此萬物陰成，亦金氣所生，白露之氣也。太虛埃昏，氣鬱黄黑，視不見遠，無風自行，從陰之陽，如雲如霧，此殺氣也，亦金氣所生，霜之氣也。山谷川澤，濁昏如霧，氣鬱蓬勃，慘然戚然，咫尺不分，此殺氣將用，亦金氣所生，運之氣也。天雨大霖，和氣西起，云卷陽曜，太虛廓清，燥生西方，義可徵也。若西風大起，木偃雲騰，是爲燥與濕争，氣不勝也，故當復雨。然西風雨晴，天之常氣，假有東風雨止，必有西風復雨，而乃自晴。觀是之爲，則氣有往復，動有燥濕，變化之象，不同其用矣。由此則天地之氣，以和爲勝，暴發奔驟，氣所不勝，則多爲復也。」

北方生寒。

王云：「陽氣伏，陰氣升，政布而大行，故寒生也。太虚澄浄，黑氣浮空，天色黯然，高空之寒氣也。若氣似散麻，本末皆黑，遐邇微見，川澤之寒氣也。太虚清白，空猶雪映，遐邇一色，山谷之寒氣也。太虚白昏，大明不翳，如霧雨氣，遐邇肅然，北望色玄，凝雾夜落，此水氣所生，寒之化也。太虚凝陰，白埃昏翳，天地一色，遠視不分，此寒濕凝結，雪之將至也。地裂水冰，河渠乾涸，枯澤浮鹹，水斂土堅，是土勝水，水不得自清，水所生，寒之用也。」

六微旨大論

出入廢則神機化滅，升降息則氣立孤危。

王冰注云：「出入謂喘息，升降謂化氣。夫毛羽倮鱗介，及飛走蚑行，皆生氣根於身中，以神爲動静之主，故曰神機也。然金玉土石，鎔埏草木，皆生氣根於外，假氣以成立主持，故曰氣立也。《五常政大論》曰：『根於中者，命曰神機，神去則機息。根於外者，命曰氣立，氣止則化絶』，此之謂也。故無是四者，則神機氣立者，生死皆絶。」新校正云：「按《易》云：『本乎天者親上，本乎地者親下』。《周禮·大宗伯》有『天産』『地産』，《大司徒》云『動物』『植物』，即此神機、氣立之謂也。」

素問懸解·第十一卷

運氣

氣交變大論

甚則忽忽善怒，眩冒巔疾。

王冰注云：「淩犯太甚，則遇於金，故目病。」新校正云：「按《玉機真臟論》云：『肝脉太過，則令人善怒，忽忽眩冒巔疾』。爲肝實而然，則此病不獨木太過，遇金而病，肝實亦目病也。」

歲火太過，炎暑流行，肺金受邪，民病瘧。

新校正云：「火盛而剋金，寒熱交争，故爲瘧。」

身熱骨痛，而爲浸淫。

新校正云：「按《玉機真臟論》云：『心脉太過，則令人身熱而膚痛，爲浸淫』。此云骨痛者，誤也。」

上臨太陽，則雨雪冰霜不時降。

原本在「歲水太過」段内，今黄氏列於「歲火不及」之中。按，太陽寒水司天，火運二歲爲戊辰、戊戌，中運皆太徵，實非歲火不及之年。而太陽寒水司天，水運二歲，中運爲太羽，實歲水太過之年。以太少而言過與不及，則此二句自當列於「歲水太過」之下，惟火不及則水自淩之，與亢害承制之理，仍不相背耳。

上臨少陰少陽，火燔焫，水泉涸，物焦槁。

原本在「歲火太過」段内，今黄氏列於「歲金不及」之中。按，少陰心火司天，金運二歲爲庚子、庚午，少陽相火司天，金運二歲爲庚寅、庚申，中運皆太商，實非歲金不及之年。而少陰君火司天，火運二歲爲戊子、戊午，少陽相火司天，火運二歲爲戊寅、戊申，中運皆太徵，實歲火太過之年。以太少而言過與不及，則此四句自當列於「歲火太過」之下，惟金不及則火自犯之，與亢害承制之理，亦仍不相背耳。

帝曰：其災應何如？岐伯曰：亦各從其化也。故時至有盛衰，淩犯有逆順，留守有多少，形見有善惡，宿屬有勝負，徵應有吉凶矣。

王注云：「五星之至，相王爲用盛，囚死爲衰。東行淩犯爲順，災輕；西行淩犯爲逆，災重。留守日多則災深，留守日少則災淺。星喜潤，則爲見善，星怒燥憂傷❶，則爲見惡。宿屬，謂所生月之屬二十八宿，及十二辰相分所屬之位也。命勝星不災不害，不勝星爲災小重，命與星相得，雖災無害。災者，獄訟疾病之謂也，雖五星淩犯之事，遇星之囚死時月，雖災不成。然火犯留守逆臨，則有誣譖獄訟之憂，金犯則有刑殺氣鬱之憂，木犯則有震驚風鼓之憂，土犯則有中滿下利胕腫之憂，水犯則有寒氣衝稸之憂，故曰徵應有吉凶也。」

帝曰：其善惡何謂也？岐伯曰：有喜有怒，有憂有喪，有澤有燥，此象之常也。

王注云：「夫五星之見也，從深夜見之。人見之喜，星之喜也。見之畏，星之怒也。光色微曜，乍明乍暗，星之憂也。光色迥然，不彰不瑩，不與衆同，星之喪也。光色圓明，不盈不縮，怡然瑩然，星之喜也。光色勃然臨人，芒彩滿溢，其象懔然，星之怒也。澤，洪潤也。燥，乾枯也。」

❶ 怒燥憂傷，《内經》人衛本作「怒操憂喪」。據下文當爲「怒燥憂喪」。

素問懸解·第十二卷

運氣

至真要大論

盛者奪之，汗者發之。

舊本作「汗之下之」，蓋皆主盛者而言，今作「汗者發之」，於義無取，當是傳寫之訛。

燥淫所勝，平以苦濕。

新校正云：「『濕』當作『温』。」

補上治上制以緩，補下治下制以急，急則氣味厚，緩則氣味薄。

王冰注云：「治上補上，方迅急則止不住而迫下；治下補下，方緩慢則滋道路而力又微。制急方而氣味薄，則力與緩等；制緩方而氣味厚，則勢與急同。」

素問懸解·第十三卷

運氣

六元正紀大論

太陽所至爲寢汗。

王冰注云：「寢汗，謂睡中汗發於胸嗌頸腋之間也，俗誤呼爲盜汗。」

時必順之，治以勝也。

王云：「春宜涼，夏宜寒，秋宜温，冬宜熱，此時之宜，不可不順。然犯熱治以寒，犯寒治以熱，犯春宜用涼，犯秋宜用温，是以勝也。犯熱治以鹹涼，犯寒治以甘熱，犯涼治以苦温，犯温治以辛涼，亦勝之道也。」

木鬱達之，火鬱發之，土鬱奪之，金鬱泄之，水鬱折之，然調其氣。

王云：「達謂吐之，令其條達也。發謂汗之，令其疏散也。奪謂下之，令無擁礙也。泄謂滲泄之，解表利小便也。折謂抑之，制其衝逆也。通是五法，乃氣可平調，後乃觀其虛盛而調理之也。」

右所識各條，有與本書相發明者，有詳本書所自出者，有補本書所未及者，有證本書之訛誤者，故悉録之，以備參考。

校餘偶識終　　陽湖錢增祺校字

内經辯言

〔清〕俞樾 著
陳子傑 翟雙慶 點校

簡介

俞樾（一八二一—一九〇七），字蔭甫，號曲園，清代浙江德清縣人。道光進士，咸豐二年任河南學政，咸豐七年罷職後，「專意著述，先後著書，卷帙繁複富」（《清史稿·儒林傳》），有《群經評議》《諸子評議》等著作。俞氏「湛深經學」，長於正句讀、審字義、辨假借。其所著《内經辯言》，對《素問》難字疑句，考據精詳，探頤索引，辨訛正誤，引證確切。是研讀《素問》，正確把握字形、字義、假借以及了解清代樸學家治經風格的參考資料。

此以《三三醫書》《秘本醫學叢書》之刊本爲依據，參考《近代中醫珍本集》刊本，重新標點付梓。

《内經辨言》提要

《内經辨言》一卷，書爲前清俞曲園先生所著，《讀書餘録》之一，即《第一樓叢書》之第七種。共四十八條。社友上虞俞鑑泉君改定今名，録寄付刊。蓋以考據精詳，引證確切，關於《内經》之一字一句，無不探賾索隱，辯訛正誤，良足助吾醫之研經考古者。俞氏文名震爍寰宇，著作甚富，凡關於醫藥衛生者，計三種。尚有《廢醫論》及《枕上三字訣》，裘君吉生素有録存擬第二集一并付刊。

《俞曲園内經辨言》序

歐學東漸，見西醫形跡手術上之治療醉心者，幾欲棄舊謀新，舍近圖遠，甚至將軒岐之言逐節指摘，冷嘲熱罵。此其故，半由於古書難讀，半由於未經親驗。此中得失耳，有心人知之。故惲氏鐵樵有《群經見智録》之輯，將以大發明黄帝之學説，其願至宏，惟其中如何精詳豐富，愧予尚未購讀也。近觀名醫張氏山雷致惲氏鐵樵論宋本《素問》并及經文異同，注家得失書，深佩服其考辨之精。可知爲醫必須博學通才，平素涉獵諸書，見有與醫界關切之書，在於儒家注集中者。曲園老人《内經·素問》按語四十八條亦其一焉。信夫其淹通百家，好古敏求，其亦《内經》之羽翼，醫界之明星。故持此篇商之于裘吉生先生，請其即刊於《三三醫書》，庶不將此篇佚處於巨集中，醫者讀其書，更觸類引申之，將數千年之古學愈闡愈顯，不且爲抱殘守缺者之幸甚耶。此篇原名《讀書餘録》，在其全集《第一樓叢書》之七，今顔之曰《俞曲園内經辨言》，非敢遽改其名稱，蓋一以欽其慎思明辨之功，一以便醫家顧名購閲矣。另印專書廣爲流通，使曲園老人而在想亦所許可也。

中華民國十二年癸亥夏歷孟秋乞巧日後學上虞俞濬鑑泉氏謹識。

上古天真論

昔在黄帝，生而神靈，弱而能言，幼而徇齊，長而敦敏，成而登天。

樾謹按：「成而登天」謂登天位也。《易·明夷傳》曰：「初登於天，照四國也。」可證此經「登天」之義。故下文即云「迺問于天師」。「迺」者，承上之詞。見黄帝既登爲帝，乃發此問也。王冰注「白日升天」之説，初非經意。

食飲有節，起居有常。

宋·高保衡、林億等《新校正》本引全元起注云：「飲食有常節，起居有常度。」

樾謹按：經文本作「食飲有節，起居有度」。故釋之曰：「有常節」「有常度」。若如今本，則與全氏注不合矣。且上文云「法於陰陽，和於術數」，此文「度」字本與「數」字爲韻。今作「有常」則失其韻矣。蓋即因全氏注文有「常」字，而誤入正文，遂奪去「度」字。

以欲竭其精，以耗散其真。

《新校正》之《甲乙經》「耗」作「好」。

樾謹按：作「好」者，是也。「好」與「欲」義相近，《孟子·離婁篇》：「所欲有甚於生者」。《申論·夭壽篇》作「所好」。《荀子·不苟篇》：「欲利而不爲所非。」《韓詩外傳》作「好利」。是「好」即「欲」也。「以欲竭其精，以好散其真」兩句，文異而意同，今作「以耗散其真」則語意不倫矣。王注曰：「樂色曰欲，輕用曰耗。」是其所據本已誤也。

太衝脉盛

《新校正》云：全元起注及《太素》《甲乙經》俱作「伏衝」，下「太衝」同。

樾謹按：漢人書「太」字或作「伏」。漢太尉公墓中書象有「伏尉公」字，隸續云：「字書有『伏』字與『大』同音，此碑所云『伏尉公』，蓋是用『伏』爲『大』，即『大尉公』也。」然則全本及《太素》《甲乙經》當作「伏衝」，即「太衝」也。後人不識「伏」字，加點作「伏」，遂成異字，恐學者疑惑，故具論之。

四氣調神大論

使氣亟奪

樾謹按：「奪」即今「脱」字，王注以「迫奪」説之，非是。

不施則名木多死。

樾謹按：「名木」猶大木也。《禮記·禮器篇》：「因名山升中於天。」鄭注曰：「名，猶大也」。王注以「名果珍木」説之，未得「名」字之義。

逆秋氣，則太陰不收，肺氣焦滿。

王注曰：焦，謂上焦也。太陰行氣，主化上焦，故肺氣不收，上焦滿也。

樾謹按：此注非也。經言「焦」不言「上」，安得臆决爲「上焦」乎？「焦」即「焦灼」之「焦」。《禮記·問喪篇》：「乾肝焦肺。」是其義也。

逆冬氣，則少陰不藏，腎氣獨沉。

樾謹按：「獨」當爲「濁」字之誤也。腎氣言「濁」，猶上文肺氣言「焦」矣。《新校正》云「獨沉」，《太素》作「沉濁」，其文雖到，而字正作「濁」，可據以訂正今本「獨」字之誤。

道者，聖人行之，愚者佩之。

王注曰：愚者性守於迷，故佩服而已。

樾謹按：王注非也，「佩」當爲「倍」。《釋名·釋衣服》曰：「佩，倍也。」《荀子·大略篇》：「一佩易之。」楊倞注曰：「佩，或爲倍。」是「佩」與「倍」聲近義通。倍，猶背也。《昭二十六年·左傳》：「倍奸齊盟。」《孟子·滕文公篇》：「師死而遂倍之。」「倍」并與「背」同。「聖人行之，愚者倍之」，謂聖人行道而愚民倍道也。下文云：「從陰陽則生，逆之則死；從之則治，逆之則亂。」曰「從」曰「逆」，正分承「聖人」「愚者」而言，行之故「從」，倍之故「逆」也，王注泥本字爲説，未達叚借之旨。

生氣通天論

其氣九州、九竅、五藏、十二節，皆通乎天氣。

王注曰：外布九州而内應九竅，故云九州、九竅也。

樾謹按：「九竅」與「九州」初不相應，如王氏説，將耳目口鼻各應一州，能晰言之乎？今按：「九竅」二字實爲衍文，「九州」即「九竅」也。《爾雅·釋獸篇》：「白州驠」。郭注曰：「州，竅。」《北山經》：「倫山有獸如麋，其川在尾上。」郭注曰：「川，竅也。」「川」即「州」字之誤，是古謂「竅」爲「州」，此云「九州」不必更言「九竅」，「九竅」二字疑即古注之誤入正文者。味王注云云，似舊有「九州，九竅也」之説，而王氏申説之如此，此即可推其致誤之由矣，《六節藏象論》與此同誤。

故聖人傳精神。

王注曰：夫精神可傳，惟聖人得道者乃能爾。

樾謹按：王注非也。「傳」讀爲「摶」，聚也。摶聚其精神，即《上古天真論》所謂「精神不散」也。《管子·内業篇》：「摶氣如神，萬物備存。」尹知章注：「摶，謂結聚也。」與此文語意相近，作「傳」者，古字通用。

陽氣者，煩勞則張，精絶。

樾謹按：「張」字之上奪「筋」字。「筋張」「精絶」兩文相對，今奪「筋」字則義不明。王注曰：「筋脉賟張，精氣竭絶。」是其所據本未奪也。

高梁之變，足生大丁。

王注曰：所以丁生於足者，四支爲諸陽之本也。

樾謹按：王注非也。如其説，則手亦可生，何必足乎？《新校正》云：「丁生之處，不常于足，蓋謂膏粱之變，饒生大丁，非偏著足也」。是以「足」爲「饒足」之「足」義亦迂曲，「足」疑「是」字之誤。上云「乃生痤疿」，此云「是生大丁」，語意一律，「是」誤爲「足」，於是語詞而釋以實義，遂滋曲説矣。

故陽氣者，一日而主外。

樾謹按：上文云「是故陽因而上，衛外者也」，下文云「陽者衛外而爲固也」，是陽氣固主外，然云「一日而主外」則義不可通。「主外」疑「生死」二字之誤，下文云：「平旦人氣生，日中而陽氣隆，日西而陽氣已虚，氣門乃閉」。雖言「生」不言「死」，然既有「生」，即有「死」，陽氣生於平旦，則是日西氣虚之後已爲死氣也，故云：「陽氣者，一日而生死」。「生」與「主」、「死」與「外」并形似而誤。

味過於辛，筋脉沮弛，精神乃央。

王注曰：央，久也。辛性潤澤，散養於筋，故令筋緩脉潤，精神長久。何者？辛補肝也。《新校正》云：按此論味過所傷，難作精神長久之解。央，乃殃也，古文通用。

樾謹按：王注固非，《校正》謂是「殃」字，義亦未安。央者，盡也。《楚辭・離騷》：「時亦猶其未央兮。」王逸注曰：「央，盡也。」《九歌》：「爛昭昭兮未央。」注曰：「央，已也。」「已」與「盡」同義。「精神乃央」言精神乃盡也。

陰陽應象大論

天有八紀，地有五里。

樾謹按：「里」當爲「理」。《詩・棫樸篇》鄭箋云：「理之爲紀。」《白虎通・三綱六紀篇》：「紀者，理也。」是「紀」與「理」同義。天言「紀」，地言「理」，其實一也。《禮記・月令篇》：「無絶地之理，無亂人之紀。」亦以「理」與「紀」對言。下文云：「故治不法天之紀，不用地之理，則災害至矣。」以後證前，知此文本作「地有五理」也。王注曰：「五行爲生育之井里」。以「井里」説「里」字，迂曲甚矣。

陰陽離合論

則出地者，命曰陰中之陽。

樾謹按：「則」當爲「財」。《荀子・勸學篇》：「口耳之間，則四寸耳。」楊倞注曰：「則，當爲財。」與「纔」同，是其例也。「財出地者」猶「纔出地者」，言始出地也，與上文「未出地者」相對。蓋既出地則純乎陽矣，惟財出地者，乃命之曰「陰中之陽」也。

厥陰根起於大敦，陰之絶陽，名曰陰之絶陰。

樾謹按：既曰「陰之絶陽」，又曰「陰之絶陰」，義不可通。據上文「太陽」「陽明」并曰「陰中之陽」，則「太陰」「厥陰」應并曰「陰中之陰」。疑此文本作「厥陰根起大敦，陰之絶陽，名曰陰中之陰」。蓋以其兩陰相合，有陰無陽，故爲「陰之絶陽」，而名之曰「陰中之陰」也，兩文相涉，因而致誤。

陰陽别論

别于陽者，知病忌時；别于陰者，知死生之期。

樾謹按：「忌」當作「起」，字之誤也。上文云：「别于陽者，知病處也；别于陰者，知死生之期」。《玉機真藏論》作「别于陽者，知病從來，别于陰者，知死生之期」。「來」字與「期」字爲韻，則「處也」二字似誤。此云「知病起時」，猶彼云「知病從來」也。蓋别于陽則能知所原起，别于陰則能知所終極，故云爾。「忌」與「起」隸體相似，因而致誤。

曰：二陽之病，發心脾，有不得隱曲，女子不月。

王注曰：隱曲，謂隱蔽委曲之事也。夫腸胃發病，心脾受之，心受之則血不流，脾受之則味不化。血不流，故女子不月，味不化則男子少精，是以隱蔽委曲之事不能爲也。

樾謹按：王氏此注有四失焉。本文但言「女子不月」，不言「男子少精」，增益其文，其失一也；本文先言「不得隱曲」，後言「女子不月」，乃增出「男子少精」，而以「不得隱曲」總承男女而言，使經文倒置，其失二也；「女子不月」既著其文，又申以「不得隱曲」之言，而「男子少精」必待注家補出，使經文詳略失宜，其失三也；《上古天真論》曰：「丈夫八歲，腎氣實，發長齒更。二八腎氣盛，天癸至，精氣溢瀉」。是男子之精與女子月事并由腎氣，「少精」與「不月」應是同病，乃以「女子不月」屬之心，而以「男子少精」屬之脾，其失四也。

今按：下文云：「三陰三陽俱搏，心腹滿，發盡不得隱曲，五日死。」注云：「隱曲，爲便寫也」。然則「不得隱曲」謂不得便寫。王注前後不照，當以後注爲長，便寫謂之「隱曲」，蓋古語如此。《襄十五年·左傳》：「師慧過宋朝私焉」。杜注曰：「私，小便」。便寫謂之「隱曲」，猶小便謂之「私」矣。「不得隱曲」爲一病，「女子不月」爲一病，二者不得并爲一談。「不得隱曲」從下注，訓爲「不得便寫」，正與脾病相應矣。

死陰之屬，不過三日而死；生陽之屬，不過四日而死。

樾謹按：下文云：「肝之心謂之生陽，心之肺謂之死陰。」故王注于「死陰之屬」曰「火乘金也」，于「生陽之屬」曰「木乘火也」。是「死陰」「生陽」名雖有死生之分，而實則皆死徵也，故一曰「不過三日而死」，一曰「不過四日而死」。《新校正》云：別本作「四日而生」，全元起注本作「四日而已」，俱通。詳上下文義，作「死」者非。此《新校》之謬説。蓋全本作「四日而已」者，「已」乃「亡」字之誤，別本作「生」者，淺入不察文義，以爲「死陰」言「死」，「生陽」言「生」。故臆改之也。《新校》以「死」字爲非，必以「生」字爲是，大失厥旨矣。

靈蘭秘典論

消者瞿瞿，孰知其要。

《新校正》云：《太素》作「肖者濯濯」。

樾謹按：《太素》是也。「濯」與「要」爲韻，今作「瞿」失其韻矣。《氣交變大論》亦有此文，「濯」亦誤作「瞿」，而「消」字正作「肖」，足證古本與《太素》同也。

六節藏象論

心者，生之本，神之變也。

《新校正》云：全元起本并《太素》作「神之處」。

樾謹按：「處」字是也。下文云「魄之處」「精之處」，又云：「魂之居」「營之居」，并以「居」「處」言，故知「變」字誤矣。

此爲陽中之少陽，通於春氣。

《新校正》云：全元起本并《甲乙經》《太素》作「陰中之少陽」。

樾謹按：此言肝藏也。據《金匱真言論》曰：「陰中之陽，肝也。」則此文自宜作「陰中之少陽」，於義方合。王氏據誤本作注，而以「少陽居陽位」説之，非是。

五藏生成論

凝於脉者爲泣。

王注云：泣，爲血行不利。

樾謹按：字書「泣」字并無此義，「泣」疑「沍」字之誤。《玉篇·水部》：「沍，胡故切，閉塞也」。「沍」字右旁之「互」誤而爲「立」，因改爲「立」而成「泣」字矣。上文云：「是故多食鹽，則脉凝泣而變色。」「泣」亦「沍」字之誤。王氏不注於前，而注於後，或其作注時，此文「沍」字猶未誤，故以「血行不利」説之，正「沍」字之義也。《湯液醪醴論》：「榮泣衛除。」《八正神明論》：「人血凝泣。」「泣」字并當作「沍」。

徇蒙招尤。

王注曰：徇，疾也；蒙，不明也；言目暴疾而不明。招謂掉也，摇掉不定。尤，甚也。目疾不明，首掉尤甚，謂暴疾也。

樾謹按：王氏説「招尤」之義，甚爲迂曲，殆失其旨，今亦未詳。其説「徇蒙」之義，則固不然。《新校正》云：蓋謂目瞼瞤動疾數而暗蒙也。此仍無以易乎王注之説。

今按：徇者，眴之叚字；蒙者，矇之叚字。《説文·目部》：「旬，目摇也。」或作「眴」。

「矇，童蒙也。一曰不明也。」是「佝矇」并爲目疾，於義甚顯。注家泥「佝」之本義，而訓爲「疾」，斯多曲説矣。

異法方宜論

南方者，天地所長養，陽之所盛處也。

樾謹按：「陽之所盛處也」當作「盛陽之所處也」，傳寫錯之。

其民嗜酸而食胕。

樾謹按：「胕」即「腐」字，故王注曰：「言其所食不芳香。」《新校正》曰：「全元起云『食魚也』。」「食魚」不得謂之「食胕」，全説非。

移精變氣論

故可移精祝由而已。

樾謹按：《説文・示部》：「福，祝福也。」是字本作「福」。《玉篇》曰：「袖，恥霤切」。古文「福」是「由」字又作「袖」，此作「由」者，即「袖」之省也。王注曰：「無假毒藥，祝説病由。」此固望文生訓。《新校正》引全注云：「祝由南方神。」則以「由」爲「融」之叚字，「由融」雙聲，證以《昭五年·左傳》：「蹶由」，《韓子說林》作「蹶融」，則古字本通。然「祝融而已」文不成義，若然則以本草治病，即謂之「神農」乎？全說亦非。

湯液醪醴論

岐伯曰：當今之世，必齊毒藥攻其中，鑱石鍼艾治其外也。

樾謹按：「齊」當讀爲「資」。資，用也。言必用毒藥及鑱石鍼艾，以攻治其内外也。《攷工記》：「或四通方之珍，異以資之。」注曰：「故書『資』作『齊』。」是「資」「齊」古字通。

精神不進，志意不治，故病不可愈。

《新校正》云：全元起本云「精神進，志意定，故病可愈」。《太素》云：「精神越，志意散，故病不可愈」。

樾謹按：此當以全本爲長。試連上文讀之：「帝曰：何謂神不使？岐伯曰：鍼石，道也。精神進，志氣定，故病可愈」。蓋「精神進，志意定，」即鍼石之道，所謂「神」也。若如今本，則鍼石之道，尚未申說，而即言病不可愈之，故失之不倫矣。又試連下文讀之：「精神進，志意定，故病可愈。今精壞神去，營衛不可復收，何者？嗜欲無窮，而憂患不止，精氣弛壞，營泣衛除，故神去之而病不愈也」。「病不愈」句正與「病可愈」句反復相明，若如今本，則上已言「不可愈」，又言「不愈」，文義複矣，且中間何必以「今」字作轉乎？此可知王氏所據本之誤，《太素》本失與王同。

去宛陳莝

《新校正》云：《太素》「莝」作「莖」。

樾謹按：王注云：去宛陳莝，謂去積久之水物，猶如草莖之不可久留於身中也。全本作「草莝」。然則王所據本亦是「莖」字，故以「草莖」釋之。而又引全本之作「莝」者，以見異字也，今作「莝」則與注不合矣，高保衡等失於校正。

玉版論要

著之玉版，命曰合玉機。

樾謹按：「合」字卽「命」字之誤而衍者。《玉機真藏論》曰：「著之玉版，藏之藏府，每旦讀之，名曰玉機。」正無「合」字，王氏不據以訂正，而曲爲之説，失之。

容色見上下左右，各在其要。

《新校正》云：全元起本「容」作「客」。

樾謹按：王注曰：「容色者，他氣也。如肝木部内，見赤黄白黑，皆爲他氣也」。然則王所據本亦是「客」字，故以「他氣」釋之，「他氣」謂非本部之氣，所謂「客」也。今作「容」誤，高保衡等失於校正。

脉要精微論

渾渾革如涌泉，病進而色弊，緜緜其去如弦絶，死。

《新校正》云：《甲乙經》及《脉經》作「渾渾革革至如涌泉，病進而色；弊弊綽綽其去如弦絶者，死。」

樾謹按：王本有奪誤，當依《甲乙經》及《脉經》訂正。惟「病進而色」義不可通，「色」乃「絶」之壞字，言待其「病進」而後「絶」也。「至如涌泉」者，一時未即死，病進而後絶，「去如弦絶」則即死矣。兩者不同，故分别言之。

夫精明五色者，氣之華也。

王注曰：五氣之精華，上見爲五色，變化于精明之間也。

樾謹按：王注殊誤。「精明」「五色」本是二事，「精明」以目言，「五色」以顔色言，蓋人之目與顔色，皆如以决人之生死。下文曰：「赤欲如白裹朱，不欲如赭；白欲如鵝羽，不欲如鹽；青欲如蒼璧之澤，不欲如藍；黄欲如羅裹雄黄，不欲如黄土；黑欲如重漆色，不欲如地蒼。五色精微象見矣，其壽不久也」。此承「五色」言之，以人之顔色决生死也。又曰：「夫精明者，所以視萬物，别白黑，審短長，以長爲短，以白爲黑，如是則精衰矣」。此承「精明」言之，以人之目决生死也。王氏不解此節之義，故注下文「精明」一節云：「誠其誤也」。

不知此文是示人决生死之法，非誠庸工之誤也，失經旨甚矣。

反四時者，有餘爲精，不足爲消。

王注曰：諸有餘皆爲邪氣勝精也。

樾謹按：「邪氣勝精」豈得但謂之「精」？王注非也。「精」之言，甚也。《吕氏春秋·勿躬篇》：「自蔽之精也。」《至忠篇》：「乃自伐之精者。」高誘注并訓「精」爲「甚」。「有餘爲精」言諸有餘者皆爲過甚耳，王注未達古語。

生之有度，四時爲宜。

《新校正》云：《太素》「宜」作「數」。

樾謹按：作「數」者，是也。「度」與「數」爲韻。

溢飲者，渴暴多飲，而易入肌皮腸胃之外也。

《新校正》云：《甲乙經》「易」作「溢」。

樾謹按：王本亦當作「溢」，其注云：「以水飲滿溢，故滲溢易而入肌皮腸胃之外也」。此「易」字無義，蓋正文誤「溢」爲「易」，故後人于注中妄增「易」字耳，非王本之舊。

推而上之，上而不下，腰足清也。推而下之，下而不上，頭項痛也。

《新校正》云：《甲乙經》「上而不下」作「下而不上」，「下而不上」作「上而不下」。

樾謹按：《甲乙經》是也。上文云：「推而外之，内而不外，有心腹積也。推而内之，外而不内，身有熱也」。是「外之而不外」「内之而不内」皆爲有病。然則此文易當言「上之而不上」「下之而不下」，方與上文一例。若如今本「推而上之，上而不下」；「推而下之，下而不上」則固其所耳，又何病焉？且陽升陰降，推而上之而不上，則陰氣太過，故腰足爲之清。推而下之下而不上，則陽氣太過，故頭爲之痛。王氏據誤本作注，曲爲之説，殆失之矣。又按：「清」當爲「凊」。《説文・冫部》：「凊，寒也。」故王注云：「腰足冷。」

平人氣象論

死心脉來，前曲後居。

樾謹按：居者，直也。言前曲而後直也。《釋名・釋衣服》曰：「裾，倨也。」倨倨然直，「居」與「倨」通。王注曰：「居，不動也。」失之。

玉機真藏論

冬脉如營。

王注曰：脉沉而深，如營動也。

樾謹按：「深沉」與「營動」義不相應。據下文「其氣來沉以搏」，王注以「沉而搏擊於手」釋之，「營動」之義或取於此。然《新校正》云：《甲乙經》「搏」字爲「濡」，「濡」古「軟」

字。乃冬脉之平調脉。若沉而搏擊於手，則冬脉之太過脉也。當從《甲乙經》「濡」字。然則經文「搏」字本是誤文，不得據以爲說。

今注：「營」之言，回繞也。《詩・齊譜正義》曰：「水所營繞，故曰營丘。」《漢書・吴王濞傳》《劉向傳》注并曰：「營，謂回繞之也。」字亦通作「縈」。《詩・樛木篇》傳曰「縈，旋也」。旋，亦回繞之義。冬脉深沉狀若回繞，故如「營」。

五藏受氣於其所生，傳之於其所勝，氣舍於其所生，死於其所不勝。

樾謹按：兩言「其所生」，則無別矣，疑下句衍「其」字。所生者其子也，所生者其母也。《藏氣法時論》：「夫邪氣之客於身也，以勝相加，至其所生而愈，至其所不勝而甚，至於所生而持。」王注解「其所生」曰：「謂至己所生也」；解「所生」曰：「謂至己之氣也」。一曰「其所生」，一曰「所生」，分別言之，此亦當同矣。

寶命全形論

岐伯對曰：夫鹽之味鹹者，其氣令器津泄；弦絶者，其音嘶敗；木敷者，其葉發；病深者，其聲噦。人有此三者，是謂壞府，毒藥無治，短鍼無取，此皆絶皮傷肉，血氣争黑。

《新校正》云：按《太素》云：「夫鹽之味鹹者，其氣令器津泄；弦絶者，其音嘶敗；木陳者，其葉落；病深者，其聲噦。人有此三者，是謂壞府，毒藥無治，短鍼無取。此皆絶皮傷肉，血氣争黑」。三字與此經不同，而注意大異。楊上善注云：「言欲知病微者，須知其候。鹽之在於器中，津液泄於外，見津而知鹽之有鹹也。聲嘶，知琴瑟之弦將絶。葉落者，知陳木之已盡。舉此三物衰壞之微，以比聲噦識病深之候，人有聲噦同三譬者，是爲府壞之候。中府壞者，病之深也。其病既深，故鍼藥不能取，以其皮肉血氣各不相得故也」。再詳上善作此等注義，方與黄帝上下問答義相貫穿。王氏解「鹽」「器」「津」，義雖淵微，至於注「弦絶」「音嘶」「木敷」「葉發」，殊不與帝問相協，考之不若楊義之得多也。

樾謹按：楊上善注以上三句譬下一句，義殊切當。「木敷」「葉發」亦當從彼作「木陳」「葉落」，本是喻其衰壞，自以「陳」「落」爲宜也。惟「人有此三者」句，尚未得解。經云「有此三者」，不云「同此三者」，何得以「同三」譬説之，疑「此皆絶皮傷肉血氣争黑」十字當在「人有此三者」之上。「絶皮」一也，「傷肉」二也，「血氣争黑」三也，所謂「三者」也。「病深而至於聲噦，此皆絶皮、傷肉、血氣争黑。人有此三者，是謂壞府，毒藥無治，短鍼無取」。文義甚明，傳寫顛倒，遂失其義。

又按：《太素》與此經止「陳」「落」二字不同，而《新校正》云「三字」者，蓋「其音嘶敗」，王本作「其音嘶嗄」，故注云：「陰囊津泄而脉弦絶者，診當言音嘶嗄，敗易舊聲爾。」又曰：「肺主音聲，故言音嘶嗄」。皆以「嘶嗄」連文，是其所據經文必作「嘶嗄」，不作「嘶敗」，與《太素》不同，故得有三字之異也。

八正神明論

故日月生而瀉，是謂藏虚。

樾謹按：上云：「月始生，則血氣始精，衛氣始行。」又云：「月生無寫。」并言「月」不言「日」，且「日」亦不當言「生」也。「日」疑「曰」字之誤。

四時者，所以分春秋冬夏之氣所在，以時調之也，八正之虚邪，而避之勿犯也。

樾謹按：「調」下衍「之也」二字。本作「四時者，所以分春秋冬夏之氣所在以時調。八正之虚邪而避之勿犯也」。今衍「之也」二字，文義隔絶。

慧然在前，按之不得，不知其情，故曰形

樾謹按：「慧然在前」本作「卒然在前」。據注云：「慧然在前，按之不得，言三部九候之中，卒然逢之，不可爲之期準也。《離合真邪論》曰：『在陰與陽不可爲度，從而察之，三部九候，卒然逢之，早遏其路』。此其義也。」注中兩「卒然」字，正釋經文「卒然在前」之義，因經文誤作「慧然」，遂改注經文亦作「慧然在前」，非王氏之舊也。尋經文所以至誤者，蓋涉下文「慧然獨悟，口弗能言」而誤。王於下文注曰：「慧然，謂清爽也」。則知此文之不作「慧然」矣，不然，何不注於前而注於後乎？

離合真邪論

不可挂以髮者，待邪之至時，而發鍼寫矣。

樾謹按：「不可挂以髮者」六字衍文。「寫」字乃「焉」字之誤。本作「待邪之至時，而發鍼焉矣。」蓋總承上文而結之。上文一則曰：「其來不可逢，此之謂也。」一則曰：「其往不可追，此之謂也。」此則總結之曰：「待邪之至時，而發鍼焉矣。」正對黄帝「候氣奈何」之問，今衍此六字，蓋涉下文而誤。下文云「故曰：知機道者，不可挂以髮；不知機者，扣之不發。」今誤入此文，義不可通。又據上文總是言「寫」，然「發鍼寫矣」殊苦不詞，蓋「寫」與「焉」形似而誤耳。

香草續校書・內經素問

〔清〕于鬯　撰

翟雙慶

陳子傑　　點校

内容提要

于鬯（一八五四—一九一〇），字醴尊，號香草，江蘇南匯人，光緒丁酉年拔萃科，翌年應廷試，孝親未仕，爲清末有名的小學文字大師，曾師事張文虎、鐘文蒸、王先謙等，與俞樾等有往還。著述甚富，有《香草校書》六十卷、《香草續校書》二十二卷、《戰國策註》三十三卷、《周易讀異》六卷、《儀禮讀異》二卷等二十二種。

《内經素問》輯録於《香草續校書》中，共二卷。于氏以其嚴謹的治學態度和博大精深的小學知識，旁徵博引，諸如小學文字、篆書、隸書、經、史、傳記等，對《素問》一百零二條原文進行了校勘和訓詁，論述精審，義理詳明，其中創見甚多，對學習和研究《素問》，正確理解經義，頗具參考價值。

今以中華書局一九六三年排印本爲底本，加標點刊印。原書文字有大小之別，本書亦照此例排版。

内經素問一

上古天真論

迺問於天師曰。

噕案：天師當是黄帝時官名。岐伯爲天師之官，故稱天師。古謂官爲師，如《左·昭十七年傳》所稱雲師、火師、水師、龍師、鳥師皆是。彼云：「黄帝氏以雲紀，故爲雲師而雲名」。天師或即雲師之别稱與？且如彼傳言，少皞紀於鳥，爲鳥師而鳥名，而有五鳩、五雉、九扈之官，則不必定出鳥字。然則以雲紀者，何必定出雲字邪？天雲一也。《著至教論》以後，黄帝又與雷公語，而見於他籍者，黄帝之臣又有風后、雷公。風后亦殆官名。姓風名后之説，不必得實。雷風雲亦一也，天師猶雷公，風后矣。《靈樞·壽夭剛柔》篇、《憂恚無言》篇、《通天》篇并載黄帝問於少師，少師蓋天師之副，然則天師者，太師也。少師之爲官名尤顯，則天師之爲官益驗。《六節藏象論》云：岐伯曰：「此上帝所秘，先師傳之」。先師者，先岐伯爲天師者也。《移精變氣論》云：「先師之所傳也，上古使僦貸季，理色脉而通神明」，故《六節論》王注云：「先師、岐伯祖之，師僦貸季」。又引《八素經序》云：「天師對黄帝曰：我於僦貸季理色脉已三世矣」。彼天師亦岐伯，僦貸季蓋先岐伯爲天師也。《靈樞·百病始生》篇云：「黄帝曰：余固不能數，故問先師，願卒聞其道」。此先師即稱岐伯，或是天師之誤。

醉以入房。

鬯案：「醉以」疑本作「以醉」。「以醉入房」，與上文「以酒爲漿」「以妄爲常」，下文「以欲竭其精」「以秏散其真」，五「以」字皆冠句首，文法一律。倒作「醉以」，則失例矣。《腹中論》及《靈樞·邪氣藏府病形》篇，并有「若醉入房」語。則「醉入房」三字連文，正有可證。

下文林億等《新校正》林億、孫奇、高保衡等奉敕校正《内經》，書中校語皆標「新校正」云。而《三部九候論》中獨有標臣億等者。案：此書既奉敕校正，自合標臣億等爲是。且校語首皆著一詳字，臣億等詳云云，文義極順。今諸標「新校正」者，當悉係重刻本改易，《三部論》中則改易未盡者耳。顧觀光彼校謂「臣億等」三字，當作「新校正云」四字，未察也。引《甲乙經》：「秏作好」。今《甲乙經·動作失度》篇亦作「秏」，當屬後人據《素問》改。凡今本《甲乙經》輒不同林校所引，而轉與《素問》合者，當悉據林校校訂。胡澍《内經·素問校義》云：「以秏散其真」與「以欲竭其精」句義不對，則皇甫本作「好」是也。好讀嗜好之好，好亦欲也。凡經傳言嗜好，即嗜欲。言好惡即欲惡。《孟子·告子》篇：「所欲有甚於生者」，《中論·夭壽》篇作「所好」。《荀子·不苟》篇：「欲利而不爲所非」，《韓詩外傳》作「好」。俞蔭甫太史《讀書餘録》亦謂作「好」者是。鬯案：好，秏一聲之轉，王冰本作「耗」。蓋亦當讀秏爲好，而次註云王氏注《素問》移易篇第，故稱次注。「輕用曰秏」，則失之矣。酒也，妄也，醉也，欲也，好也，五字皆讀逗，文法亦一律。

生氣通天論

因於暑，汗煩則喘喝。

鬯案：「汗」字蓋衍。下文云：「汗出而散」，則因於暑者正取於汗，何得云「汗煩則喘喝」乎？蓋即涉彼而衍也。且「汗煩」二字本無義，如王注云：病因於暑，則當汗泄，不爲發表，邪熱内攻，中外俱熱，故煩躁喘數，大呵而出其聲，則又讀「汗」一字句，與下文義且病複矣，抑無此文法也。「煩則喘喝」，與下句「静則多言」句各四字，文本整齊。讀「汗」一字句，不如徑删「汗」字直捷。吴崐注本掇上文「因於寒」三字，又掇下文「體若燔炭，汗出而散」八字。都十一字，并爲一條，在此文上，更張太甚。

精絶辟積於夏，使人煎厥。

鬯案：「精絶」下疑脱「而」字，「精絶而辟積於夏，使人煎厥」，與下文云：「氣絶而血菀於上。高世栻讀上句形字斷，與此上句張字斷亦一例。使人薄厥」，同一句法。脱「而」字則不成句矣。

潰潰乎若壞都。

鬯案：「都」字蓋本作「陼」。「陼」「都」二字篆文從自從邑各異，而隸書同作「阝」，但分别在左右耳，移「陼」左旁在右，即成「都」字。然二字并諧者聲，論假借之例，亦無不通。

《説文・自部》云：「陼，如渚者。陼邱，水中高者也」。《字通》作「渚」。《詩・江有汜》篇毛傳云：「渚，小洲也」。蓋渚者，水中高地之名，壞之則水溢。故下文云：「汩汩乎不可止」。王注不詮發「都」字之義，然注文已作「都」，則其本似已誤。而如高世栻《内經素問直解》云：「若國都之敗壞也」，望文生義，坐小學之疏。

乃生大僂。

㦤案：「僂」即下文「陷脉爲瘻」之「瘻」字，瘻，正字，僂借字也。此用「僂」字，下文用瘻字，文異義同之例，古書多有之。王注不知「僂」之即「瘻」，而云「形容僂俯」，則「生」字何義？玩一「生」字，即知「僂」之即「瘻」矣。此言「大瘻」，下文止言「瘻」，不言「大」，則「陷脉」者，乃生小瘻也，於義初不複。

俞氣化薄傳爲善畏。

㦤案：「傳」字疑即涉「薄」字形近而衍。「爲善畏」與下文「爲驚駭」偶語，著一「傳」字，義不可解。觀王注云：「若言寒中於背俞之氣，變化入深而薄於藏府者，則善爲恐畏，及發爲驚駭也」。絶不及「傳」字之義。可見王本無「傳」字，是「傳」爲衍文之證。

則脉流薄，疾并乃狂。

㦤案：此似當讀「薄」字句。「流薄」者，言脉象也，蓋謂脉見流蕩虚薄之象，生疾不一，并合之乃成狂疾也。王注云：「薄疾，謂極虚而急數也。」讀「疾」字句，殆非。且「急數」不當言「流」，「流」義與「急數」之義不協，而「并乃狂」句不指所并者何事，亦殊不明。王訓

「并」爲盛實，謂陽并於四支則狂，則亦不應但曰「并乃狂」。至張嘯山先生校，疑其有脱誤字矣。此據奚方壺所録，未刊入《舒藝室續筆》。要得其讀法未必脱也。《腹中論》云：「須其氣并」「疾并」與「氣并」字法可例。彼王注正云：「并，謂并合也。」

金匱真言論

故藏於精者春不病温。

鬯案：「藏」上當脱「冬」字。王注云：「此正謂冬不按蹻，則精氣伏藏。」蓋王本此「冬」字尚未脱也。下文云：「夏暑汗不出者，秋成風瘧。」此「冬」字與彼「夏」字爲對，脱去則句法亦失類矣。《生氣通天論》及《陰陽應象大論》并有「冬傷於寒，春必温病」語，意雖相反，文實相似，則有「冬」字可證。

合夜至雞鳴。

鬯案：「合夜」二字無義。「合」，疑「台」字之形誤，「台」實「始」字之聲借。始夜，即上文「黄昏」也。上文言「天之陽」，故言「黄昏」。此言「天之陰」，故變「黄昏」言「始夜」。「始夜至雞鳴」，其語易曉。借「台」爲「始」，遂誤「台」爲「合」，自來注家亦迄無能解「合夜」之義者。

陰陽應象大論

在變動爲憂。

鬯案：此「憂」字蓋當讀爲「嚘」。心之變動爲嚘，與下文言「肺之志爲憂」者不同。憂既爲肺之志，自不應復爲心之變動也。五志爲怒、喜、思、憂、恐。五變動爲握、憂、噦、欬、慄。一「憂」字既列志科，又列變動科，雜亂甚矣。林校正引楊上善云：「心之憂在心變動，肺之憂在肺之志。是則肺主於秋，憂爲正也；心主於夏，變而生憂也。」此説實曲。如其説，則肝之變動，何以言握而不言思？亦豈不得曰脾主中央，思爲正；肝主於春，變而生思邪？而脾之變動當言「恐」，不當言「噦」；肺之變動當言「怒」，不當言「欬」；腎之變動當言「喜」，不當言「慄」矣。至王注謂憂可以成務，尤爲望文生義。《玉篇·口部》引《老子》曰：「終日號而不嚘。嚘，氣逆也。」今《老子·五十五章》作「嗄」，陸釋亦云：「嗄，氣逆也。」《莊子·庚桑楚》篇云：「兒子終日嗥而嗌不嗄。」陸釋云：嗄，或又作「嚘」，徐音憂，是嚘，嗄古通用，恐嗄即嚘之別體。嚘訓氣逆，則與脾之變動爲噦，肺之變動爲欬，義正相類。肝之變動爲握，或云當讀如呃喔之喔，則義亦近。是知此「憂」字必「嚘」字之借，與志科之「憂」文同而實異也。

故同出而名異耳。

啚案：「出」，當訓「生」。《吕氏春秋・大樂紀》高注云：「出，生也。」《淮南子・墜形訓》註亦云：出猶生也。同出者，同生也。同生者，若云并生於世也。上文云：「知之則强，不知則老」，是并生於世，而有强、老之異名，故曰「同」出而異名耳。王注云：「同，謂同於好欲」，未得其義，且止解「同」字，未解「出」字。若即以好欲爲「出」字之義，益無理矣。《解精微論》云：「生則俱生」。林校正引《太素》作「出則俱亡」，則二字或并可通。《爾雅・釋親》：「女子同出」。《國語・晉語》韋解作「女子同生」。彼同生之義與此有别。説見彼。而同出之爲同生，適可借證已。

故邪風之至，疾如風雨。

啚案：既言邪風，又言疾如風，必不可通。據上下文諸言氣不言風。且上文云：「風氣通於肝」。則風亦氣之一，言風不如言氣之賅矣。此「邪風」當作「邪氣」。蓋即涉「疾如風」之「風」字而誤。氣爲風，故「邪氣之至，疾如風雨」，句始有義。下文云：「故天之邪氣，感則害人五藏」。彼「邪氣」正承此「邪氣」而言，則此之當作「邪氣」，不當作「邪風」明矣。

陰陽别論

病爲偏枯痿易。

啚案：「易」，當讀爲「瘍」。《説文・疒部》云：「瘍，脉瘍也。」《廣雅・釋詁》云：「瘍，病也。」又云：「癡也。」「易」與「痿」是二病。王注云：「易，謂變易常用，而痿弱無力也。」則似誤二病爲一，要其言，變易常用，與癡義亦可合也。《漢書·王子侯表》云：「樂平侯訢病狂易」，亦以「易」爲之。

陰陽結，斜多陰少陽，曰石水。

𡇕案：斜，蓋當讀爲除。除、斜并諧余聲，例得假借，除者，除去之義。《廣雅·釋詁》云：「除，去也。」據《説文·自部》云：「除，殿陛也。」則除去非除本義。其本字實爲捈，捈諧舍聲，余諧舍省聲。然則即讀斜爲捈，亦例無不通矣。《説文·手部》云：「捈，釋也。」捈釋之義，即除去之義也。斜多陰少陽者，謂除去多陰少陽也。蓋陰陽結，或陰陽均等，或多陽少陰，皆曰石水。惟多陰少陽則不在其科，故曰「陰陽結，斜多陰少陽，曰石水」，謂除去多陰少陽，凡陰陽結者曰石水也。王注簡略。張嘯山先生《舒藝室續筆》謂「斜」乃「糾」之誤，竊疑未然。以「斜」爲「糾」之誤，則必以「結糾」連讀。觀下文「二陽結」「三陽結」「一陰一陽結」，皆以「結」字讀頓，結下更不著字。則此必當讀陰陽結頓，結下不得有「糾」字明矣。且既言「陰陽結糾」，又言「多陰少陽」，則何不直曰「多陰少陽結糾」，而乃冗疊如是乎？張志聰《内經素問集註》云：「結斜者，偏結於陰陽之間」亦望文爲義。《五藏生成》篇云：「小谿三百五十四名，少十二俞」。此言「除多陰少陽」，猶彼言少十二俞，句意略有參證。

靈蘭秘典論

以傳保焉。

㡣案：「保」，讀爲「寶」。《易·繫傳》：「聖人之大寶。」陸釋引孟喜本，「寶」作「保」。《史記·周紀》：「展九鼎保玉」，裴解引徐廣曰：「保，一作寶」。「寶」「保」通用，古書屢見。「傳保」即「傳寶」，此本宜學者共知。而如高世栻《直解》云：「以傳後世而保守弗失。」夫寶者，保也。保守弗失之義，與寶義無背。而動静有閒，曰傳寶，自直捷，曰傳保守弗失，即迂回。所以考古者不可不明假借也。《脉要精微論》云：「是故持脉之道，虚静爲保。」「保」，亦當讀「寶」。彼王注云：「保定盈虚而不失」，則亦昧矣。《甲乙經》《脉經》正作「持脉有道，虚静爲寶」。《寶命全形論》之「寶」字，轉合讀「保」。

六節藏象論

凡十一藏取決於膽也。

㡣案：「一」字蓋衍。上文言心、肺、腎、肝、脾、胃、大腸、小腸、三焦、膀胱，凡十藏，無十一藏，并膽數之，始足十一。然云凡十一藏取決於膽，是承上而言，必不并膽數。王注云：

「上從心藏，下至於膽爲十一」，此曲說十一也。十一藏去膽止有十，則「一」字之爲衍甚明。此儻因《靈蘭秘典論》言「十二藏」，故其衍作「十一藏」者，正不并膽數也。不知彼尚有膻中一藏，此上文不及膻中也。《玉機真藏論》云：「胃者，五藏之本也。」胃在五藏外，故爲本；膽在十藏外，故取決，可比例矣。

五藏生成

心之合脉也，其榮色也。

㬰案：色爲赤色，王注當不誤。而林校正駁之云：「王以赤色爲面榮美，未通。大抵發見於面之色，皆心之榮也，豈專爲赤哉？」竊謂林說轉未當，此觀於下文而可知。下文言五藏所生之外榮云：「生於心，如以縞裹朱。」朱非正赤色乎？又云：「生於肺，如以縞裹紅；生於肝，如以縞裹紺；生於脾，如以縞裹栝樓實；生於腎，如以縞裹紫。」是赤色之外，凡發見之色，生於肺、肝、脾、腎，而不生於心也。且如紅，淺赤也；紺，青赤也；王注云：薄青色，未是。栝樓實，黄赤也；紫，黑赤也。則即不生於心之色，亦復不離於赤，焉有明明言心，其榮色，以赤色爲未通乎？蓋心生血，血色赤，此實淺可知者。王謂火炎上而色赤，舍血言火，卻似舍近言遠，要亦不必滋議者矣。

故色見青如草茲者死。

　　鬯案：茲之言荐也；草茲者，草荐也；草荐者，草席也。荐茲一聲之轉，論雙聲假借之例，本無不可通。《説文・草部》云：「茲，艸木多益；荐，薦席也。」是「荐」爲正字，茲爲借字。然鬯竊又有一説焉。茲從艸，絲省聲，蓋聲當兼義，以絲編艸，是草席之義也。恐「茲」字本義正是草席，而艸木多益乃是轉義；故古人多謂席爲「茲」。《周禮・圉師職》：「春除蓐。」鄭注云：「蓐，馬茲也。」《爾雅・釋器》云：「蓐謂之茲。」郭注云：「茲者，蓐席也。」《史記・周紀》云：「衛康叔封布茲」，裴《集解》引徐廣曰：「茲者，藉席之名。」《荀子・正論》篇楊注云：「或曰，龍茲即今之龍鬚席。」凡此，實皆用本字也。蓋「茲」與「荐」二字同義，或并同字。自爲「荐」字專席義，而「茲」乃以轉義爲本義，遂莫解從絲省之説，則但謂之聲矣。草既成席，青色必乾槁，故色如之者死。草茲之即草席，《素問》家固有知者，特未發明「茲」字之説耳。至王注謂如草初生之青色，其説最謬。果如其説，是生色，非死色矣。

徇蒙招尤。

　　鬯案：「徇」，吴崐注本改爲「眴」。俞蔭甫太史《餘録》亦云：「徇者，眴之借字；蒙者，矇之借字。眴矇并爲目疾」。説當得之。而「招尤」二字，俞雖譏王注迂曲，仍謂未詳其説。鬯竊謂招尤即招摇也。摇、尤一聲之轉，此類連語字，本主聲不主義。招尤、招摇，一也。《漢書・禮樂志》顔注云：「招摇，申動之貌。」《文選・甘泉賦》李注云：「招摇，猶彷徨也。」然則王注謂：「招，謂掉也，摇掉不定也。」義實未失。特專解「招」字，致「尤」字不可解，而云「尤」，甚也，宜俞氏斥爲迂矣。至顧觀光校，謂目不明則易於招尤。張嘯山先生校，亦謂視不審則多誤，故云招尤。并以「尤」作「過」字義，實較王義爲更迂。此與韓愈《感二鳥賦》「祇以招尤而速累」者，自不可同也。《説文·目部》云：「旬，目摇也」。或體作「眴」。《刺瘧》篇云：「目眴眴然」。然則招摇即申眴矇之義，猶下文腹滿瞋脹，瞋脹即申腹滿之義也。

五藏相音，可以意識。

鬯案：「音」字疑本作「咅」。咅、音隸書止争一筆，故誤咅爲音。咅實「倍」字之借也。倍之言背也。五藏相咅，實謂五藏相背也。上文云：「五藏之象，可以類推」，謂其常象也。至於五藏相背，亦可以意識之。故又云：「五藏相音，可以意識。」四句似平而實貫，與上言脉，下言五色分别一項者不同，故複言五藏也。咅誤爲音，則義不可通。王注釋爲五音互相勝負，則當云五藏互音，不當云相音矣。或以相作形相解，益謬。《脉要精微論》云：「五藏者，中之守也」「得守者生，失守者死。」五藏相背，即失守之謂。《玉機真藏論》云：「病之且死，必先傳行，至其所不勝，病乃死。」此言氣之逆行也，故死。五藏相背，亦即逆行之謂也。

名曰肺痹，寒熱得之。

鬯案：「寒熱」二字似當在「得之」之下，方與上下文例合。上文云：「名曰心痹」，下文云：「名曰肝痹」「名曰腎痹」，「痹」下俱不更著字，則此名曰肺痹下，不合著「寒熱」二字，方爲類也。又上文云：「得之外疾」，下文云：「得之寒濕」，則此云「得之寒熱」，亦爲類也。二字倒轉，爲失例矣。

五藏別論

六府者，傳化物而不藏。

甽案：云化物而不藏，則六府即上文傳化之府。上文言傳化之府，云：「胃、大腸、小腸、三焦、膀胱」，則止五府，又云「魄門亦爲五藏使，水穀不得久藏」，則魄門亦實傳化之府之一，合之成六府。然則此六府爲胃、大腸、小腸、三焦、膀胱、魄門，與《金匱真言論》以膽、胃、大腸、小腸、膀胱、三焦爲六府者異。膽亦見上文，乃奇恒之府，奇恒，猶言變常也。《玉版論要》篇云：「奇恒者，言奇病也」。彼言病，故云奇病，其實奇恒止是變常之義。若奇恒之府曰奇病之府，不可通也。或云，古醫書有名奇恒者，亦在彼奇恒可解，在此奇恒不可解。非傳化之府，故舍膽而取魄門爲六。自來《素問》家俱略未説，故爲拈出之。下文兩言六府，當同。

藏府之説，今醫工一從《金匱真言論》，而在古初無定論。故《靈蘭秘典論》云：「願聞十二藏之相使，貴賤何如？」又《六節藏象論》云：「凡十一藏，取決於膽也。」是合藏府而通謂之藏矣。又《診要經終論》言十二月，人氣分兩月配一藏，故五藏之外又有頭，則頭亦爲一藏矣。又《六節藏象論》及《三部九候論》并言九野爲九藏，故神藏五，形藏四。王注云：「所謂形藏四者，一頭角，二耳目，三口齒，四胷中。」則頭角、耳目、口齒、胷中，亦爲藏矣。又《脉要精微論》云：「夫五藏者，身之强也。」而彼下文云：「頭者，精明之府；」「背者，胷中之府；」「腰者，腎之府；」「膝者，筋之府；」「骨者，髓之府」，則是五府也，而云五藏，五藏而又爲頭、背、腰、膝、骨矣。上文云：「黄帝問曰：余聞方士或以腦髓爲藏，或以腸胃爲藏，或以爲府」，則當時藏府之説有争辯矣。

異法方宜論

其治宜砭石。

鬯案：「砭」與「鍼」别，故言「砭石」，不言「砭鍼」。此東方，言其治宜砭石，下文南方，言其治宜微鍼，鍼與砭分别如此。而王注云：「砭石，謂以石爲鍼也。」則溷砭於鍼矣。又云：《山海經》：「高氏之山，有石如玉，可以爲鍼，則砭石也。」考今《山海東山經》作「高氏之山，其上多玉，其下多箴石」，與王引小殊。彼郭璞注云：「可以爲砥鍼治癰腫者。」王義實本於此。然如王所引，固止言箴顧觀光校云：「箴，即字」。《左傳》「鍼莊子」。《風俗通》作「箴莊子」。不言砭。如今本亦止言箴石，不言砭石，烏覩箴石之即砭石乎？要高氏山之箴石，不妨亦如砭之可以治癰腫，而治癰腫之砭石則石而非鍼也。蓋但當是刃石，而不當謂鍼石，故《靈樞・九鍼十二原》篇列九鍼之目：一曰鑱鍼；二曰員鍼；三曰鍉鍼；四曰鋒鍼；五曰鈹鍼；六曰員利鍼；七曰毫鍼；八曰長鍼；九曰大鍼，其説亦見《九鍼論》，何曾見有砭鍼在内？又申言九鍼，其於鈹鍼云：「末如劍鋒，以取大膿。」取大膿者，即所謂治癰腫也。然則治癰腫之鍼，乃鈹鍼，非砭石。砭石與鈹鍼皆治癰腫，而砭石不可名爲鍼，即猶鈹鍼不可名爲石也。故《病能論》云：「有病癰者，或石治之，或鍼灸治之。」又云：「癰氣之息者，宜以鍼開除去之。夫氣盛血聚者，宜石而寫之。」則鍼與石之異物，亦既彰明曉著矣。《靈樞・玉版》篇云：「黄帝曰：其已有膿血而後遭乎？不導之以小鍼治乎？岐伯曰：其已成膿血者，其唯砭石鈹鋒之所取也。」鈹鋒者，即鈹鍼也。砭石與鈹鋒并稱，明砭石與鈹鍼同類。既言砭石，又言鈹鋒，明砭石與鈹鍼異物。以砭石爲鍼者，恐即由誤讀此文，以砭石鈹鋒爲一物，則砭石即鈹鍼。鈹鍼爲鍼，砭石亦自爲鍼矣。則試問諸言鍼石者，如《金匱真言論》云：「皆視其所在而施鍼石也」；《移情變氣論》云：「鍼石治其外」；《血氣形志》篇云：「治之「治之以鍼石」；《通評虚實論》云：「閉塞者，用藥而少鍼石也」；鍼石之見於《素問》不一而足。若砭石即鈹鍼，既言鍼，又舉九鍼之一以相配并稱，誠何意義與？鍼石并稱，恐所謂鍼轉可專指鈹鍼，而不可以鈹鍼屬石，且鈹鍼大小有制，《九鍼十二原》篇及《九鍼論》并言鈹鍼廣二分半、長四寸。《九鍼論》且申之云，此大小長短法也，則明一定而不可易者矣。而砭石有大有小，故《寶命全形論》云：「制砭石小大」，其必不能一定廣二分半，長四寸，則砭石之不可當鈹鍼，不愈明乎？彼林校引全元起云：「砭石者，是古外治之法，有三名：一鍼石，二砭石，三鑱石。古未能鑄鐵，故用石爲鍼，黄帝造九鍼以代鑱石。」此足見黄帝造鍼以代砭，砭石必不得當九鍼之一也。其言一鍼石、二砭石、三鑱石，鍼石者，固石之爲鍼者也，即謂是高氏山之箴石，亦聽之可也，鑱石者，即鑱鍼之所取法也。故鑱鍼列九鍼之冠。黄帝造九鍼以代砭，去鍼石、鑱石，而獨存砭石，則砭石之非鍼又可明矣。其言古未能鑄鐵，故用石爲鍼，則有鑄鐵之後，鍼必不復用石而用鐵，砭石之非鍼，又可明矣。又案：王於下文微鍼注云：「微，細小也。細小之鍼，調脉衰盛也。其意若謂南方治宜細小之鍼，而東方治宜砭石者，即粗大之鍼。」此蓋亦有説。微鍼固即小鍼之名，如《玉版》篇帝問以小鍼治，而伯對鈹鍼之所取，則鈹鍼爲大鍼，《説文·金部》云：「鈹，大鍼」是也。此小鍼爲細小之鍼可證也。而彼上文又云：「黄帝曰：余以小鍼爲細物也。夫子乃言上合之于天，下合之于地，中合之于人，余以爲過鍼之意矣。歧伯曰：大于鍼者，惟五兵者焉。」夫帝問小鍼，伯不曰大於小鍼者某鍼，而云大於鍼者惟五兵，則彼小鍼實兼九鍼之總名矣。蓋九鍼有小大，就鍼别之，若論其物，固莫非小物也，故九鍼得總名爲小鍼。南方之治宜微鍼，正是總名九鍼爲微鍼，而非指九鍼中之細小之鍼也。何以知之？以彼下句即承之曰：「故九鍼者，亦從南方來。」不曰微鍼，而曰九鍼，豈非微鍼即九鍼乎？微鍼即九鍼，則砭石之非鍼，又可明矣。儻砭石在九鍼之外，而亦爲鍼，則何不并九鍼數之爲十鍼？《素問》無十鍼之目，故砭石卒不得冒鍼之名。故曰但當是石之有刃者也，不具鍼形，故無鍼名也。近人有謂今刮沙法爲古砭遺法者，今刮沙法用錢，或用磁椀，古則用石耳。其説頗能别砭於鍼，然無證據。且古病名無沙，安得有刮沙法？聊附於此。

其民陵居而多風。

咝案：此「其民」當本作「其地」。下文始云：「其民不衣而褐薦」，則此不當出「其民」字，蓋即涉彼而誤也。下文言北方，「其地高，陵居，風寒冰洌」。此西方之陵居而多風，猶北方之陵居風寒也。彼明言「其地」，則此亦當作「其地」，明矣。下文又云：「其民華食而脂肥。」吴崐本無彼「其民」字。吴雖多改易，然其所改，注中皆明出之。此不出，則其所據本原無二字也。蓋此「其民」涉下而誤，彼「其民」又涉上而衍。

湯液醪醴論

形施於外。

鬯案：「施」當爲改易之義。《詩·皇矣》篇鄭箋云：「施，猶易也。」《集韻·紙韻》云：「施，改易也。」《荀子·儒效》篇楊注：「讀施爲移」，釋爲移易，移易亦即改易也，施與易亦通用。《詩·何人斯》篇「我心易也」，陸釋引《韓詩》易作施；《史記·韓世家》「施三川」，《戰國·韓策》「施」作「易」，是也。形施於外者，謂形改易於外也。上文云：「形不可與衣相保」，則信乎其形改易矣。下文云：「以復其形」，既改易其形，故復還其形。「復」與「施」，義正鍼對。林校正謂「施」字疑誤，非也。而如王注云：「浮腫施張於身形之外。」以施爲施張，則必增浮腫以成其義，乃真誤矣。高世栻《直解》本改「施」爲「弛」，猶可通，要弛亦改易之義。《爾雅·釋詁》云：「弛，易也」，字亦通「馳」。《水經·河水》酈道元注引《竹書紀年》云：「及鄭馳地」，謂以地相易也，皆改易之義也。

玉版論要

色夭面脱不治。

❸案：色夭者，色白也。《靈樞·五禁》篇云：「色夭然白」，是其明證。蓋色白必兼潤澤之氣。無潤澤之氣而白，謂之色夭。《玉機真藏論》云：「色夭不澤」，是其明證。王注止云夭惡。《玉機論》注云：「夭，謂不明而惡。」意似得之，而不言何色，説轉不曉。

診要經終論

中心者環死。

❸案：「環」下似本有「正」字，故王注云：「正，謂周十二辰也」。今脱「正」字，則注語無著矣。王訓「正」爲周十二辰者，以《刺禁論》云：「刺中心，一日死」；《四時刺從逆論》云：「刺五藏中心，一日死」。故以爲環正死者，即一日死，一日則十二辰也。蓋譬如今日正午辰刺者，則環至明日午辰正而死。今夜正子辰刺者，環至明夜子辰正而死，此正爲周十二辰之説也。要古未以一日定十二辰，故正曰環正耳。自「正」字脱去，後人或謂經氣環身一周而死。人一日夜營衛之氣五十度周於身，以百刻計之，約二刻一周，則不顧與《刺禁》《刺

從逆》兩論所云「一日死」者不合乎？

刺胸腹者，必以布憿著之，迺從單布上刺。

鬯案：「憿」當讀爲繳。《廣雅·釋詁》云：「縈，纏也。」「縈」即「繳」字。《說文》亦作「縈」。《漢書·司馬相如傳》顔注云：「繳繞，猶纏繞也。」然則繳著之者，謂以布纏著於胸腹也。作「憿」者，借字。林校正引别本作「幧」，左右结构，又作「撽」，俱借字也。張志聰《集註》訓「憿」爲「定」，謬。案：王注云：「形定則不誤中於五藏也」，説以布憿著之乃從單布上刺之義。非以「定」字詁「憿」字。傲爲憿幸之義，從無「定」字之訓。《素問》家鮮通訓詁，率類是。

脉要精微論

五色精微象見矣。

鬯案：此「精微」二字側而不平，與他文言「精微」者獨異。微，蓋衰微之義。精微者，精衰也。五色精微象見者，五色精衰象見也。王注云：「赭色、鹽色、藍色、黄土色、地蒼色見者，精微之敗象。」夫精微之敗象，豈得但謂之精微象。是誤以精微二字平列，而增設敗字以成義，贅矣。衰微即衰敗也。下文云：「以長爲短，以白爲黑，如是則精衰矣」，彼明出精衰，精衰與精微正相應照，亦上下異文同義之例也。篇名題「脉要精微」，義本如此，脉要精微者，猶其題「脉要經終」也。經終，謂十二經脉之終，「精微」二字義側，猶「經終」二字義側矣。下文云：言而微，亦謂言而衰也。

言而微，終日乃復言者。

鬯案：「日」字當衍。言而微，終乃復言，終者，一言一語之終，非終日也。終日乃復言，決無之事。王注云：「若言音微細，聲斷不續。」亦不及終日之義，是王本或尚未衍矣。觀注下云：「甚奪其氣，乃如是也」。玩二「甚」字，則其本已衍，亦未可知。然下文止言此奪氣也。「甚」字王氏所增，則《素問》之無「日」字可決。　顧觀光校據王懷祖説，謂終日猶良久，究爲牽强。

平人氣象論

盛喘數絶者，則病在中結而横有積矣。

鬯案：「則病在中結而横有積矣」十字，當一句讀，「中結」二字連文。而王注於「中」字絶斷，則「結而横有積矣」句，實不成文法。或分作三字兩句，亦不然。然細驗王於「中」字下，止出「絶謂暫斷絶也」六字，其云「中，謂腹中也」，轉出在「結而横有積矣，絶不至曰死」之下。則此處王注似傳寫失真。顧觀光校以「中，謂腹中也」五字爲當在「絶謂暫斷絶也」之下，則仍以「中」字斷句，竊疑未得。蓋「絶謂暫斷絶也」六字，或當斷於「盛喘數絶者」下，所以解數絶之「絶」字也。不然，則當在「絶不至曰死」之下。蓋斷一節而始加注，所注「絶」字，仍是數絶之絶字，非絶不至之「絶」字。蓋後人正恐與「絶不至」之「絶」字相亂，故移寫在上，而不省中字之不可斷也。且今「絶不至曰死」下，尚有注文「皆左乳下脉動狀也」八字在「中，謂腹中也」上，與正文殊不應。是豈六字既移寫在上，而又漫入此八字以補空邪？然則王氏原以「則病在中結而横有積矣」十字連讀作一句，未可知矣。且下文云：「腹中有横積痛」，王解此中爲腹中，正據彼而言，則其十字讀作一句，蓋可證。若下文謂「寸口脉沈而堅者，曰病在中」，「寸口脉浮而盛者，曰病在外」，猶其云「脉盛滑堅者，曰病在外」，「脉小實而堅者，病在内」。中與内相對爲文，猶外與内相對爲文，自不可以彼中字絶句例此也。又云：「病在中脉虚，病在外脉濇者，皆難治。」亦中與外對，又如《玉機真藏論》言太過病在外，不及病在中，凡五見，皆對文，不得例此。

累累如連珠。

鬯案：「連珠」蓋本作「珠連」。「連」字與下文「如循琅玕」「玕」字爲韻。《詩·伐檀》篇云：「置之河之干兮，河水清且漣漪。」連與玕叶，猶漣與干叶也。《楚辭·招魂》云：「高堂邃宇，檻層軒些，網户朱綴，刻方連些。」連與玕叶，猶連與軒叶也。乙作連珠，則失韻矣。王注云：「似珠形之中手。」但言珠而不言連珠，則未見王本之必作連珠矣。

病肝脉來，盈實而滑，如循長竿。

鬯案：「竿」字與「滑」字失韻。且上文云：「平肝脉來，耎弱招招，如揭長竿末梢。」則此言「病肝脉來，盈實而滑」，正與彼脉耎弱相反，何得又以長竿爲喻？長竿若是竹竿，中空而不盈實，亦不滑也。王注上文言長耎，此文言長而不耎，殆故爲之説。以字形擬之，「竿」字當是「笄」字之壞文。「笄」與「滑」，則平入相叶。笄或以玉，或以象牙，正與脉盈實而滑之義合。古人用笄有二種：一爲固髮之笄，一爲固冠之笄。固髮之笄短，固冠之笄長，長笄者，其指固冠之笄與？

玉機真藏論

其見人者，至其所不勝之時則死。

鬯案：凡言時，有二説：一爲春夏秋冬之時，上文所謂四時之序者是也；一爲周一日夜之時，上文所謂一日一夜五分之，王注云「朝主甲乙，晝主丙丁，四季土主戊己，晡主庚辛，夜主壬癸」是也。若以後世十二辰言之，朝，寅卯也；晝，巳午也；四季土，辰未戌丑也。晡，申酉也；夜，亥子也。《靈樞》有《順氣一日分爲四時》篇，則云：朝則爲春，日中爲夏，日入爲秋，夜半爲冬。彼四分之，是朝，寅卯辰也；日中，巳午未也；日入，申酉戌也；夜半，亥子丑也。不别分四季土。以四季土亦當一分，實不若四分之允。抑五分之説，或當如張志聰《集註》云：「昧旦主甲乙，晝主丙丁，日昃主戊己，暮主庚辛，夜主壬癸」，則真五分矣。但與四分之説，又别爲兩説而不可合也。上文云：「真藏見，目不見人，立死」。立死者，即時死也。此言其「見人者至其所不勝之時則死」者，苟非不勝之時，猶不死也。則時爲周一日夜之時，其義本無可疑。獨王注云，不勝之時，謂於庚辛之月，不言時而言月，其語頗異。凡言時，止有以上二説，從無謂月爲時者。曰庚辛之月，則疑王本實作不勝之月，不作不勝之時，而月乃日字之誤也。何以言之？上文云：「真藏見，十月之内死」，彼「十月」當作「十日」，諸家多已訂正。蓋彼上下文皆言真藏見，乃予之期日，且曰：「大骨枯槀，大肉陷下，胷中氣滿，喘息不便，内痛引肩項，一月死」。真藏見，乃予之期日，然則一月死者，真藏猶未見也。此可知真藏見，且無及一月，安及十月？「十月」之當作「十日」，至不可易。而彼王注云：「期後三百日内」，是已從誤本作解矣。以彼例此，知此亦誤作「月」，故亦從誤本作解，謂「不勝之月」謂於庚辛之月也。蓋王本「日」誤爲「月」，而後人又改「月」爲「時」。改「月」爲「時」者，正明知真藏見，死必不久，不能及月也。今以作「日」言之，則亦可通。上文言「目不見人立死」者，即日死也。此言「其見人至所不勝之日則死」者，苟非不勝之日，猶不死也。王言庚辛之月，本之《平人氣象論》「肝見庚辛死」之語。彼正言庚辛日，非謂庚辛月，以干支紀月，亦起後世。庚辛之日，十日之内必有一遇。然則至所不勝之日死，亦謂不出十日耳。因王注而漫疑及此，書之，俟醫工參驗可也。今案：王注「月」字卻可疑，然正文「時」字不當改「日」。上文言「一日一夜五分之，此所以占死生之早暮也」。賴有此條一時字應之，不然，上諸條皆言日，若并此條亦言日，則前文爲無著矣。

其形肉不脱，真藏雖不見，猶死也。

鬯案：上「不」字疑因下「不」字而衍。其形肉脱，故云「真藏雖不見，猶死也」。若作「形肉不脱」，則句中亦當著「雖」字。云「形肉雖不脱，真藏雖不見」，二句爲偶文，然恐非也。或云，「不」字當作「已」。《三部九候論》云：「形肉已脱，九候雖調，猶死。」九候雖調，即真藏雖不見，此文正可例。「形肉已脱」，即形肉脱，有「已」字，無「已」字，其義一也。

《玉版論要》篇云：「色夭面脱不治」，則脱者不治，不脱當不至死矣。上文「其脉絶不來，若人一息五、六至」，或疑「不」字亦衍。案：吴崐注引一説云：「脉絶不來，忽然一息五、六至，必死也」。則彼文有「不」字，亦可解，猶不必衍。

藏氣法時論

肝病者平旦慧。

巠案：慧即當訓愈。《方言·陳楚》篇云：「南楚病瘉者，或謂之慧。」《廣雅·釋詁》云：「慧，瘉也。」瘉即愈也。《説文·疒部》云「瘉，病瘳也」是也。《説文》無「愈」字，或謂即「愉」字之别體，則「愈」爲「瘉」之借字耳。「肝病者，平旦慧」者，肝病者，平旦愈也。即上文「病在肝愈於夏」「肝病者愈在丙丁」之愈也。下文云「下晡甚，夜半静」，甚者，即上文「甚於秋」之「甚」，又即「加於庚辛」之「加」也。静者，即上文「持於冬」「持於壬癸」之「持」也。「慧」與「愈」、「甚」與「加」、「静」與「持」，皆異字而同義也。王注解慧爲爽慧，猶《方言》郭璞注解慧爲「意精明」。推原其意，或未始無理。顧在《方言》既云病愈謂之慧，則推其原意作解可也。此文止言肝病者，平旦慧，則何如訓「慧」爲「愈」之直捷乎？王念孫《廣雅疏證》已引此以證彼，而《素問》家鮮能援《方言》《廣雅》以釋此者，故特爲明之。下文「心病者，日中慧」「脾病者，日昳慧」「肺病者，下晡慧」「腎病者，夜半慧」，并放此。

宣明五氣

胃爲氣逆、爲噦、爲恐；大腸、小腸爲泄；下焦溢爲水；膀胱不利爲癃、不約爲遺溺；膽爲怒。

鬯案：此三十三字非《素問》原文，疑是古《素問》家注語而雜入正文者，古書多註語，特古人或不必稱注耳。上文云：「五氣所病，心爲噫，肺爲欬，肝爲語，脾爲吞，腎爲欠，爲嚏」，故下文結之云：「是爲五病」。注家於心、肺、肝、脾、腎之外，又廣及胃、大腸、小腸、下焦、膀胱、膽，以補正文之所不及，古注恒有此例。今雜入正文，則下文「是爲五病」句不可通矣。且此篇通篇止言五藏，不及六府，則此文之非《素問》原文，固灼然易見。《素問》中有古注語，即前後亦多見之，姑略爲拈出，以證其説。如《陰陽離合論》云：「命曰陰處，名曰陰中之陰」。夫既言命曰，不應復言名曰。下文「則出地者，命曰陰中之陽」，俞蔭甫太史《餘録》云：「則當爲財，財出地者，言始出地也。」有「命曰」，無「名曰」，即其例。以下文「命曰」例此，則此亦當言「命曰」，不當言「名曰」。下文「名曰」亦疊見，「命曰」亦見，皆言「名」不言「命」，言「命」不言「名」。蓋「命曰陰處」四字爲《素問》原文，「名曰陰中之陰」六字乃注語，即以「名曰」釋「命曰」也。而「陰處」二字艱奥，故傍下文「陰中之陽」之意，而即以「陰中之陰」釋「陰處」之義也。以六字雜入正文，則文複而不可解矣。又如《移精變氣論》：「標本已得，邪氣乃服」。林校正引全元起本又云：「得其標本，邪氣乃散矣」。此九字即「標本已得」八字之注語，故王本無之，而全本亦雜入正文，則亦不可解矣。又如《平人氣象論》云：「左乳下，其動應衣，脉宗氣也」。又云：「乳之下，其動應衣，宗氣泄也」。「乳之下」十一字，亦即「左乳下」十一字之注語。《素問》言「脉宗氣」，而注者謂是「宗氣泄」，故林校引全本及《甲乙經》無「乳之下」十一字，則王本亦雜入者矣。又如《玉機真藏論》云：「病之且死，必先傳行，至其所不勝，病乃死。此言氣之逆行也，故死」，「此言」九字亦即「病之且死」十六字之注語。又云：「故曰別於陽者知病從來，別於陰者知死生之期，言知至其所困而死」，「言知」八字亦即「故曰」十九字之注語。又如《刺瘧》篇云：「令人先寒洒淅，洒淅寒甚」，「洒淅寒甚」四字之爲注語，尤明甚。又如《腹中論》云：「不可服高粱、芳草、石藥。石藥發瘨，芳草發狂」，下八字之爲注語，亦明甚。蓋黄帝問語不應先自解説也。凡兹諸條，隨筆所舉，細核全書，其類尚多。《奇病論》：「然後調之」。林校正云：「此四字，全注文，誤書於此，今當删去之」。又，王注云：「是陽氣太盛於外，陰氣不足，故有餘也」林校正云：「此十五字舊作文寫，乃是全注，後人誤書於此，今作注書」。則全注且有誤爲正文者，《素問》無，古注則已有，則豈能無雜入哉？

内經素問二

寶命全形論

木敷者，其葉發。

㽞案：「敷」與「陳」義本相通。《漢書・宣帝紀》顔注引應劭云：「敷，陳也。」《韋玄成傳》注云：「陳，敷也」。敷爲陳布之陳，亦爲久舊之陳。凡一字之有分別義，悉由一義之通轉而得，訓詁之法，頗無泥滯。然則「木敷者，其葉發」，即林校引《太素》云：「木陳者，其葉落」也。木陳，謂木久舊也，《漢書・文帝紀》顔注云「陳，久舊也」，是也，則「木敷」亦若是義矣。「發」當讀爲「廢」。《論語・微子》篇陸釋引鄭本，「廢」作「發」。《莊子・列禦寇》篇陸釋引司馬本，「發」作「廢」。《文選・江文通雜體詩》李注云：「凡草木枝葉彫傷謂之廢」，此其義也。故其葉發者，其葉廢也，其葉廢，即其葉落矣。王注云：「敷，布也，言木氣散布，外榮於所部者，其病當發於肺葉之中」。此説甚戾。木即敷榮，何爲病發？《靈樞・五變》篇云：「夫木之蚤花先生葉者，遇春霜烈風，則花落而葉萎」，是謂「蚤花先生葉」。今止一「敷」字，亦不足以盡此義。且《素問》止言「其葉發」，不言「其葉發病」，安得增設而爲是説也？林校正謂《太素》三字與此經不同，而注意大異。不知字雖不同，而意實無別也。林言三字不同，「陳」與「敷」也，「落」與「發」也，其一乃指上文「嘶敗」之「敗」字，王本原作「嗄」，説見俞蔭甫太史《餘録》。今浙局本於下文「血氣争黑」之「黑」字作「異」，當屬刊誤。不得爲林指三字之一也。

心爲之亂惑，反甚其病，不可更代。

鬯案：「反甚其病」四字當讀作一句。蓋心既爲之亂惑，則所以治其病者，必多不合，故不惟不能除其病，上文云：「余欲鍼除其疾病。」反使其病加甚而不可更代，義本明顯。王注於此簡略，其讀法不可知，而後人率誤讀「心爲之亂惑反甚」爲句，高世栻并讀「心」字屬上句，益謬。「其病不可更代」爲句。原其意，似欲斡旋黄帝之治病必無反使其病加甚之理。殊不知下文云：「百姓聞之以爲殘賊」，若但病不可更代，何至以爲殘賊乎？以爲殘賊，正爲反甚其病故也。且正惟反甚其病，故欲爲之更代，而又不可。苟第心爲之亂惑反甚，亦何至爲更代之説乎？更代者，謂欲以己身更代病者之身也。王注於更代義亦略，而後人率解爲更易時月，益誤矣。鬯於此更有所感，夫以黄帝之用心如彼，上句云：「余念其痛」。而治病猶如此。今之醫工輒自謂己所治病若無一不全者，是其術竟過於黄帝乎？《靈樞·邪氣藏府病形》篇云：「上工十全九，中工十全七，下工十全六」。然則十全九已爲上工矣。《周禮·醫師職》云：「十全爲上，十失一次之，十失二次之，十失三次之，十失四爲下」。蓋十全殊難得也。

土得木而達。

啚案：此「達」字蓋當主本義爲説。《説文・辵部》云：「達，行不相遇也」。行不相遇爲達字本義。則達之本義竟是不通之謂。凡作通達義者，卻以反義爲訓，書傳用「達」字多用反義，惟此「達」字爲得本義耳。土得木者，木克土也。土受木克而曰達，非行不相遇之意乎？王注乃於此「達」字亦訓通，疏矣。上文云：「木得金而伐，火得水而滅。」下文云：「金得火而缺，水得土而絶。」「達」字與「伐」「滅」「缺」「絶」等字同一韻，義亦一類。苟爲通達之義，不且大相刺謬乎？張志聰《集註》云：「木得金則伐，火得水則滅、金得火則缺、水得土則絶。此所勝之氣而爲賊害也。土得木而達，此得所勝之氣而爲制化也。」高世栻《直解》云：「金能制木，故木得金而伐；水能制火，故火得水而滅；木能制土，始焉木王，既則木之子火亦王，火王生土，故土得木而達；火能制金，故金得火而缺；土能制水，故水得土而絶。」皆不明「達」字之義，而曲説支離矣。行不相遇，與「伐」「滅」「缺」「絶」正一律也。朱駿聲《説文通訓》謂：「惟《書・顧命》，用克達殷集大命，似當訓絶。《禮・内則》左右達爲夾室，所以相隔。《吴語》寡人其達王于甬句東，與不相遇義近。」啚意竊不敢漫和，《説文》家竟未有援及此文以證彼者，而《素問》家亦無引《説文》本義以釋此「達」字。甚矣！讀書之難於貫澈也。

從見其飛，不知其誰。

啚案：「從」字蓋「徒」字形近之誤。「徒見其飛」，故曰不知其誰也。不知與徒見，意義鍼合。徒誤爲從，便失旨矣。王注云：「如從空中見飛鳥之往來。」以如從解從，謬甚。

八正神明論

則人血淖液而衛氣浮。

鬯案：「淖」蓋當作淖，淖、淖形近而誤。淖即《陰陽别論》「淖愈則剛柔不和」之淖字。《釋音》云：「淖同潮」是也。彼王注云：「血淖者，陽常勝」。「血淖」二字即可證。此云「衛氣浮」，下文云「故血易寫，氣易行」，是即陽勝之謂矣。王於此無注，而其字作「淖」。張志聰《集註》云：「淖，和也」。殆誤矣。《離合真邪論》《經絡論》及《靈樞·藏府病形》篇、《决氣》篇、《行鍼》篇并出「淖澤」字，疑彼「淖」字皆「淖」字之誤。抑液或當讀汐，液諧夜聲，夜即从夕，亦省聲，而夕聲亦同部可諧。《説文》無「汐」字，故借液爲之。淖液者，即潮汐也。如《五藏生成》篇言「四肢八谿之朝夕也」，彼「朝夕」即「潮汐」，前人已言之，此借液爲汐，猶彼借夕爲汐矣。《移精變氣論》「虚邪朝夕」或亦當讀「潮汐」。

入則傷五藏，工候救之，弗能傷也。

鬯案：此古文倒裝法，若云「工候救之，弗能傷也。入則傷五藏」，「工候救之」承上文「兩虚相感，其氣至骨」而言。蓋其氣至骨之時，工猶可以候救，救者，即救使勿人傷五藏也。「入則伤五藏」，至於傷五藏，工亦弗能救矣。故下文云：「天忌不可不知也。」「入則傷五藏」句，倒在「工候」之上，則意義似艱奥，於是或疑「弗能傷」之「傷」字，如《左成十年傳》

「公夢疾爲二豎子，曰：彼良醫也，懼傷我」之「傷」。謂醫傷病，非謂病傷人。則「傷」字如「治」字之義。究不若依古文倒裝法爲允，否則直錯誤耳。

離合真邪論

不知三部者，陰陽不別，天地不分。

巠案：此十三字錯簡也，當在下文「以定三部」之下，「故曰刺不知三部」之上。其文云：「地以候地，天以候天，人以候人，調之中府，以定三部。不知三部者，陰陽不別，天地不分，故曰刺不知三部九候病脉之處」，云云。「不知三部者」，即承「以定三部」而言。「故曰刺三部」即承此「不知三部者」而言，其文甚明。此十三字錯在前，則語意隔絶不可通矣。張志聰《集註》、高世栻《直解》，乃以「地以候地，天以候天，人以候人」三句爲亦承此「不知三部者」言，實謬甚。夫「地以候地，天以候天」，是明明分天地矣。既以不分天地者爲不知三部，何又以分者爲不知三部乎？且《三部九候論》云：「下部之天以候肝，地以候腎，人以候脾胃之氣」；中部「天以候肺，地以候胷中之氣，人以候心」；上部「天以候頭角之氣，地以候口齒之氣，人以候耳目之氣」。所謂「地以候地，天以候天，人以候人」者，即此是也。安得謂不知三部者乎？抑必以「地以候地」三句爲承「不知三部者」言，而「調之中府，以定三部」二句仍與「地以候地」三句不可接合，故不以此十三字爲錯簡在前，直須合下三句都二十五字爲錯簡矣。

通評虛實論

脉虛者，不象陰也。

鬯案：「陰」下疑脱「陽」字。「陽」與上文「常」字、「恇」字爲韻，脱「陽」字，則失韻矣。且脉不能有陰無陽，脉虛而第謂不象陰，亦太偏舉矣。王注謂：「不象太陰之候。氣口者，脉之要會，手太陰之動」。張嘯山先生校已譏其望文。先生疑「不象陰」有誤。鬯則以爲有脱而非誤。《素問》有《陰陽應象論》篇，然則不象陰陽者，謂陰陽失其所應象耳。

太陰陽明論

則身熱不時卧，上爲喘呼。

鬯案：此「時」字疑誤，或當作「得」。「得」與「時」形近，故誤「得」爲「時」。不得卧，始爲病，若不時卧，今之養病者有之，非所謂病也。且既云「身熱」，又「上爲喘呼」，則其病正合不得卧，豈尚能不時卧乎？王無注。後人或解不時卧爲不能以時卧，其義則近矣。然不能以時卧，不當但云「不時卧」。凡言不時，如《氣交變大論》云：「則不時有埃昏大雨之復」

「則不時有和風生發之應」「則不時有飄落振拉之氣」，《至真要大論》云「便溲不時」，皆不以時而有之之義，非不能以時有之義。《繆刺論》云：「其不時聞者，不可刺也。」王注云：「不時聞者，絡氣已絶，故不可刺。」吴崐注云：「絶無所聞者爲實，不時聞者爲虚，虚而刺之，是重虚也，故在禁。」案兩説相反，吴解不時之義爲合。至如《上古天真論》云：「不時御神」，則實「不解」之誤。見林校正引别本。蓋「不解」，猶彼上文言「不知」也，誤作「不時」，無義。故知此「時」字實「得」字之誤也。《熱論》云：「故身熱不得卧也」，《刺熱》篇云：「熱争則不得安卧」，《逆調論》云：「有不得卧不能行而喘者，有不得卧，卧而喘者」，皆足以證此矣。其「不得卧」三字，在他篇猶屢見。

刺熱

榮未交。

𨙸案：「榮未交」，似當從林校正，據《甲乙經》《太素》作「榮未夭」爲是。上文云：「太陽之脉，色榮觀骨，熱病也」。「榮」即承「色榮」言，是榮即色矣。「榮未夭」即色未夭也。《玉機真藏論》云：「色夭不澤，謂之難已」。然則色夭者難已，色未夭者不至難已也，故下文云：「曰今且得汗，待時而已」。「夭」誤爲「交」，實無義。抑在古音，夭、交同部，或讀交爲夭，亦無不可。而王注言：「色雖明盛，但陰陽之氣不交錯」，則據《評熱病論》「陰陽交」爲説。然彼明言陰陽，此止言榮，似未可據彼説此也。至謂交者次如下句，案下句云「與厥陰脉争見者，死不過三日」，是言争，不言交。「交」與「争」，義相似而實相反也。後人立説更未得確，故不如從作「夭」之義可解。林校又云：「下文榮未交亦作夭」，是《甲乙》《太素》兩處皆「夭」字，可據也。

評熱病論

穀生於精。

𡨚案：此「於」字但作語辭，與上句「於」字不同。上句云「人所以汗出者，皆生於穀」，謂穀生汗也。此言「穀生於精」，非謂精生穀也，故王注云「言穀氣化爲精，精氣勝乃爲汗」，然則止是穀生精耳。穀生精，而云「穀生於精」，則「於」字非語辭而何？此猶《靈蘭秘典論》云「恍惚之數生於毫氂，毫氂之數起於度量」，亦止是「恍惚之數生毫氂，毫氂之數起度量」耳。是《素問》中固有用此「於」字一法。顧觀光校，彼兩「於」字亦以爲止是語辭，引《穀梁·文六年傳》「閏月者，附月之餘日也，積分而成於月者也」爲證，而於此無校，故特爲一補。又案：細玩王注「言穀氣化爲精」，似以「爲」字代「於」字。王引之《經傳釋詞》卻有「於，猶爲也」一釋。顧氏所引《穀梁·文六年傳》一條，亦引在内。然則「穀生於精」者，謂穀生爲精，「恍惚之數生於毫氂，毫氂之數起於度量」者，謂「恍惚之數生爲毫氂，毫氂之數起爲度量」，亦未始非一解。然如《逆調論》云：「腎者，水也，而生於骨」，彼雖解作「生爲骨」，亦可通，而《甲乙經·陰受病發痹》篇作「腎者，水也，而主骨」，無「於」字，則「於」但作語辭明矣。又如《戰國·燕策》云：「夫制於燕者，蘇子也。」彼「於」字卻不可解作「爲」。鮑彪注云：「言其制燕」，則又明是語辭矣。就王釋所引各條，《穀梁傳》之外并作「爲」字解者，其實即作語辭解，亦皆無害也。

使人强上冥視。

㦤案：「强上」無義，「上」疑「工」字之誤，工，蓋「項」字之借，項諧工聲，故借工爲項。强工者，强項也。王注云：「故使人頭項强而視不明也」，即其證矣。後人就誤本「上」字生説者，俱非。

逆調論

人身非常温也，非常熱也。

㦤案：「常」本「裳」字。《説文·巾部》云：「常，下帬也」。或體作「裳」，是「常」「裳」一字。書傳多以「常」爲恒常義，而下帬之義乃習用「裳」，鮮作「常」。致王注於此誤謂異於常候，故曰非常，而不知下文云「人身非衣寒也」，以彼「衣寒」例此「常温」「常熱」，則其即裳温裳熱明矣。裳，猶衣也。《詩·斯干》篇鄭箋云：「裳，晝日衣也」。小戴曲《禮記》孔義云：「衣，謂裳也。」是裳衣本可通稱。裳温裳熱，猶衣温衣熱也。此言裳，下文言衣，變文耳。

人有四支熱，逢風寒如灸如火者，何也。

鬯案：「寒」字當衍。下文云：「逢風而如灸如火者」，無「寒」字，可證。且云：「四支者，陽也，兩陽相得」，惟止言風，故四支陽，風亦陽，是爲兩陽。若寒，則雜陰矣。《瘧論》云：「夫寒者，陰氣也；風者，陽氣也」。是也。或依下文，謂「寒」字即「而」字之誤，亦未可知。

瘧論

因遇夏氣淒滄之水寒。

鬯案：此「水」字爲「小」字之誤，無疑。不特林校正引《甲乙經》《太素》作「小寒迫之」，可證。「迫之」二字或不必依補，而「水寒」之作「小寒」，則如《氣交變大論》王注云：「淒滄，薄寒也。」薄寒即小寒。以薄寒釋淒滄，正本此淒滄之小寒立説。又《五常政大論》注云：「淒滄，大凉也。」大凉亦即小寒之義，蓋在寒猶爲小，在凉已爲大矣。然則王本於此亦作「小寒」而不作「水寒」，可據訂正。

刺瘧論

二刺則知。

𨙸案：「知」當訓「愈」。《方言·陳楚》篇云：「知，愈也。」南楚病愈者或謂之知。知，通語也，或謂之慧。然則謂愈爲知，猶《藏氣法時論》謂愈爲慧，說見前。皆南楚之言也。上文云「一刺則衰」，謂瘧衰也，下文云「三刺則已」，謂瘧已也，則愈者，謂瘧愈也。愈在衰已之間，則愈於瘧衰，而瘧猶未能已之謂也。故「知」與「已」有別，知之於已，亦猶《藏氣論》慧之於静，彼慧之於静，即彼上文愈之於起，起之言已也。王於此無註，不免疏略。而如張志聰《集註》云：「一刺則病衰，二刺則知，三刺則病已。上古以小便利，腹中和爲知」。以小便利，腹中和爲知，未詳何本。但即其註衰曰病衰，已曰病已，而知不曰病知，蓋其義實不便於「知」上亦加「病」字，則不如訓知爲愈。即不妨曰病知，病知即病愈也。要三句并指瘧言，病字不可唐突没郤。《腹中論》云：「一劑知，二劑已。」「知」字放此。《腹中論》上文云：「名曰鼓脹，治之雞矢醴」。王注云：「古《本草》，雞矢并不治鼓脹，惟大利小便」。張《集註》或即因此附會。《腹中論》吴崐注云：「知，效之半也。已，效之全也」。意殊得之，語出杜撰。

舉痛論

善言人者必有厭於己。

𢘑案：「厭」當訓「合」。《説文・厂部》云：「厭，一曰合也。」《國語・周語》韋解亦云：「厭，合也。」玄應大方等《大集經音義》引《蒼頡篇》云：「伏合人心曰厭。」然則「善言人者，必有厭於己」，猶上文「善言古者，必有合於今」，「厭」與「合」同一義也。王注云：「静慮於己，亦與彼同」。似訓「厭」爲「同」，同亦合也，而詁語不著。故後人多訓爲「足」，此不如訓「合」之善矣。又，「厭」字與上文「驗」字叶韻，驗、厭與合字轉韻亦可叶，是爲叶韻在句中之例。

腹中論

先唾血。

𢘑案：此「先」字當因上文「先」字而衍。

風論

或爲風也。

䁱案：「或」字當涉上文諸「或爲」字而誤。蓋本作「同」，故下文云：「其病各異，其名不同。」「同」誤爲「或」，則句不成義。

然致有風氣也。

䁱案：「有」字吴崐本作「自」字。吴本諸所改易，注中皆出僭易字，此不注，則其所據本原作「自」字也，當從之。上文云：「無常方」，故作轉語云：「然致自風氣也。」言雖無常方，然其致病則仍由風氣耳。自誤爲有，則義不可解。林校正引全元起本及《甲乙經》，「致」字作「故攻」。奚方壺校云：「林校『攻』字衍。」案：今《甲乙經・陽受病發風》篇無「攻」字，則「攻」字爲衍，信。但作然故有風氣也，仍不可解。竊疑全本及《甲乙經》亦作「然，故自風氣也」。故自風氣與致自風氣，惟故、致義略别，要大旨一也。

痹論

經絡時疏，故不通。

圯案：「通」即讀爲「痛」，痛、通并諧甬聲，故得假借。《甲乙經・陰受病發痹》篇作「痛」，正字也。此作「通」，假字也。不省「通」爲假字，則既言「疏」，又言「不通」，義反背矣。而或遂以「通」爲誤字，則不然，故不煩改「通」爲「痛」。《素問》假字於此最顯，注家多不明其例，蓋醫工能習六書甚少也。

凡痹之類，逢寒則蟲。

圯案：「蟲」當讀爲「痋」，痋諧蟲省聲，故可通借。《説文・疒部》云：「痋，動病也。」字又作「疼」，即上文云：「其留連筋骨者疼久。」《釋名・釋疾病》云：「疼痹，痹氣疼疼然煩也。」依吴志忠校本。然則逢寒則痋，正疼疼然煩，所謂疼痹矣。段玉裁《疒部》注以釋疾病之疼疼，即《詩・雲漢》篇之「蟲蟲」，則又「蟲」「痋」通借之一證。抑玄應成實《論音義》引《説文》，「動病作動痛」。上文云：「寒氣勝者爲痛痹。」又云：「痛者，寒氣多也，有寒故痛也。」然則「逢寒則痋」，解作「逢寒則痛」，亦一義矣。要因痛，故疼疼然煩，兩義初不背也。動痛本合兩義爲一。王注云：「蟲，謂皮中如蟲行。」望文生義，不足爲訓。《甲乙經・陰受病發痹》篇作「逢寒則急」，當屬後人所改。下句云：「逢熱則縱」，「蟲」與「縱」爲韻，改作「急」，則失韻矣。

痿論

樞折挈。

𠱡案：「挈」上疑脱「不」字，故王注云：「膝腕樞紐如折去而不相提挈。」是王本明作「不挈」。若止言挈，何云「不相提挈」乎？且「樞折挈」三字本不成義。《甲乙經·熱在五藏發痿》篇，「挈」作「瘈」。

宗筋弛縱。

𠱡案：「宗」當訓「衆」。《廣雅·釋詁》云：「宗，衆也。」《周書·程典》：「商王用宗讒。」孔晁解亦云：「宗，衆也。」宗筋猶宗讒矣。宗讒爲衆讒，則宗筋爲衆筋。故下文云：「陰陽總宗筋之會。」又《厥論》云：「前陰者，宗筋之所聚。」曰會，曰聚，則「宗」之訓「衆」明矣。《厥論》「宗」字，《甲乙經·陰衰發熱厥》篇正作「衆」，尤爲明據。

厥論

𠱡案：厥本有二：有脚氣之厥，有氣逆上之厥。王注云：「厥，謂氣逆上也。」世謬傳爲「脚氣」，《廣飾方》論焉。要兩説皆可存。《廣飾方》今不傳，不知其論云何。第就篇中言之，其云「熱厥之爲熱也，必起於足下」，「寒厥之爲寒也，必從五指而上於膝」，非明明指脚氣乎？其云厥或令人腹滿，或令人暴不知人。或至半日，遠至一日乃知人者。非明明指氣逆上乎？故即《素問》他篇諸言厥，亦當分别觀之。《五藏生成》篇云：「凝於足者爲厥」，是脚氣之厥也。《調經論》云：「厥則暴死，氣復反則生」，是氣逆上之厥也。然則此《厥論》之「厥」，一字實賅二義。世傳脚氣，原爲偏說，而不可爲謬。王氏謬之，而專主氣逆上之說，亦爲偏也。

病能論

故人不能懸其病也。

𠎝案：「懸」蓋當讀爲「𥈤」字，或作「䁘」。故《說文·目部》訓𥈤爲「盧童子」，而《方言·鈔嫽》篇云：「黸瞳之子謂之䁘」。黸瞳子即盧童子，明䁘即𥈤字。《楚辭·招魂》云：「靡顏膩理，遺視䁘些。」《文選·江賦》李注云：「䁘眇，遠視貌。」然則人不能𥈤其病，當謂其病止自知，而人不能見之之意。上文言「卧而有所不安」，卧而有所不安，信惟自知而人不能見其病也。王注云：「故人不能懸其病處於空中也」，臆說無當。

不然病主安在。

𠎝案：「然」，蓋讀爲「僘」。《說文·人部》云：「僘，意膬也。」「意膬」疑是以意揣度之謂。「不憿病主安在」，不敢以意揣度，故爲問也。王誤以「不然」二字屬上讀，注云：「不然，言不沈也」。則必非矣。「然」，從無「沈」字之訓。如謂因上文「沈」字，故承之曰「不然」，語尤無理，後人强解，更無足道。《甲乙經》作「不知病主安在」，意義固甚明矣。正以意義甚明，何至誤知爲「然」，故彼知字當爲淺人所改。

脉解篇

正月太陽寅，寅，太陽也。

鬯案：上「太陽」二字，疑即涉下衍。「正月寅，寅，太陽也」。太陽正申釋寅義。今有兩「太陽」，則複疊無理矣。

陽未得自次也。

鬯案：「次」當讀爲「恣」，恣諧次聲，例得假借。《説文・心部》云：「恣，縱也。」陽未得自恣者，陽未得自縱也。王注云：「次，謂立王之次」，望文臆説。

則爲瘖俳。

鬯案：此「俳」字，顧觀光校及張志聰《集註》，并讀「痱」，義固可通。然竊疑王本此「俳」字實作「跸」。故注云：「俳，廢也。」又云：「舌瘖足廢。」曰足廢，明釋從足之「跸」字矣。不然，何不如後之説者，曰四支廢邪？是知王本實作跸，其注文亦本出「跸」，不煩改讀爲「痱」。

刺志論

邪在胃及與肺也。

鬯案：「及與」二字同義，蓋古人自有複語耳。故《調經論》云：「燔鍼劫刺其下及與急者」，亦以「及與」連文，吴崐本删去「與」字，未必當也。

經絡論

皆亦應其經脉之色也。

鬯案：「亦」字疑衍。

氣穴論

肋肘不得伸。

鬯案：「肋」字當涉上文「筋」字誤衍。上下文各四字句，不應此獨多一字。

調經論

而此成形。

鬯案：「此成」二字蓋倒。此者，此五藏也。成此形，成五藏之形也，與下文身形別。「身形」下「五藏」二字涉下而衍，高世栻《直解》已訂删。

神不足則悲。

鬯案：此「悲」字必以作「憂」爲是。王注云：「『悲』一作『憂』，誤也。」則以不誤爲誤矣。然固明有作「憂」之一本也。林校正引《甲乙經》及《太素》并全元起注本，亦并作「憂」。上文云：「神有餘則笑不休。」「憂」與「休」叶韻，若作「悲」，則失韻矣。蓋「憂」字古作「𢝊」，「𢝊」與「悲」亦形相似而誤也。

内鍼，其脉中久留而視。

鬯案：「内鍼」二字當句。「其脉中」對下文「脉大」而言。脉不大，故曰中。《漢書·律曆志》顔注所謂中，不大不小也。其脉中而不大，則不可即出鍼，故云「久留而視」。其脉大而過中，鍼又不可留，故下文云「脉大疾出其鍼」也。王無注。近世讀者輒不察「脉中」與「脉大」對文，而以「内鍼其脉中」作五字句，則合云「内鍼於脉中」，不當云「其」矣。又案：此云「久留而視」，上文云「出鍼視之」，視者究何視？竊謂視病人之目也，即《鍼解》所云：

「欲瞻病人目，制其神，令氣易行」是也。若爲「視其鍼」，則兩「視」字并閒文矣。

不足則四支不用。

鬯案：「用」，讀爲「勇」。

四時刺逆從論

不足病生熱痹。

鬯案：依王注，則「生」字爲衍。吴崐注本無「生」字。

滑則病狐疝風。

鬯案：下文諸言某風疝，則此「疝風」二字還倒。

夏刺經脉，血氣乃竭，令人解㑊。

鬯案：「解㑊」即解惰之義。此言「夏刺經脉，血氣乃竭，令人解㑊」，猶《診要經終論》言「夏刺春分，病不愈，令人解墮」。「墮」即「惰」字之借，是其明證，而彼林校正引此文，亦作「令人解墮」，則一。若林所據本此文原作「解墮」，不作「解㑊」者，則竊又不然。此文原作「㑊」，不作「墮」。彼引當順彼文因作「墮」。「墮」「惰」同字也。新會李氏刻宋本《診要論》亦作「墮」。或傳寫誤耳。何以明之？此王注云：「解㑊，謂寒不寒，熱不熱，壯不壯，弱不弱。」即本《刺瘧》篇云：「少陽之瘧，令人身體解㑊，寒不甚熱不甚」。則明此本作「解㑊」矣。特彼既言「身體解㑊」，又言「寒不甚，熱不甚」，則是分指兩事言之，非以「寒不甚，熱不甚」申「解㑊」之義。王於彼文誤解，并又誤解此文，則正賴此文有《診要論》之一證矣。要此「解㑊」，自作「解㑊」，不作「解墮」，而「解㑊」即解惰之義。無以易也。《刺要論》云：「䏘酸，體解㑊然不去。」非即解惰之義顯據乎。然彼王注亦同此誤解也。《刺瘧篇》止云：「寒不甚，熱不甚」，王注又增：「壯不壯，弱不弱」，則實因《刺要論》之「解㑊」而妄造之也。故彼注云：「解㑊謂强不强、弱不弱、熱不熱、寒不寒」。蓋止「熱不熱、寒不寒」，不足以釋彼之「解㑊」。此又足徵「解㑊」之義本不爾也。至近工以暑日發沙病爲解㑊，誤始江瓘《名醫類案》。今重訂本已改彼「解㑊」作「沙」，雖失江書之舊，然所改固未可非也。書中又坿載杭世駿與魏玉璜《論解㑊書》一篇，甚詳諦。

五運行大論

然所合數之可得者也。

㦞案：「然」與「是」本同義。小戴曲《禮記》鄭注云：「然，猶是也。」此「然」字承上句「人中之陰陽」言。若云「是所合數之可得者也」與他處「然」字作轉語者不同。《六元正紀大論》云：「然調其氣」，彼承上文達之、發之、奪之、泄之、折之而言，亦當謂「是調其氣」也，可以比證。王注用「然」字，亦有同「是」字者。《五常政大論》注云：「物既有之，人亦如然。」「如然」即如是也。然之即是，本屬恒語。惟此兩經一注之「然」字，爲世罕用者耳。

風勝則地動。

㘝案：此言地動因風力之勝使然。既非地震，亦非今西人地動之説。蓋海中颶風暴至，即今所謂風潮者。吾鄉歲或遇此戹。方極盛時，地固爲之撼動，人頗覺之。特不細察，則專歸之風力吹人而已。所謂「風盛則地動」，指此動也，若地震則由電力，不由風力。至於今西人謂地動是自然之動，《易·豫卦彖傳》所云「天地以順動」者也，更非風力之謂矣。上文云：「帝曰：地之爲下否乎？岐伯曰：地爲人之下，太虛之中者也。帝曰：馮乎？岐伯曰：大氣舉之也」，是《素問》固早持今世地球之説者。或云，疑古宣夜説。地球在大氣中，既無馮藉，風力所勝，豈能無動。故其言地動者，必指是矣。

氣交變大論

反，脅痛。

㘝案：「反」，亦病名也。即《至真要大論》所謂「諸轉反戾」是也。彼王注云：「反戾，筋轉也。」蓋筋轉謂之反戾，亦單曰反。反、脅痛者，反戾與脅痛，即筋轉與脅痛二病也。注家多誤作一病解，則「反脅」二字不可通。王注又倒作「脅反」，「脅反」二字亦仍不可通。下文云：「病反，譫妄」，謂病筋轉與譫妄也。又云：「反、下甚」，謂筋轉與下甚也。又云：「病反、暴痛」，謂病筋轉與暴痛也。又云：「病反、腹滿」，謂病筋轉與腹滿也。不知「反」之爲病名而連下讀之，諸文悉不可通矣。

其主蒼早。

𣃈案：「早」當讀爲皁。《周禮·大司徒職》：「其植物宜早物」，陸釋云：「早音皁，本或作皁」，是其證矣。彼鄭注引《司農》云：「早物，柞栗之屬」。今世閒謂柞實爲「早斗」，「早斗」即「皁斗」也。依《説文》作「草斗」。《艸部》云：「草，草斗，櫟實也。」「草」即「皁」之正字。自「草」字爲草木之義所專，故草斗之草作爲皁。蒼早者，蒼色之皁，正即《大司徒職》之早物也。王注乃云：「蒼色之物，又早凋落」，其説必謬。早凋落豈得不言凋落，而但曰早？但曰早，何以知其爲早凋落乎？或説據《廣雅·釋器》云：「皁，黑也。」又云：「緇謂之皁。」緇亦黑也。《説文》徐鉉校云：「櫟實可以染帛爲黑色。」則因其染黑，故引申之義即爲黑。此皁與蒼連文，宜從黑義。蒼皁即蒼黑，似尚可備一通。然以下文其主黅穀證之，亦殆不然也。黅穀者，黅色之穀。黅色之穀與蒼色之皀可儷。以蒼皁作蒼黑義，句法背例矣。且曰其主蒼黑，而不指其物，則其所主蒼黑者，果何物也？

民病寒疾，於下甚則腹滿浮腫。

𣃈案：此蓋當讀「民病寒疾」爲句，「於下甚則腹滿浮腫」爲句。自來讀「民病寒疾於下」爲句，似未然也。「民病寒疾」句義甚明。「民病寒疾於下」，「於下」二字實不成義。甚則云云，雖上文多有此例，然「下甚」二字連文，上文亦凡兩見：云「息鳴、下甚」，云「腸鳴，反、下甚」。

五常政大論

其病摇動注怒。

鬯案：「注」字無義，疑「狂」字形近之誤。

其德柔潤重淖。

鬯案：「淖」，疑「滜」字形近之誤。《史記·天官書》云：「其色大圓黄滜。」裴駰《集解》云：「音澤。」故《六元正紀大論》此文兩見，俱作「其化柔潤重澤」，是其明證。蓋「滜」實即「澤」之殊文，故《説文》《玉篇》《集韻》諸字書，并有「澤」無「滜」。至洪武《正韻》始出「滜」字，然其字已見《天官書》，又見《麻書》，云「秭規先滜」，則不可謂非古有也。《麻書》借「滜」爲「嗥」，而彼文在大戴《誥志記》作「瑞雉」，無釋。故司馬貞《索隱》解爲子規鳥。春氣發動則先出野澤而鳴，特著「野澤」二字。似小司馬意亦欲以彼「滜」爲「澤」也。

火行子槁。

鬯案：「子」字無義，王無注。吴崐注云：「槁，土乾也。」然子屬水，不屬土。且上文已言土迺暑，亦不必複舉。若竟作水解，下文又云「流水不冰」，亦複，且義反也。或改「子」爲「于」，「火行于槁」，亦不可通。且《素問》宋本「于」字多作「於」，則不應誤爲「子」字矣。嘗偶舉以問潘甥和鼎，字味鹽，諸生。荅云：此必「干」字之誤，干讀爲旱，旱槁即成義。或讀爲乾，乾槁亦成義也。竊謂此説同一改字，頗較改「于」爲勝。《小戴・月令記》云：「大火爲旱」，即火行旱槁之義矣。《莊子・田子方》篇陸釋云：「干，本作乾」。歐陽詢《藝文類聚・旱類》引《洪範・五行傳》云：「旱之爲言乾，萬物傷而乾不得水也。」則讀干爲乾，即讀干爲旱矣。又，或曰「子」乃「芓」字之借。《説文・艸部》云：「芓，麻母也」，字亦作「茡」。《爾雅・釋草》云：「茡，麻母。」謂麻母枯槁，故曰芓槁。此雖不改字，然義轉不逮，姑兩存之。

介蟲不成。

㲽案：此「介蟲」蓋本作「鱗蟲」。上文既言「介蟲静」，則不當復言「介蟲不成」。此「介之」爲誤字固甚明矣。且「介蟲不成」上文屬「厥陰司天」，此則「陽明司天」，亦未合複疊也。以上文推之曰「介蟲不成」，曰「毛蟲不成」，曰「羽蟲不成」，曰「倮蟲不成」，所未言者，「鱗蟲不成」耳。則此「介蟲」爲「鱗蟲」之誤可知。又，況凡言「不成」者，其在泉皆不舉。如厥陰司天，介蟲不成，在泉言毛蟲、倮蟲、羽蟲，而不舉介蟲；少陰司天，毛蟲不成，在泉言羽蟲、介蟲，而不舉毛蟲；太陰司天，羽蟲不成，在泉言倮蟲、鱗蟲，而不舉羽蟲；少陽司天，倮蟲不成，在泉言羽蟲、介蟲、毛蟲，而不舉倮蟲。則此下文在泉言介蟲、毛蟲、羽蟲，而不舉鱗蟲，於鱗蟲不成，亦爲合例。若作「介蟲不成」，又失例矣。

六元正紀大論

民迺厲。

㽞案：「厲」，蓋讀爲「賴」，古「賴」「厲」多通。《史記·豫讓傳》司馬貞《索隱》云「厲賴聲相近」，《漢書·地理志》顔注云「厲，讀曰賴」是也。賴之言嬾也。《説文·女部》云：「嬾，懈也，怠也。」上文云：「氣迺大温，草迺早榮。」是春氣方交，故人意多嬾，此驗之於身而可知，故曰「民迺嬾」。若依「厲」字義説，則如高世栻《直解》云：「厲，亢厲也。」殆不確矣。《孟子·告子》篇云：「富歲子弟多賴。」亦謂「子弟多嬾」也。

田牧土駒。

㽞案：田土本以生五穀，今因洪水漫衍，致不能生五穀，而變爲獸畜之所聚居，故曰「田牧土駒」也。《孟子·滕文公》篇述堯時洪水云：「禽獸繁殖，五穀不登。」二句正可舉證此「田牧土駒」之義。而王註云：「大水去已，似當作「已去」。石土危然，若羣駒散牧於田野。凡言土者，沙石同」，其説迂曲，必不可信。

少陰所至爲高明，燄爲曛。

㽞案：「燄爲」二字，似當乙。

有故，無殞亦無殞也。

啚案：「有故」二字當句。故有變義。《荀子・王霸》篇楊注云：「故，事變也。」《穀梁傳》每「故」字與「正」字爲對文。正者，不變也。故者，不正也。則故即變矣。俞蔭甫太史《平議》以彼傳文諸言故也，皆可訓變，是也。有故者，有變也。「無殞亦無殞也」六字，文不成義，必有謬誤。竊疑下「無」字本作「有」。蓋治婦人重身，上文云：「毒之何如？」案：《易・師卦》陸釋引馬注云：「毒，治也。」《莊子・人閒世》篇郭注、陸釋亦并云：「毒，治也。」然則毒之何如者，猶上下文言治之奈何耳？有不死亦有死，故曰「無殞亦有殞也」。無殞亦有殞，正申明有變之義也。王注言：「故，謂有大堅癥瘕痛甚不堪」，又謂「上無殞，言母必全，亦無殞，言子亦不死」。俱强解難信。

至真要大論

痛留頂。

啚案：「留」字於義可疑，或當「囟」字之形誤。「痛囟頂」，猶下文言頭項，囟頂，腦户中痛也。

欬不止，而白，血出者死。

啚案：「而」字疑隸書「面」字之壞文。「欬不止」爲句，「面白」爲句，「血出者死」爲句。舊以「白血」連讀，則血未見有白者矣。王注云：「白血，謂欬出淺紅色血」，亦明知血無白色，故以淺紅色假借之。然淺紅究亦當言紅白，未當單云白也。《欬論》云：「久欬不已，使人多面浮腫。」蓋即此病面浮腫，則面必白而無血色矣。

著至教論

四時陰陽合之别星辰與日月光。

㘝案：「别」字疑當在「四時」上，「合之」二字屬「星辰」讀。

疑於二皇。

㘝案：「疑」當讀爲「擬」。林校正引全元起本及《太素》，正作「擬」，可證。「擬於二皇」，承上文上通神農著至教而言，則二皇必更在神農之上，蓋庖犧、女媧也。司馬貞《補史記·三皇本紀》以庖犧、女媧、神農爲三皇，是庖犧、女媧正在神農之上。去神農而言，宜不曰三皇，而曰二皇。擬者，正謂以神農足三皇之數也。王注乃云：「公欲其經法明著，公，雷公。通於神農，使後世見之，疑是二皇并行之法」，則以二皇爲神農、黄帝，其説迂甚。蓋誤解「疑」字，又以爲古帝王之通醫者惟有神農、黄帝耳。而不知言著至教，正不必泥醫言也。庖犧、女媧何必無至教？況又安知其不通醫哉？後人或指庖犧、神農爲此二皇，更無義。

示從容論

别異比類，猶未能以十全。

鬯案：「别異」二字今本作「則無」，似與上文黄帝問辭「若能覽觀雜學及於比類」爲義合。顧觀光校云：「比類，亦古書名」。王注云：「言臣所請誦《脉經》兩篇衆多，别異比類，例猶未能以義而會見十全。」注文「别異」二字似亦作「則無」爲順。言無比類猶未能，况及比類乎？故下文云「又安足以明之」。「以十全」三字蓋涉上文而衍，「十全」指治之功效言，故上文云：「可以十全。」若此言猶未能以義而會見十全，則指學問而非指功效，與上文「十全」之義歧出矣。兩「十全」必不容異義也。且諸言「十全」者，如《徵四失論》云：「皆言十全」，《方盛衰論》云：「診可十全」，《解精微論》云：「未必能十全」，《靈樞・邪氣藏府論形》篇云：「上工十全九，中工十全七，下工十全六」，亦莫不指工效也。故疑此「以十全」三字涉上衍。

公何年之長而問之少。

鬯案：「問」蓋當作「聞」，涉下文「問」字而誤。

疏五過論

迎浮雲莫知其際。

㲋案：「際」字當依《六微旨大論》作「極」。「極」與上文「測」字，下文「式」字、「則」字、「副」字、「德」字爲韻。若作「際」，則失韻矣。王注云：「際不守常」，殊無義。或本是「極不守常，正未可知。林校云：「詳此文與《六微旨大論》文重」。又《六微旨大論》校云：「詳此文與《疏五過論》文重。」兩校皆言文重，不言字異，則林所見本當尚未誤「極」爲「際」也。朱駿聲《説文通訓》云：「《素問·疏五過論》叶測、極、式、則、副、德。」則朱似尚曾見未誤之本。

爲萬民副。

㲋案：「副」當讀爲「福」，「福」「副」同聲通借。《史記·龜筴傳》褚先生曰：「邦福重實。」裴解引徐廣曰：「福音副。」是「福」讀爲「副」也。此言「爲萬民副」，實即「爲萬民福」，是「副」讀爲「福」也。林校引楊上善云：「副，助也」，則已不明假借之例。後人或訓功，或訓全，更杜撰可嗤。下文云：「診必副矣。」「副」，亦讀「福」，兩字正相呼應。

徵四失論

更名自功。

鬯案：「更名」者，當是竊取前人之法而更其名目，與上文「謬言爲道」，意義有别。吴崐注謂「變易其説」，非也。《素問》明言「更名」，不言更説，且「變易其説」，即「謬言爲道」，於義亦爲重複矣。「功」字當依林校正引《太素》作「巧」。「巧」「功」於義皆可解。而「巧」與上文「道」字、下文「咎」字爲韻，「功」則失韻矣。已見顧觀光校。竊取前人之法而更其名目，是以前人之巧爲己巧，故曰自巧也。

方盛衰論

是以春夏歸陽爲生。

鬯案：「春夏歸陽」，疑當作「陽歸春夏」。故下句云：「歸秋冬爲死。」正與「歸春夏爲生」語偶。蓋以「是以陽」三字領句，「陽歸春夏爲生，陽歸秋冬爲死」也。下文云：「反之則歸秋冬爲生」。反之者，反陽爲陰也。此句一倒誤，而下文亦不可通矣。

亡言妄期。

𢮦案：「亡」亦當讀「妄」，「亡言」即「妄言」也。吴崐本正作「妄言妄期」。然一用借字，一用正字。古書亦自有此例，不必從作「妄」。而注家或因作「亡」、曲爲亡言生義，則謬矣。《徵四失論》云：「妄言作名」，即此「亡言」。《管子·山至數》篇所謂：「不通於輕重謂之妄言」，此其義也。

解精微論

憂知欲色。

𢮦案：「知」當訓「見」。《吕氏春秋·自知》論云：「知於顔色。」高誘注云：「知，猶見也。」《管子·心術》篇云：「見於形容，知於顔色。」「知」與「見」互文耳。然則憂知於色者，謂憂見於色也。《左傳·僖公二十八年傳》云：「晉侯聞之，而後喜可知也。」是憂色與喜色皆可云知。彼杜預解云：「喜見於顔色。」明亦詁「知」爲「見」。

素問校義

〔清〕胡澍　撰
馬新平　姜燕　點校

《素問校義》提要

宋林億等校曰：案，王氏不解所以名《素問》之義，全元起有説云：素者，本也；問者，黄帝問岐伯也。方陳性情之源、五行之本，故曰《素問》。元起雖有此解，義未甚明。按《乾鑿度》云：夫有形者生於無形，故有太易，有太初，有太始，有太素。太易者，未見氣也；太初者，氣之始也；太始者，形之始也；太素者，質之始也。氣形質具而痾瘵由是萌生，故黄帝問此太素，質之始也。《素問》之名義或由此。俞氏理初持素目録序曰：《素問》名義如素王之素，黄帝以大神靈偏索先師所惜，著之精光之論，仍復請藏慎傳。古人刑名「八索」「九邱」，「素」「索」「邱」皆空也，刑病皆空，設之欲人不犯法、不害性，故曰湯液醪醴爲而不用。澍案：全説固未甚明，林説亦迂曲難通，俞氏以《素》證《素》是矣。而云《素》《索》《邱》皆空也，雖本劉熙、張衡爲説，見《釋名》及《昭十二年左傳正義》，實亦未安。今案：「素者，法也。」鄭注《士喪禮》曰「形法定爲素」，《宣十一年左傳》曰「不愆於素」。《漢博陵太守孔彪碑》曰「遵王之素，素皆謂『法』字，通作『索』。」《六節藏象論》注：「《八素經》林校曰：『素』，一作『索』。」《書序》「八索」、《昭十二年左傳》「八索」、《釋文》并曰：「『索』本作『素』。」《昭十二年左傳》是。能讀三墳、五典、八索、九邱，賈逵曰：「八索，三王之法。」《定四年傳》「疆以周索」，杜預曰：「索，法也。」黄帝問治病之法于岐伯，故其書曰《素問》。素問者，法問也，猶後世揚雄著書謂之《法言》矣。三墳、五典、八索、九邱，「典」「索」皆得訓法。夫曰五法八法之問，義無乖牾，若如俞説，則是八索爲八空，九邱爲九空，素問爲空問，不詞，孰甚焉？故特辯之。

績谿胡澍學

人將失之邪

「今時之人，年半百而動作皆衰者，時世異邪？人將失之邪？」澍案：「人將失之邪」當作「將人失之邪」。下文曰：「人年老而無子者，材力盡邪？將天數然也。」「也」與「邪」古字通。《大戴禮·五帝德》「請問黃帝者，人邪抑非人邪？」《樂記正義》引「邪」作「也」。《史記·張儀傳》「此公孫衍所謂『邪』」，《秦策》「邪」作「也」。《淮南精神篇》「其以我爲此拘拘邪？」《莊子·大宗師篇》「邪」作「也」，是也。上句用「邪」而下句用「也」者，書傳中多有之，《昭二十六年左傳》「不知天之棄魯邪？抑魯君有罪於鬼神故及此也？」《史記淮南衡山傳》「公以爲吴興兵是邪？非也？」《貨殖傳》「豈所謂素封者邪？非也？是也？」《徵四失論》曰：「子年少，智未及邪？將言以雜合邪？」與此文同一例。「將」猶「抑」也。「時世異邪？將人失之邪」謂「時世異邪？抑人失之邪？」「材力盡邪？將天數然也」謂「材力盡邪？抑天數然邪？」「子年少，智未及邪？將言以雜合邪」謂「子年少，智未及邪，抑方以雜合邪」注以「將」爲「且」，失之。《楚策》曰：「先生老悖乎？將以爲楚國祅祥乎？」《漢書龔遂傳》曰：「今欲使臣勝之邪？將安之也？」「也」與「邪」通。《楚辭卜居》曰：「吾寧悃悃款款，樸以忠乎？將送往勞來，斯無窮乎？寧誅鋤草茅以力耕乎？將游大人以成名乎？」以上「將」字亦并爲詞之「抑」。

食飲有節，起居有常，不妄作勞

「上古之人，其知道者，法于陰陽，和於術數，食飲有節，起居有常，不妄作勞。故能形與神俱，而盡終其天年，度百歲乃去。」「食飲有節」三句林校曰：按全元起注本云：飲食有常節，起居有常度，不妄不作，《太素》同。澍案：全本、楊本是也，「作」與「詐」同。《月令》「毋或作爲淫巧以蕩上心。」鄭注曰：今《月令》「作爲」爲「詐僞」。《荀子大略篇》曰：「藍苴路作，似知而非。」「作」亦「詐」字。「法于陰陽，和於術數」相對爲文，「飲食有常節，起居有常度」相對爲文，「不妄」與「不作」相對爲文。《徵四失論》曰：「飲食之失節，起居之過度。」又曰：「妄言作名，亦以節度。」「妄」「作」對文。「作」古讀若「胙」，上與「者」「數」「度」爲韻，下與「俱」「去」爲韻。王氏改「飲食有常節，起居有常度」爲「食飲有節，起居有常」，則句法虚實不對，改「不妄不作」爲「不妄作勞」是誤讀「作」爲「作爲」之「作」。楊上善《太素》注誤同。而以作勞連文，殊不成義，既乖經旨，又昧古人屬詞之法，且使有韻之文不能諧讀。一舉而三失，隨之甚矣。古書之不可輕改也。

以秏散其真

「以欲竭其精，以秏散其真。」林校曰：按《甲乙經》「秏」作「好」。澍案：「以秏散其真」與「以欲竭其精」句義不對，則皇甫本作「好」是也。「好」讀「耆好」之「好」，「好」亦「欲」也。凡經傳言耆好即耆欲，言好惡即欲惡。《孟子告子篇》「所欲有甚於生者」，《中論夭壽篇》作「所好」。《荀子不苟篇》「欲利而不爲所非」《韓詩外傳》作「好利」。作「秏」者聲之誤耳。王注謂「輕用曰秏」乃臆說不可通。

不時禦神

「不知持滿，不時禦神。」林校曰：按別本「時」作「解」。澍案：「時」字是「解」字，非也。時，善也。「不時禦神」謂「不善禦神」也。《小雅頍弁篇》「爾肴既時」，《毛傳》曰：「時，善也。」《廣雅》同「解」，與「時」形聲均不相近，無緣致誤，亦無由得通，蓋後人不明「時」字之訓而妄改之，且「善」亦有解義，《學記》「相觀而善之謂摩」，《正義》曰：「善」猶「解」也。是也。「愈」不必改爲「解」矣。

夫上古聖人之教下也皆謂之

林校曰：按全元起注本云：「上古聖人之教也，下皆爲之」，《太素》《千金》同。楊上善云：上古聖人使人行者，身先行之，爲不言之教。不言之教勝有言之教，故下百姓，仿行者衆，故曰下皆爲之。澍案：全本、楊本、孫本及楊説是也。「夫上古聖人之教也，下皆爲之。」「下皆爲之」言下皆□之也。《書梓材》「厥亂爲民」，《論衡・效力篇》引作「厥率化民」，是「爲」即「化」也。王本作「謂」者，「爲」之借字耳。《僖五年左傳》曰：「一之謂甚，其可再乎？」《六微旨大論》曰：「升已而降，降者，謂天；降已而升，升者，謂地。」《昭元年傳》曰：「此之謂多矣，若能少，此吾何以得見？」《十年傳》曰：「佻之謂甚矣，而壹用之。」《二十一年》曰：「登之謂甚，吾又重之。」《周語》曰：「守府□謂多，胡可興也？」《晉語》曰：「八年之謂多矣，何以能久？」《大戴禮・少閒篇》曰：「何謂其不同也？」此從元本，《楚策》曰：「人皆以謂公不善於富摯。」《管子・霸言》曰：「故貴爲天子，富有天下，而我不謂貪者。」《韓詩外傳》曰：「王欲用女，何謂辭之？」又曰：「何謂而泣也？」《淮南・人間篇》曰：「國危而不安，患結而不解，何謂貴智？」《列六傳・仁智傳》曰：「知此謂誰？」《新序・雜事篇》曰：「何謂至於此也？」《漢書・文帝紀》曰：「是謂本末者，無以異也。」以上并以「謂」爲「爲」，「爲」與「謂」一聲之轉，故二字往往通用。《説苑・君道篇》：「則何爲不具官乎？」《晏子春秋・問篇》「爲」作「謂」。《吕氏春秋・精輪篇》「胡爲不可？」《淮南・道應篇》「爲」作「謂」。《文子・微明篇》「居知所爲」，《淮南人・間篇》「爲」作「謂」。此從道藏本。《漢書・高帝紀》「酈食其爲裏監門」，《英布傳》「胡爲廢上計而出下計？」《史記》「爲」并作「謂」，正如《素問》「下皆爲之」，而王氏所據本「爲」字作「謂」，蓋假借皆主乎聲，語辭之「爲」通作「謂」，行爲之「爲」通作「謂」，作爲之「爲」通作「謂」，故化爲之「爲」亦通作「謂」。王氏不達，誤以

「謂」爲「告謂」之「謂」，乃升「下」字於上句「也」字之上，以「上古聖人之教下也」爲句，皆謂之三字下屬爲句，失其指矣。

恬惔虛無

「恬惔」，元熊宗立本、明道藏本均作「恬憺」。澍案：《一切經音義十六》引《蒼頡篇》曰：「惔恬也。」是「惔」與「憺」同。「憺」之爲「惔」，猶「澹」之爲「淡」，《文選潘安仁金穀集詩》「緣池泛淡淡」，李善曰：「淡」與「澹」同。然《釋音》作「恬惔」，則宋本本作「恬憺」。《陰陽應象大論》「樂恬憺之能」，藏本作「恬憺」，「憺」亦與「憺」同。《淮南・俶真篇》注：澹，定也。《後漢書・馮衍傳》注：澹，定也。「澹」與「淡」同。故《淮南・泰族篇》「静漠恬淡」其字之作「淡」。《移精變氣論》「此恬憺之世」亦并作「恬憺」。

其民故曰樸

「故美其食，任其服，樂其俗，高下不相慕，其民故曰朴。」林校曰：按别本「曰」作「日」。宋本「日」上衍「云」字，今據熊本、藏本删。按：「曰」字義不可通，别本作「日」是也。「日」與《孟子・盡心篇》「民日遷義」之「日」同義，言其民故日以樸也，作「曰」者形似之誤。《大戴禮・曾子天圓篇》「故火日外景而金水内景。」《淮南・天文篇》「日」作「曰」，誤與此同。

髮始墮　髮墮　鬚眉墮

「五七陽明脉衰，面始焦，髮始墮。」又下文曰「五八腎氣衰，髮墮齒槁」。《長刺節論》曰「病大風，骨節重，鬚眉墮」。熊本、藏本作「憜」。王於「墮」字均無注。澍案：「墮」本作「鬌」，《説文》：「鬌，髮墮也。」《字通》作「墮」，「墮」之爲言秃也。《墨子・修身篇》「華髮墮顛，而猶弗舍」，「墮顛」即「秃頂」，今俗語猶然髮秃謂之墮，鬚眉秃謂之墮毛，羽秃謂之毻。《文選・江賦》「産毻積羽」，李善曰：「毤」與「毻」同，引字書：「毤，落毛也」。郭璞《方言》注曰：「鬌毛物漸落去之名。」角秃謂之隓，《吕氏春秋・至忠篇》「荆莊哀王獵於雲夢，射隨兕中之。」尾秃謂之橢，《淮南・説山篇》「髡屯犁牛，既科以橢」，高誘曰：「科無角，橢無尾。」草木葉秃謂之墮。《脉解篇》「草木畢落而墮」，大元窮次，四土不和，木科橢範，望日科橢，枝葉不布。聲義并同也。

此雖有子，男不過盡八八，女不過盡七七

「帝曰：有其年已老而有子者，何也？　岐伯曰：此其天壽過度，氣脉常通，而腎氣有餘也。此雖有子，男不過盡八八，女不過盡七七，而天地之精氣皆竭矣。」王注：「此雖有子」三句，曰雖老而生子，子壽亦不能過天癸之數。澍案：此謬説也。詳岐伯之對，謂年老雖亦

有子者，然大要生子常期，男子在八八以前，女子在七七以前，故曰「此雖有子，男不過盡八八，女不過盡七七，而天地之精氣皆竭矣」。「男不過盡八八」之男，即承上文之丈夫而言；「女不過盡七七」之女，即承上文之女子而言，并非謂年老者所生之子，何得云「子壽亦不過天癸之數」乎？且老年之子必不壽，亦無是理。

真人

「余聞上古有真人者，提挈天地，把握陰陽。」王注曰：真人謂成道之人也。澍案：注義泛而不切，且成與全義相因，無以别於下文淳德全道之至人。今案：真人謂化人也。《説文》曰：「真仙人變形而登天也，從匕，『匕』即『化』之本字從目，從乚，八所乘載也。」是其義矣。

至人

「中古之時，有至人者，淳德全道。」王注曰：全其至道，故曰至人。林校引楊上善曰：積精全神能至於德，故稱至人。澍案：楊、王二注皆望下文生義，不思下文，言「淳德全道」，不言「至德至道」，殆失之矣。今案：至者，大也。《爾雅》曰：「晊，大也。」郭璞作「至」。《釋文》曰：「晊，本又作『至』。」《易・彖傳》曰：「大哉乾元，至哉坤元。」鄭注哀公問曰：

「至矣，言至大也。」高誘注《秦策》曰：「至猶大也。」注《吕氏春秋・求人篇》曰：「至，大也。是至人者，大人也。」《乾文言》曰：「夫大人者，與天地合其德」，與此文「有至人者，淯德全道」意義相似。《莊子・天下篇》曰：「不離於真，謂之至人。」「不離於真」，猶下文言「亦歸於真人也」，故居真人之次。《論語》曰：「畏大人，畏聖人之言，故在聖人之上。」

使志若伏若匿，若有私意，若已有得

熊本、藏本「若匿」作「若匪」。注云：「今詳『匪』字當作『匿』。」澍案：高誘注《吕氏春秋・論人篇》曰：「匿猶伏也」，《經》以『匿』與『伏』并舉，又與『意』『得』相韻。「意」古或讀若「億」。《論語・先進篇》：「億則屢中。」《漢書・貨殖傳》「億」作「意」。《明夷象傳》「獲心意也」，與「食」「則」「得」「息」「國」「則」爲韻。《管子・戒篇》「身在草茅之中而無慴意」，與「惑」「色」爲韻。《吕氏春秋・重言篇》「將以定志意也」，與「翼」「則」爲韻。《楚辭・天問》「何所意焉」，與「極」爲韻。秦之罘刻石文「承順聖意」，與「德」「服」「極」「則」「式」爲韻。其爲「匿」字無疑。王注《生氣通天論》引此亦作「匿」，尤其明證也。作「匪」者乃北宋以後之誤，本何以明之，「匿」與「匪」草書相似，故「匿」誤爲「匪」，一也；宋本正作「匿」，《生氣通天論》注引同，則今詳「匪」字當作「匿」之注，其非王注可知，二也；今詳上無「新校正」三字，又非林校可知，三也。蓋南宋時有此作「匪」之本，讀者旁記，「今詳『匪』當作『匿』」七字傳寫錯入注内，而熊本、藏本遂并沿其誤耳。

又案：「若有私意」當本作「若私有意」，寫者誤倒也。《春秋繁露・循天之道篇》曰：

「心之所之謂意。」鄭注《王制》曰：「意，思念也。」「若私有意」謂若私有所念也，己亦私也。鄭注《特牲饋食禮記》曰：「私臣自己所辟除者」，注《有司徹》曰：「私人，家臣，己所自謁除也。」注《曲禮下》曰：「私行謂以己事也。」注《聘義》曰：「私覿，私以己體覿主國之君，是已猶私也。」「若己有得」謂「若私有所得也」，「若私有意」「若已有得」相對爲文，若如今本，則句法參差不協矣。《生氣通天論》注所引亦誤。

「若有私意」當作「若私有意」是也。「私」不必解作「己」，引鄭義尚牽强。按：「若私有意」申上若伏，若已有得，申上若匿伏者，初無所有而動於中，故曰私有意匿者，已爲所有而居於内，故曰已有得。趙之謙附記。

名木

「則名木多死」王注曰：名謂名果珍木。澍案：注未達名字之義。名，大也；名木，木之大者。《五常政大論》「則名木不榮」，《氣交變大論》「名木蒼凋」，《六元正紀大論》「名木上焦」。「木」舊誤作「草」，辨見本條《至真要大論》「名木斂生」。名木皆謂大木，古或謂大爲名，大木謂之名木，大山謂之名山。《中山經》曰：「天下名山五千三百七十，蓋其餘小山甚衆，不足記云。」「禮器因名山升中于天」，鄭注曰：「名，猶大也。」高誘注《淮南·地形篇》亦曰：「名山，大山也。」大川謂之名川，《莊子·天下篇》曰：「名川三百，支川三千，小者無數。」大都謂之名都，《秦策》「王不如因而賂一名都」，高誘曰：「名，大也。」《魏策》曰：「大縣數百，名都數十。」大器謂之名器，《雜記》「凡宗廟之器，其名者，成則釁之以豭豚。」鄭注曰：「宗廟名器謂尊彝之屬。」正義曰：「若作名者，成則釁之，若細者，成則不釁。」大魚謂之名魚，《魯語》「取名魚」，韋昭曰：「名魚，大魚也。」其義一也。

故身無奇病

「唯聖人從之故，身無奇病。」澍案：此言聖人順于天地四時之道，故身無病，無取於奇病也。王注訓「奇病」爲「他疾」，亦非其義。「奇」當爲「苛」字形相似而誤，「苛」亦病也，古人自有複語耳。字本作「疴」，《説文》「疴，病也」，引《五行傳》曰：「時即有口疴，或作『痾』。」《廣雅》：「痾，病也。」《洪范·五行傳》「時則有下體生上之痾」，鄭注曰：「痾，病也，通作『苛』。」《吕氏春秋·審時篇》「身無苛殃」，高誘曰：「苛，病。」《至真要大論》曰：「夫陰陽之氣清静，則生化治動，則苛疾起。」《管子·小問篇》曰：「除君苛疾，苛疾即苛病也。」「疾」與「病」析言則異，渾言則通。下文「故陰陽四時者，萬物之終始也，死生之本也，逆之則災害生，從之則苛疾不起，是謂得道」上承此文而言，則「奇病」之當作「苛病」明矣。「苛疾」與「災害」對舉則「苛」亦爲「病」明矣。王注於本篇之「苛疾」曰：「苛者，重也。」於《至真要大論》之「苛疾」曰：「苛，重也。」不知此所謂「苛疾」與《生氣通天論》「雖有大風苛毒」、《六元正紀大論》「暴過不生，苛疾不起」之「苛」異義。《六元正紀大論》注：「苛，重也」彼以「苛毒」與「大風」相對，與「暴過」相對，此則「苛疾」與「災害」對與「生化」對文，變而義自殊，言各有當，混而一之，則通於彼者必閡於此矣。

肺氣焦滿

林校曰：按「焦滿」全元起本作「進滿」，《甲乙》《太素》作「焦滿」。澍案：作「焦」者是也。全本作進乃形似之譌，「焦」與《痿論》「肺熱葉焦」之「焦」同義。「滿」與《痹論》「肺痹者煩滿」之「滿」同義。王注以「焦」爲上焦，肺氣上焦滿頗，爲不辭。「焦滿」與下「濁沈」對文，若「焦」爲上焦，則與下文不對，且上焦亦不得但言「焦」，斯爲謬矣。

腎氣獨沈

林校曰：詳「獨沈」《太素》作「沈濁」。藏本作獨。澍案：「獨」與「濁」古字通。《秋官序》「官壺涿氏」，鄭司農注：「獨」讀爲「濁」，又蟈氏疏：「獨」音與「涿」相近，書亦或爲「濁」，然則「獨沉」「沉濁」義得兩通。

愚者佩之

「道者，聖人行之，愚者佩之。」澍案：「佩」讀爲「倍」。《説文》：「倍，反也。」《荀子·大略篇》「教而不稱師謂之倍」，楊倞注曰：「倍者，反逆之名也，字或作『偝』，見《坊記·投壺》。作「背」。經典通以「背」爲「倍」。「聖人行之，愚者佩之」謂聖人行道，愚者倍道也，「行」與「倍」正相反。故下遂云「從陰陽則生，逆之則死，從之則治，逆之則亂。」「從」與「逆」亦相反，「從」即「行」，《廣雅》：「從，行也。」「逆」即「倍」也。見上《荀子》注。「佩」與「倍」古同聲而通用，《釋名》曰：「佩，倍也，言其非一物有倍貳也。」是古同聲之證。《荀子·大略篇》「一佩易之」，注曰：「『佩』或爲『倍』。」是古通用之證。王注謂聖人心合于道，故勤而行之；愚者性守於迷，故佩服而已。此不得其解而曲爲之説。古人之文恒多假借，不求諸聲音而索之字畫，宜其詰籀爲病矣。

傳精神

「故聖人傳精神服天氣而通神明。」澍案：「傳」字義不可通。王注謂「精神可傳，惟聖人得道者，乃能爾」，亦不解。所謂「傳」，當爲「摶」字之誤也。「摶」與「傳」「摶」「博」相似，故或誤爲

□，或誤爲「搏」，或誤爲「摶」，并見下。「摶」與「專」同言聖人精神專一，不旁騖也。《徵四時論》曰：「精神不專」。《寶命全形論》曰「神無營於衆物」，義與此相近。古書「專」一字多作「摶」。《系辭傳》「其靜也專」，《釋文》曰：「專，陸作摶。」《昭二十五年左傳》「若琴瑟之專壹」，《釋文》曰：「『專』本作『摶』。」《史記・秦始皇紀》「摶心揖志」，《索隱》曰：「摶，古『專』字。」《管子・立政篇》曰「一道路，摶出入。」《幼官篇》曰「摶一純固」，今本「摶」并譌作「博」。《內業篇》曰「能摶乎，能一乎」，今本「摶」譌作「博」。《荀子・儒效篇》曰「億萬之衆，而摶若一人」，今本「摶」譌作「博」。《講兵篇》曰「和摶而一」，今本「摶」亦譌作「傳」。《呂氏春秋・適音篇》「耳不收則不摶」，高注曰：「不摶，入不專一也。」皆其證。

因於濕，首如裹

澍案：此言病因於濕，頭如蒙物，不瞭了耳。注蒙上文爲説，謂表熱爲病，當汗泄之，反濕其首，若濕物裹之，則是謂病不因於濕邪之侵，而成於醫工之誤矣。且表熱而濕，其首從古無此治法。王氏蓋見下文有「因而飽食」云云，「因而大飲」云云，「因而强力」云云，相因爲病，遂於此處之「因于寒」「因于暑」「因于濕」「因於氣」。氣謂「熱氣」説，見下條。亦相因作解，故有此謬説。不思彼文言因而自是相因之病，此言因於則寒、暑、濕、熱各有所因，本不相蒙，何可比而同之乎？前後注相承爲説，皆誤，而此注尤甚，故特辨之。

因於氣爲腫

澍案：此「氣」指熱氣而言。上云寒、暑、濕，此若泛言氣，則與上文不類，故知氣謂熱氣也。《陰陽應象大論》曰「熱勝則腫」，本篇下注引《正理論》曰「熱之所過，則爲癰腫」，故曰「因於氣爲腫」。

汗出偏沮

「汗出偏沮，使人偏枯。」王注曰：夫人之身，常偏汗出而潤濕者，宋本作「濕潤」，此從熊本、藏本。久之偏枯，半身不遂。林校曰：按，「沮」《千金》作「祖」，全元起本作「恒」。澍案：王本并注是也。《一切經音義》卷十引《倉頡篇》曰：「沮，漸也。」《廣雅》曰：「沮，潤漸洳濕也。」《魏風》「彼汾沮洳」，毛傳曰：「沮洳，其漸洳者。」《王制》「山川沮澤」，何氏《隱義》曰：「沮，澤下濕地也。」是「沮」爲潤濕之象。曩澍在西安縣署，見侯官林某，每動作飲食，左體汗泄濡潤透衣，雖冬月猶爾，正如經注所云，則經文本作「沮」字無疑，且「沮」與「枯」爲韻也。孫本作「祖」，乃偏旁之譌。《説文》古文示作「⺢」，與篆書「川」字相似，故「沮」誤爲「祖」。全本作「恒」則全體俱誤矣。「沮」之左畔譌從「心」，《小雅·采薇》正義引鄭氏易注：「所謂古書篆作立心，與水相近者也。」其右畔譌作「亘」，「亘」與「且」今字亦相近，故合譌而爲「恒」。

足生大丁

「高梁之變，足生大丁。」王注曰：「高，膏也。梁，粱也。宋本誤作「梁」也，今從熊本、藏本。膏粱之人，内多滯熱，皮厚肉密，故内變爲丁矣。所以丁生於足者，四支爲諸陽之本也。」林校曰：「丁生之處，不常于足，蓋謂膏粱之變，饒生大丁，非偏著足也。」澍案：林氏駁注「丁生不常於足」，是矣。其云「足生大丁」爲「饒生大丁」，辭意鄙俗，殊覺未安。「足」當作「是」字之誤也。《荀子·禮論篇》「不法禮、不是禮，謂之無方之民。法禮、是禮，謂之有方之士。」今本「是」并譌作「足」。是猶則也。《爾雅》：「是，則也。」是爲法則之「則」，故又爲語辭之「則」。《大戴禮·王言篇》「教定是正矣」，《家語篇》作「正教定則本正矣」。《鄭語》「若更君而周訓之，是易取也」，韋昭曰：「更以君道，導之則易取。」言「膏粱之變，則生大丁」也。

春必温病

「冬傷于寒，春必温病。」澍案：「春必温病」于文不順，寫者誤倒也，當從《陰陽應象大論》作「春必病温」，宋本亦誤作「温病」，今從熊本、藏本乙正。《金匱真言論》曰「故藏於精者，春不病温」,《玉版論要》曰「病温虚甚死」,《平人氣象論》曰「尺熱曰病温」,《熱論》曰「先夏至日者爲病温」,《評熱病論》曰「有病温者,汗出輒復熱」,皆作「病温」。

筋脉沮弛,精神乃央

「味過於辛,筋脉沮弛,精神乃央。」王注曰:沮,潤也。弛,緩也。央,久也。辛性潤澤,散養於筋,故令筋緩脉潤,精神長久,何者？ 辛補肝也。《藏氣法時論》曰:「肝欲散,急食辛以散之,用辛補之。」澍案:注説非也。「沮弛」之「沮」,與「汗出偏沮」之「沮」異義,彼讀平聲,此讀上聲,「沮弛」謂壞廢也。《一切經音義》卷一引《三蒼》曰:「沮,敗壞也。」《小雅·小旻篇》「何曰斯沮」,《楚辭·九歎》「顔黴黧以沮敗兮」,《毛傳》、王注并曰:「沮,壞也。」《漢書·司馬遷傳》注曰「沮,毁壞也」,《李陵傳》注曰「沮謂毁壞之」。「弛」本作「弛」,《襄二十四年谷梁傳》「弛侯」,《荀子·王制篇》「大事殆乎弛」,范甯、楊倞并曰「弛,廢也,或作『弛』」。《漢書·文帝紀》「輒弛以利民」,顔注曰「弛,廢弛」,《文選·西京賦》「城尉不弛柝」,薛綜曰「弛,廢也」。本篇上文曰「大筋軟短,小筋弛長」,軟短爲拘,弛長爲痿,「痿」與「廢」相近。《刺要論》「肝動則春病,熱而筋弛」,注曰「弛猶縱緩也」,《皮部論》「熱多則筋弛骨消」,注曰「弛,緩也」,縱緩亦與「廢」相近。《廣雅》「弛,縱置也」,「置」即廢也,是沮弛爲壞廢也。林校曰:「央」乃「殃」也,古文通用,如「膏粱」之作「高梁」,「草滋」之作「草茲」之類。案：林讀「央」爲「殃」，得之《漢無極山碑》「爲民來福除央」，《吴仲山碑》「而遭禍央」，「殃」并作「央」，即其證，惟未解「殃」字之義。澍謂「殃」亦「敗壞」之意。《廣雅》曰：「殃，敗也。」《月令》曰：「冬藏殃敗。」《晉語》曰：「吾主以不賄聞于諸侯，今以梗陽之賄殃之，不可。」是「殃」爲「敗壞」也。「沮」「弛」「央」三字義相近，故經類舉之經意。辛味太過，木受金刑，則筋脉爲之壞廢，精神因而敗壞，故曰「味過於辛，筋脉沮弛，精神乃央」，「筋脉沮弛」與「形體毀沮」「精氣弛壞」同意。「形體毀沮」《疏五過論》文，「精氣弛壞湯」《液醪醴論》文。「精神乃央」與「高骨乃壞」同意。「高骨乃壞」見上文。王注所説「大與經旨相背，且此論味過所傷，而注牽涉于辛潤辛散辛補」之義，斯爲謬證矣。

是以知病之在皮毛也

藏本無「也」字。澍案：上文「是以知病之在筋也」「是以知病之在脉也」「是以知病之在肉也」，下文「是以知病之在骨也」，句末皆有「也」字，不應此句獨無，藏本脱。

生長收藏

「天有四時，五行以生長收藏。」熊本、藏本「生長」作「長生」。澍案：作「長生」者誤倒也。有生而後有長，不得先言長而後言生。注曰「春生、夏長、秋收、冬藏，謂四時之生長收藏」，是正文本作「生長」之明證，下文亦曰「故能以生長收藏，終而復始」。

春必温病

熊本、藏本作「春必病温」。澍案：當從熊本、藏本乙轉，説見《生氣通天論》。

水火者，陰陽之徵兆也

「故曰天地者，萬物之上下也。陰陽者，血氣之男女也。左右者，陰陽之道路也。水火者，陰陽之徵兆也。陰陽者，萬物之能始也。」澍案：「陰陽之徵兆也」本作「陰陽之兆徵也」，上三句「下」「女」「路」爲韻。「下」古讀若「户」，《召南・采蘋》「宗室牖下」與「女」韻，「殷其雷，在南山之下」，與「處」韻，《邶風・擊鼓》「于林之下」與「處」「馬」韻，《凱風》「在浚之下」與「苦」韻，《唐風・采苓》「首陽之下」與「苦」「與」韻，《陳風・宛丘》「宛丘之下」與「鼓」「夏」「羽」韻，《東門之枌》「婆娑其下」與「栩」韻，《豳風・七月》「入我床下」與「股」「羽」「野」「宇」「户」「鼠」「户」「處」韻，《小雅・四牡》「載飛載下」與「栩」「盬」「殳」韻，《北山》「溥天之下」與「土」韻，《采菽》「邪幅在下」與「股」「紓」「予」韻，《大雅・綿》「至於岐下」與「殳」「馬」「滸」「女」「宇」韻，《皇矣》「以對於天下」與「怒」「旅」「旅」「祜」韻，《鳧鷖》「福録來下」與「渚」「處」「湑」「脯」韻，《烝民》「昭假於下」與「甫」韻，《魯頌・有駜》「鷺於下」與「鷺」「舞」韻，其餘群經諸子有韻之文，不煩枚舉。下二句「徵」「始」爲韻。「徵」讀如宮商角徵羽之「徵」《文十年左傳》「秦伯伐晉，取北徵」，《釋文》「徵，如字」。《三蒼》云：「縣屬馮翊音懲，一音張裏反。」《洪範》「念用庶徵」與「疑」爲韻，《逸周・月篇》「災咎之徵」從《太平御覽・時序部》十三所引。與「負」「婦」爲韻，「負」古讀若「丕」。《小雅・小宛》「果蠃負之」與「采」「似」韻，《大雅・生民》「是任是負」與「秠」「芑」「秠」「畝」「芑」「祀」韻。《大戴記・曾子制言上篇》「行則爲人負」與「趾」「否」韻，「婦」古讀若「否泰」之「否」，《大雅・思齊》「京室之婦」與「母」韻，《周頌・載芟》「思媚其婦」與「以」「士」「耜」「畝」韻，《楚辭・天問》「媵有莘之婦」與「子」韻。是其證。蒸之二部，古或相通。《鄭風・女曰雞鳴》「雜佩以贈之」與「來」韻，宋玉《神女賦》「復見所夢」與「喜」「意」「記」「異」「識」「志」韻，賈子《連語篇》「其離之若崩」與「期」韻，又《説文》「倗，從人朋聲，讀若『陪位』」，「鄘，從邑崩聲，讀若『陪』」，凝爲冰之或體，而從疑聲，綷爲繒之籀文而從宰省聲，《周官・司幾筵》「凶事仍幾」，注「故書仍作『乃』」，《爾雅》「舅孫之子」爲「仍孫」，《漢書・惠帝紀》「仍作耳」，《楚策》「仰承甘露而飲之」，《新序・雜事篇》「承」作「時」，《墨子・尚賢篇》「守城則倍畔」，《非命篇》「倍」作「崩」，《史記・賈生傳》「品物馮生」，《漢書》「馮」作「每」，《司馬相如傳》「葴橙若蓀」，《漢書》「橙」作「持」。今作徵兆者，後人狃于習見，蔽所希聞而臆改之，而不知其與韻不合也。凡古書之倒文協韻者，多經後人改易而失其讀，如《衛風・竹竿篇》「遠兄弟父母」與「右」爲韻，而今本作「父母兄弟」，「右」古讀若「以」，「母」古讀若「每」，其字皆在「之」部，若「弟」字則在「脂」部，「之」與「脂」古音不相通。《大雅・皇矣篇》「同爾弟兄」與「王」「方」爲韻，而今本作「兄弟」，《月令》「度有短長」與「裳」「量」「常」爲韻，而今本作「長短」，《逸周書・周祝篇》「惡姑柔剛」與「明」「陽」「長」爲韻，「明」古讀若「芒」而今本作「剛柔」，《管子・内業篇》「能無蓍筮，而知凶吉乎」與「一」爲韻，而今本作「吉凶」，《莊子・庚桑楚篇》誤同，《莊子・秋水篇》「無西無東」與「通」爲韻，而今本作「無東無西」，《荀子・解蔽篇》「有皇有鳳」與「心」爲韻，《説文》「鳳」從「凡」聲，古音在「侵」部，故與「心」韻，猶「風」從「凡」聲而與「心」韻也，見《邶風・緑衣》《穀風》《小雅・何人斯》《大雅・桑柔》《烝民》而今本作「有鳳有皇」，《淮南・原道篇》「驚忽恍」與「往」「景」「上」爲韻，「景」古讀若「樣」而今本作「恍忽」，「與萬物終始」與「右」爲韻，而今本作「始終」，《天文篇》「決罰刑」與「城」爲韻，而今本作「刑罰」，《兵略篇》「不可量度也」與「迫」爲韻，「度」同「不可度思」之「度」，「迫」古讀若「博」。而今本作「度量」，《人間篇》「故蠹啄剖柱梁」與「羊」爲韻，而今本作「樑柱」《文選・鵩鳥賦》「或趨西東」與「同」爲韻，而今本作「東西」，《答客難》「外有廩倉」與「亯」爲韻，而今本作「倉廩」，皆其類也。

陰陽者，萬物之能始也

林校曰：詳「天地者，至萬物之能始」，與《天元紀大論》同，彼無「陰陽者，血氣之男女」一句，又以「金木者，生成之終始」代「陰陽者，萬物之能始」。澍案：「陰陽者，萬物之能始也」，當從《天元紀大論》作「金木者，生成之終始也」，「金木」與上「天地」「陰陽」「左右」「水火」文同一例，「終始」與上「上下」「男女」「道路」「兆徵」皆兩字平列，文亦同例，若如今本，則「陰陽者」三字與上相復「能始」二字義復難通，注謂「能」爲「變化生成之元始」，宋本、吴本化下有「之」字，此從熊本、藏本。乃曲爲之説，即如注義，仍與上四句文例不符，蓋傳寫之謁也。

病之形能也　樂恬憺之能　與其病能　及其病能　願聞六經脉之厥狀病能也　病能論　合之病能

「此陰陽更勝之變，病之形能也。」澍案：「能」讀爲「態」，病之形能也者，病之形態也，《荀子・天論篇》「耳目鼻口形能各有接，而不相能也」，「形能」亦「形態」，楊倞注：誤以「形」字絶句；「能」屬下讀；高郵王先生《荀子・雜誌》已正之。《楚辭・九章》「固庸態也」，《論衡・累害篇》「態」作「能」，《漢書・司馬相如傳》「君子之態」，《史記》徐廣「本態」作「能」，今本誤作「熊」。皆古人以「能」爲「態」之證。「態」從「心能」而以「能」爲「態」，「意」從「心音」，而《管子・内業篇》以「音」爲「意」，志從「心之」而《墨子・天志篇》以「之」爲「志」，其例同也。此三字蓋皆以會意包諧聲。下文曰「是以聖人爲無爲之事，樂恬憺之能」，「能」亦讀爲「態」，與「事」爲韻。「恬憺之能」即「恬憺之態」也。《五藏別論》曰「觀其志意與其病能」，今本誤作「與其病也」，依《太素》訂正，辨見本條。「能」亦讀爲「態」，與「意」爲韻，「病能」即「病態」也。《風論》曰「願聞其診，及其病能」即「及其病態也」，《厥論》曰「願聞六經脉之厥狀病能也」，「厥狀」與「病能」并舉，即「厥狀病態」也，第四十八篇名《病能論》即《病態論》也，《方盛衰論》曰「循尺滑澀，寒温之意，視其大小，合之病能」，「能」亦與「意」爲韻，即「合之病態」也。王于諸「能」字或無注，或皮傳其説，均由不得其讀，釋音發音于本篇，上文「能冬不能夏」曰「奴代切」，下「形能同」則又强不知以爲知矣。

從欲快志於虛無之守

「是以聖人爲無爲之事，樂恬憺之能，讀爲「態」，説見上。從欲快志於虛無之守。」澍案：「守」字義不相屬，守當爲「宇」。《廣雅》：「宇，凥也。」經典通作「居」。《大雅・緜篇》「聿來胥宇」，《魯頌・閟宫篇序頌》「僖公能復周公之宇」，《周語》「使各有寧宇」，《楚辭・離騷》「爾何懷乎故宇」，毛傳、鄭箋、韋、王注并曰「宇，居也」。「虛無之宇」謂「虛無之居」也。「從欲快志於虛無之宇」與《淮南・俶真篇》「而從倚乎汗漫之宇」句意相似，高誘注亦曰「宇，居也」，「宇」與「守」形相似，因誤而爲守。《荀子・禮論篇》「是君子之壇宇，宫延也」，《史記・禮書》「壇宇」誤作「性字」，《墨子・經上篇》「宇彌異所也」，今本「宇」誤作「守」。

《素問校義》劉師培跋

《黄帝内經素問校義》一卷，績溪胡氏澍著。訓「時」爲「善」，易「摶」爲「專」，以及至人、名木二條，均窮探聲音訓故之原。惟原書「不妄作勞」，胡氏據全楊本易爲「不妄不作」，其誼甚允。復引《徵四失論》「妄言作名」以證「妄」「作」對文，「作」義同「詐」，則殊不然。「作」即創始之義，「不作」者，與《老子》「不敢居天下先」同。若改「作」爲「詐」，豈「妄言作名」亦可稱「妄言詐名」乎？又原書「若有私意」「若已有得」，胡氏謂當作「若私有意」，猶言「私有所念」；「已」與「私」同，猶言「私有所得」。案，「若有私意」，與《詩》「如有隱憂」例同。「意」與「臆」通，猶後世所謂「竊念」「默測」也。若「已」字當從趙氏之謙説，訓爲「已然」之「已」，亦不必訓爲「人已」之「已」也。又原書「陰陽者，萬物之能始也」。胡氏以《天元紀大論》之文爲例，易爲「金木者，生成之終始」。案，「能」「始」二字，義亦可通。「能」「台」古通，如「三能」亦作「三台」是。《漢書·天文志》「三能」，《文選》盧諶詩作「三台」。故《禮記·樂記正義》云:「古以今『能』字爲『三台』之字。」疑此文「能」字亦「台」字借文。「胎」從「台」聲,《爾雅》訓「胎」爲「始」,則「台」亦兼有「始」義。「能」「始」疊詞同訓,與上文「徵」「兆」同。若夫「虚无之守」,胡氏易「守」爲「宇」。案「守」字從「宀」,居位曰「守」,則「守」字引申亦有「居」義,不必易「宇」而後通。此均胡説之失也。考《内經》一書,多屬偶文韻語,惟明于古音古訓,釐正音讀,斯奥文疑義涣然冰釋。胡氏之書,卷帙雖尠,然後有爲醫經作疏者,必將有取于斯書,則疏理古籍之功曷可少哉!

劉師培(一八八四—一九一九年),字申叔,號左盦,江蘇儀徵人。光緒壬寅舉人,國立北京大學教授。受家傳漢學影響,對經學、小學及漢魏詩文有深邃研究。撰述甚富,有《劉申叔先生遺書》凡七十四種。

《黄帝内經素問校義 跋》选自《左盦集》第七卷,屬于《劉申叔先生遺書》中的讀書隨筆部分。作者以精湛的小學知識,對《黄帝内經素問校義》一書加以評説,肯定其對若干字詞釋義「窮探聲音之原」,同時又指出數則千慮一失之誤,辨訛正誤頗多獨到之處,深受時人贊許,對正確理解《内經》原文有重要意義。

醫故

〔清〕鄭文焯　著
黄作陣　鄭慧杰　點校

内容提要

鄭文焯（一八五六—一九一八），晚清詞人。字俊臣，號小坡，又號叔問，晚號鶴公、鶴翁、鶴道人，别署冷紅詞客，嘗夢游石芝崦，見素鶴翔於雲間，因自號石芝崦主及大鶴山人，奉天鐵嶺（今屬遼寧）人，隸正黄旗漢軍籍，而托爲鄭康成裔，自稱高密鄭氏（鄭康成，東漢末經學大師，山東高密人）。光緒舉人。曾任内閣中書，後旅居蘇州。工詩詞，通音律，擅書畫，明醫道，長於金石古器之鑒，而以詞人著稱於世，其詞多表現對清王朝覆滅的悲痛。

鄭文焯詞學在晚清詞壇獨樹一幟。以白石、叔夏爲法，宣導清空澹雅的美學趣味。即詞意宜清空，語必妥溜，取字雅潔，使事用典融化無跡，骨氣清空。俞樾曾對其詞給予頗高評價。時湘中王闓運以詞稱雄，及見文焯作，遂斂手謝不及。程頌萬、易順鼎等咸俯首請益，陳啟泰説他的詞「直逼清真（宋代周邦彦），時流無與抗争」。詞集有《瘦碧》《冷紅》《比竹餘音》《苕雅餘集》等。其後删存諸詞集爲《樵風樂府》九卷。仁和（杭州）吴昌綬并收集其生平著述，如《説文引經考故書》《揚雄説故》《高麗好太王碑》《釋文纂考》《醫故》《詞源斠律》《冷紅詞》《樵風樂府》《比竹餘音》《苕雅餘集》《絶妙好詞校釋》《瘦碧詞》，合刊爲《大鶴山房全集》。

其《醫詁》一書，分爲上下兩篇，「斷自唐代附論爲上篇」「復取經籍傳注所記雜家言，疏通證明爲下篇」。大體上篇爲醫學典籍之專論，除《原醫》《本草》爲醫藥學總論外，下則分別討論《素問》《靈樞》《難經》《甲乙經》《金匱玉函經》《傷寒論》《肘後方》《脉經》《千金方》《外臺秘要》等典籍；下篇爲中醫學術雜論，有《藥劑》《炮炙》《脉案》（目録缺，正文存）《禁術》《祝由》《案摩》《注藥》《鍼灸湯熨》《房中》《緯目論五藏形氣》《漢隋唐宋明志醫家部目》《古逸經方》《淮南萬畢術》《本草藥品總目》《雜記》等。全書以史學、經學、目録版本學、文字音韻學爲依歸，追溯方術源流，辨别古籍真僞，篇幅雖然不大，實爲醫林難得考據之佳作。然其持論懷疑《靈樞》，貶低張機，未爲至當。另著《千金方輯古經方疏證》八卷、《婦人嬰兒方義》兩卷，未見傳世。

本書今僅見清光緒十七年（一八九一）平江梓文閣刻書帶草堂叢書本。因非醫學著作，流傳不廣。爲保證讀者窺見原貌，本次整理除篇首補「俞樾敘」「陳壽昌敘」「鄭文焯敘」，篇末補「小雨蒙敘」，下篇目録補「脉案」「小雨蒙敘」數條、正文加新式標點便於閱讀外，其餘一本舊貌。但有些明顯錯字，如「自」訛作「白」，「本」訛作「木」，「問」訛作「間」，「若」訛作「苦」，《何永别傳》「永」誤爲「顛」等，望讀者諸君明察。

末附章炳麟《〈醫故〉眉批七則》，望讀者從大師學術對話中，學到考據學的方法和做學術的真諦。

黄作陣

二〇一六年九月

俞樾敘

鄭子以所著《醫故内外篇》見示，屬爲之敘。余笑曰：「吾故著《廢醫論》者，又何言？」受而讀之，歎曰：「得君此書，吾《廢醫論》可不作矣。」夫自大樸既散，衆感交攻，真元内漓，戾氣外輳，遂有疢疾，是夭天年。古之神聖，精與天通，乃假草木之華滋，以劑氣血之盈虧。漢·陸賈言：「神農嘗百草之實，察酸苦之味，始教人食五穀。」然則嘗草之初，原非采藥，但求良品，以養衆生。果得嘉穀，爰種爰植，是稱神農。既得所宜，兼求所忌，是以《漢志》有《神農食禁》之書。有宜有忌，而醫事興矣。《本草》一經，附託神農，良非虚也。嗣是《素問》《靈樞》，傳一十八篇之《内經》；雷公岐伯，發八十一難之奥義。仲景叔和，聖儒輩出。咸有論譔，各自成家。史家著録，富埒儒書焉。吾友叔問，以治經大例，博攷其原流，精别其真贋。六師九師，斥王勃序之誕語；外實内實，證《華佗傳》之譌文。房家原於禮經，博極鄭註；石鍼廢於季漢，説本服虔。昔魏宣武以經方浩衍，詔諸醫尋篇推術，務存精要，此書殆近之乎！懸壺之士，得此一編，奉爲繩墨，審於四然，察於二反，陽盛調陰，陰盛調陽，處方用意，務合古人，而醫道自此尊矣。醫道亦自此難矣。醫道尊則不可廢，醫道難則不知而作者少，亦不待廢。吾故曰：「得君此書，吾廢醫之論可不作也。」

光緒辛卯五月，曲園居士俞樾書。時年七十有一

陳壽昌敘

粤白玉版閉塵，青囊受燼，巫彭既絶，俞跗無傳。後之理疾者衆，孟浪酬塞，誤人實多。三世鮮厤，自名專家；九折未成，輒號精手。徒使血理忍虐，聽其鍼砭；肺腑無言，受其攻伐。問以五藥之養、六氣之辨、岐摯何所師、和緩何所道，瞪目咋舌，昏然罔知。故疾人之待醫，猶客至之有設。豈有庖廚不修，而欲養大賓者哉！是篇撢索經典，稽譔舊聞，旁證條疏，精博雅奥。辟之植木，披葉以示本；有如觀水，泝流而討原。良其宏旨，多通濟益之方；陳其細趣，乃盡治療之體。余少遘風痺，婁造醫門，頗好經方，匙所裁决。忽覯高製，信鴻術之足徵；敬析古言，冀神匠之復出！

北平陳壽昌

鄭文焯敘

敘曰：自漢季黄老之學興，而方術始名於天下。范蔚宗論漢世之所謂名士者，其風流可知矣。《周禮》以醫師屬于天官，有其政而無其書。漢《藝文志》始列醫經七家，經方十一家，爲書凡四百九十卷，方診之具大葡。顧當班固時，已歎其技術晻昧，故有「以痛爲劇，以死爲生」之論。逮夫六朝，其書散佚，古先道遺，泯焉日亡。梁隋之際，其主競用符命，慕漢武之風，好爲神仙家言。天下懷協道藝之士，乃各緣飾其師説，託諸泰始，班班名家，而醫藥方書，亦多附内學以傳焉。故自唐以前，言醫事者，其名書多依附黄帝、扁鵲。唐以後，好事者病其不親，又從而名仲景、叔和之學，以張其伎。今觀《唐志》，經脉醫術兩家書，倍多于隋。宋自《三朝志》至《中興書目》，又數倍之。益以私家簿録，而名數彌繁，存佚參半。然梁隋以來，如《漢志》所載者，十不獲一焉。元明汔今，彌以馳逐，又欲薄唐宋而反古之道。其事既不出于經生，其書亦不見于墳記。而一二良工，取遺頗偏，恃其一得之效，昧夫淵原，盡以意增損其故方，妄易名例，以爲和緩不傳之秘。至於拙者失理，緣其術以夭枉生命，甚可悲也。比年旅吴，見南人業醫者多致富。今歲大札，人殃于疫，叩其所治，輒不一驗。而薦紳素封之家，一疾人動聚十數醫，日訌于室，雜投水火之齊，而所失益衆。醫賤道畏貴，利人金多，貧賤有疾，或朝延而夕不至，至亦未遽能起之也。余以古者醫之在官，稽事以制食，歲計其得失，以進退之。唐宋尤重其職。選官立學，科試程文，至以臺館諸臣隸之。今自太醫院以及各行省官局，但取充數，考薦無聞，其能者不屑微禄，或假借醫療貴人而得官，豈原診知政之謂邪？太史公曰：「使聖人預知微，能使良醫得蚤從事，則疾可已，身可活也。人之所病，病疾多；而醫之所病，病道少。」夫以無形之脉，求百變之病，進而驗之草石之功，苟非上知，其道固甚難。而方家遺傳，率多依倚驗與不驗，又不能身試其利害以及人，是以儒者知其無據而諱言醫。及其疾痛，呻吟且治之不暇，又未嘗能自生也。余故次敘經方之精要而近古者，辨其本末，斷自唐代，附論爲上篇；復取經籍傳注所紀雜家言，疏通證明爲下篇。以治經之義例，名之曰《醫故》。非所能通物，方弘藝術也，舍是以求？道在微眇，神而明之，存乎其人。莊子有言：「知無用，而始可與言用。」其斯之謂與？

光緒商横之歲辜月朔日丁卯，北海鄭文焯

醫故上篇

醫　故

許慎《説文》曰：「醫，治病工也。殹，惡姿也；醫之性然。得酒而使，从酉。王育説。一曰：殹，病聲。酒所以治病也。《周禮》有醫酒。古者巫彭初作醫。」案酉、酒，并訓就也。人有病，其聲殹殹。以藥石就人血理治之，故謂之醫也。《山海經·海内西經》：「開明東有巫彭、巫抵、巫陽、巫履、巫凡、巫相。」郭注：「皆神醫也。」《世本》曰：「巫彭作醫。」今《太平御覽》《玉海》引《世本》，并作「巫咸」，誤。《説文·巫部》「巫咸初作巫」，顯然二人。顧古者有疾則禱，巫醫并行，等諸方技。《論語》：「南人有言曰：人而無恒，不可以作巫醫。」南人信鬼，草木、百藥多産于南方，故今巫醫之術，猶盛行于江淮。《史記》云「病有六不治」，其六曰「信巫不信醫」，是知降神事鬼課諸虚，不若達脉處方徵諸實也。近世扶乩求仙，託諸妖妄，皆能操藥，病者輒有所委制，以夭枉其生，其害可勝言哉！

本草

「本草」之名始《漢書·平帝紀》《樓護傳》。《藝文志》以爲《黄帝内外經》，故著録無本草書名也。漢詔言方術本草，樓護誦醫經、本草、方術數十萬言。班固《敘》言「《黄帝内外經》，本草石之寒温，原疾病之淺深」，今所傳有《黄帝内經》，乃原疾病之書，則本草其外經與？《淮南子》云：「神農嘗百草。」蓋金石木果燦然各别，惟草爲難識。炎黄之傳，惟别草而已。後遂本之以分百品，故曰本草。其言郡縣皆合漢名，而以吴郡爲「大吴」，其藥有禹餘糧、王不留行、徐長卿、石下長卿，亦非周秦之文。其言鉛錫，正合《書》《禮》，而與魏晉後反異。然則其書出于張機、華佗同時無疑也。梁《七録》始載「《神農本草》三卷」，陶弘景云「存四卷」，是其本經。韓保昇云上中下，并敘録合四卷也。陶分七卷，始改舊編。首列玉石類，言煉餌之術，麻著輕身延年之效。蓋當時其主多好神仙，清虚在俗，士大夫著書，率貴道家之言。弘景少耽黄老，旁通醫經，所撰《真誥》十卷，《協昌期》篇中有合初神丸及錬麻腴法、治朮三方、太極真人遺帶散，其方託諸仙真授受，世士罕津逮焉。夫道家所以服餌金石者，皆取其性多沈寒，能制錬狂魄，故方書中多於風疾、惡創、蠱毒、狂癇諸證用之。今人不究陰陽、盈縮，累劑雜投，既失煉化之方，徒伐神明之府，所謂一利大重，竭其精液也。余嘗疑本草名出于漢，而書亂于梁，自通明修纂，始以朱墨别之，代有增廣，至宋·唐慎微撰

《證類本草》三十卷，名物大葡，愈失本經。陳振孫《書録解題》載其名《大觀本草》三十卷，晁公武《讀書志》作《證類本草》三十二卷，并題慎微撰。是宋時已有兩本。《玉海》紀紹興二十七年八月十五日，王繼先上校定《大觀本草》三十二卷，《釋音》一卷，詔秘書省修潤，付胄監鏤版行之，則南宋且有官本，今皆不可見。近行于世者，亦有兩本。一爲明萬厤丁丑繙刻元大德壬寅宗文書院本，前有大觀二年仁和縣尉艾晟《序》。一爲明成化戊子繙刻金泰和甲子晦明軒本，前有宋政和六年提舉醫學曹孝忠《序》，稱欽奉玉音使臣楊戩總工刊寫，又命孝忠校正潤色之。其改稱《政和本草》，蓋昉於此，實一書也。考大德中所刻大觀本作三十一卷，與艾晟所言合，泰和中所刻政和本，則以第三十一卷移於三十卷之前合爲一卷，已非大觀之舊。又有大定己酉麻革《敘》及劉祁《跋》，并稱平陽張存惠增入，寇宗奭《本草廣義》，則益非慎微之舊。然大德所刊大觀本亦增入宗奭《廣義》，與泰和本同。蓋元代重刻，又從金本録入也。明・李時珍著《本草綱目》五十二卷，就諸家本草舊有者千五百十八種，又補入三百七十四種，意在炫博，而疏于攷古，今業醫者，家有一編，以爲鴻寳，甚亡謂也。湘潭王壬秋嘗以所訂嘉祐官本見示，其書以三品爲三卷，尚有圈別如陶朱墨之異，且在大觀政和以前，未經慎微諸人所增羼，故其言簡要，藥名視《千金方》所録，轉多六十八種，其數合乎舊經。余復取《爾雅》郭註所引本草十事、陸璣《詩疏》引一事、陸德明《經典釋文》引二十四事、歐陽詢《藝文類聚》引十二事，證以魏・賈思勰《齊民要術》、晉・張華《博物志》、稽含《南方草木狀》、崔豹《古今注》、郭璞《山海經注》諸書，依類定名，多所攷見。

凡雜列于方書中者，皆不録。其與嘉祐本異同得失之故，悉爲標舉，旁證而博疏之。大氏唐初本經舊文未大移改，《别録》之增廣者尚少，故《釋文》但稱陶註，《類聚》間引吴編。其後異本雜出，名義無徵，并失梁以來之彷佛矣。

素問

漢《藝文志》載《黄帝内經》十八篇，無《素問》之名。今所傳漢·張機《傷寒論》引之，始云撰用《素問》。晉·皇甫謐《甲乙經序》，稱《鍼經》九卷，《素問》九卷，皆爲《内經》，與《漢志》十八篇之數合。其名蓋起於漢晉之間，故隋書《經籍志》始著録也。愚以爲班《志》所紀《内外經》者，必當時方術之士相承之師説，託諸皇古，非黄帝故有其書也。太史公所謂「百家言黄帝，其文不雅馴」，良其風軌由來舊矣。若今日本景宋槧《素問》廿四卷，號爲善本，篇中所列《金匱真言》《靈蘭秘典》《玉版論要》《玉機真藏》諸論，其立名顯爲六朝人之僞託。且自《天元紀大論》以下，卷帙獨多，所載之事與餘篇絶不相通。宋·林億等校正，疑此七篇乃《陰陽大論》之文。唐·王冰注是書，取以補所亡之卷是也。攷之周秦諸子，并無黄帝問醫于岐伯之説，《漢志》有《黄帝岐伯按摩》十卷，《方技敘》云「大古有岐伯、俞拊」，是岐伯固黄帝時善醫者也。皇甫謐《帝王世紀》曰：「黄帝使岐伯嘗味草木，典醫療疾。今經方本草之書出焉。」又曰：「黄帝有熊氏命雷公岐伯論經脉，旁通問難八十一爲

《難經》，教制九鍼，著《内外術經》十八卷。」《搜神記》乃演其事，謂黄帝赭鞭鞭百草，盡知其平毒寒温之性，其辭尤荒誕不經，固僞書而託名張華者。余以謐撰《世紀》，言岐伯典醫事，未嘗及《素問》，其《甲乙經序》始稱「今有《素問》九卷」，亦不言所自出，謐又以《素問》第九卷名爲《鍼經》。楊玄操云：「《黄帝内經》二帙，帙各九卷。」按隋唐《志》止稱《素問》，宋《中興書目》始云「《黄帝内經素問》」，蓋本王冰説「《素問》即其經之九卷」也。國朝績谿胡澍纂《素問校義》謂：「素者，法也。」鄭注《士喪禮》曰：「形法定爲素。」《宣十一年左傳》曰：「不愆于素。」并訓素爲法。素問者，法問也，猶揚雄著書謂之《法言》也。審是則《素問》之名，當始于漢季，而篇目竄亂于晉，别本盛行于隋唐。今惟王冰注本行世，頗有增補。其每篇下所注全元起本第幾字，雖可攷見其舊次，而晉隋以上之本文，僅亦十存其五六爾。至張機《傷寒論》所引，未爲佳證。漢書無機傳。其《傷寒論》十卷，又皆晉・王叔和所編，其稱述《素問》之言，安知非叔和之懸解乎？

靈樞

晁公武《讀書志》曰：「王冰謂《靈樞經》即《漢志》《黄帝内經》十八卷之九，或謂好事者於皇甫謐所集《内經・倉公論》中鈔出之。名爲古書，未知孰是。」案是書漢、隋、唐《志》皆不録，唐有靈寶注《黄帝九靈經》十二卷，今所傳《靈樞》卷數亦同。元・吕復《羣經古方論》謂：「王冰以《九靈》更名爲《靈樞》。」又謂：「《九靈》尤詳于鍼，故皇甫謐名爲《鍼經》。苟一經而二名，不應《唐志》别出《鍼經》十二卷。」是《靈樞》不及《素問》之古，宋元人已言之。杭世駿《道古堂集》跋《靈樞經》亦云：「王冰以《九靈》名《靈樞》，不知所本。觀其文義淺短，似竊取《素問》而鋪張之，其爲冰所僞託可知，後人莫有傳其書者。至宋紹興中，錦官史崧乃云家藏舊本《靈樞》九卷，除已具狀經所屬申明外，准使府指揮依條申轉運司選官詳定，具書送秘書省國子監。是此書至宋中世始出，未經高保衡、林億等校定也。其中《十二經水》一篇，黄帝時無此名，冰特据所見而妄臆度之」云云，其攷證至爲顯碻。史崧《敘》稱舊本九卷八十一篇，蓋附會《難經》篇數而爲之者。宋·王應麟纂《玉海》謂：「王冰以《鍼經》爲《靈樞》，故席延賞云：《靈樞》之名，時最後出。」金·李杲博究方書，使羅天益作《類經》，兼采《素問》《靈樞》。明·馬蒔亦据《漢志》「《内經》十八篇」之文，以《素問》《靈樞》各九卷當之。復引《素問·離合真邪論》中《九鍼》九篇，因而九之，九九八十一篇數語，定爲《素問》舊編，豈黄帝三書并皆八十一篇，而《漢志》不載其一？是可疑也。今人見《素問》注中多引《靈樞》之言，遂以《靈》《素》并尊爲古經，不知冰既僞託，從而繁引，以冀其傳。注中或云具在《靈樞經》，此爲錯簡，殆欲自圓其説，故抑此以申彼與？

難經

《難經》名始見于《世紀》曰：「黄帝命岐伯論經脉，旁通問難八十一爲《難經》。」《隋志》始載《難經》二卷。《唐志》遂屬之越人。晁公武云：「吴太醫令吕廣註。」則其文當出三國以前。又稱：「唐・楊元操編次，爲十三類。」則其書已非吕氏之舊。然張守節注《史记・扁鵲倉公列傳》所引十三條，并吕楊注，悉與今合，是唐本舊文猶可見也。攷《扁鵲傳》「姓秦氏，名越人」，《難經》敘云：「秦越人與軒轅時扁鵲相類，仍號之爲扁鵲，又家于盧國，因命之曰盧醫也。」是爲戰國時之扁鵲，長桑君所傳與禁方書者。《倉公傳》又稱：「元里公乘陽慶，年七十餘，無子，使意盡去其故方，更悉以禁方予之。傳黄帝、扁鵲之脉書、五色診病，知人死生，决嫌疑，定可治，及藥論甚精。」觀於扁鵲與黄帝并稱，其非越人之扁鵲可知。顧黄帝臣有扁鵲善醫，其事見于古史者絶少。《漢志》有《泰始黄帝扁鵲俞拊方》二十三卷，應劭曰：「黄帝時醫。」其軒轅時之扁鵲，亦有傳方。與太史公云「至今天下言脉者，由扁鵲也」，是謂越人雖以伎見殃，而其伎終傳。然則越人之爲方，當時固有其書也。而傳中敘列綦詳，未嘗言其有《難經》之作。《漢志》但有《扁鵲内外經》。今攷《扁鵲傳》所論脉法，頗足與《難經》相發明，或其遺經之什一與？張機《傷寒論・平脉》篇中所稱經説（今在第五難中），唐人并引以注經史。賈公彦《周禮・疾醫》疏稱《黄帝八十一難經》，張居節《史記正義》所引，并及吴·吕廣、唐·楊玄操之註，所見者當是隋唐舊本。若王勃《序》所稱「岐伯授黄帝，遞傳至于文王，歷九師以授醫和，和厤六師以授秦越人，始定立章句」，説甚荒唐。然其書雖非出之越人，猶爲方書之近古者爾。

甲乙經

《甲乙經》者，蓋皆漢魏間方家傳述之遺，後乃雜見于《鍼經》《素問》《明堂孔穴鍼灸治要》諸書中。皇甫謐所見已失舊第，故其敘云：「三部同歸，文多重複，錯互非一。」又云：「撰集三部，使事類相從，删其浮詞，除其重複，爲十二卷。」是知書本叢殘，復經士安删訂，裒合而成。「甲乙」者，次第之謂，意即謐名之者。所謂「撰集三部，事類相從」也。宋·王應麟亦言「其刺《内經》而爲《甲乙》」，信然。《隋志》以爲古逸之餘，故冠以「黄帝」，而不云謐撰。《梁志》則不著撰人姓名。《舊唐書·經籍志》稱「《黄帝三部鍼經》十三卷」，始署謐名，較梁本多其一卷，蓋并《音》一卷計之。《新唐書·藝文志》既有《黄帝甲乙經》十二卷，又有皇甫謐《黄帝三部鍼經》十三卷，兼襲二志之文，譌舛滋甚。書凡一百二十八篇，各分上中下。句中夾註，多引楊上達《太素經》、孫思邈《千金方》、王冰《素問註》、王惟德《銅人圖》，參攷異同，其書皆在謐後。蓋宋·林億等校正所加，非謐之舊也。是編今僅有明·吴勉學刻《古今醫統》本，踳駮不免，攷訂莫繇。宋·林億等校《千金要方》、《鍼灸》上下篇及

《素問注》，新校正往往引之，可知其書至宋治平間乃盛行也。書中論孔穴鍼灸之道，可與《素問》《刺要》《鍼解》諸篇參。觀其旨，謚《敘》謂「皆黄帝岐伯遺事」，則亦附會之詞爾。

金匱玉函經

《金匱玉函經》，舊傳漢·張仲景撰，晉·王叔和集。設答問雜病形證脉理，參以療治之方。晁公武、陳振孫并載八卷，謂此書乃王洙於館閣蠹簡中得之，曰《金匱玉函要略方》。上卷論傷寒，中論雜病，下載其方，并療婦人，乃録而傳之。今書以逐方次於證候之下，以便檢用。其所論傷寒，文多節畧，故但取《雜病》以下，止《服食禁忌》二十五篇，二百六十二方，而仍其舊名。《四庫書目提要》云：「是書叔和所編，本爲三卷，洙鈔存其後二卷，後又以方一卷散附於二十五篇内，已非叔和之舊。然自宋以來，醫家奉爲典型，與《素問》、《難經》并重。」余攷《漢書》，既無仲景之名，《晉書》又闕叔和之傳，隋唐官志不載其書，晁陳私録始論其世，方家依託等諸無徵其書，至宋始傳，又未經林億等校進。僅於《千金方》、《傷寒》注中稱引《要畧》云云，且《名醫録》但稱仲景著《傷寒論》二十二篇，未及此書，或即其論中逸篇，叔和裒集以傳者。康熙間嘉興徐彬爲之論註，次二十四卷，并失洙本之舊矣。

傷寒論

仲景《傷寒論》十卷，梁以前無稱者。孫思邈《千金方》論傷寒，多引仲景之説，而云：「江南諸師秘仲景要方不傳。」《千金翼方》又曰：「嘗見太醫療傷寒，惟大青、知母等諸冷物投之，極與仲景本意相反，湯藥雖行，百無一效，傷其如此，遂披傷寒大論，鳩集要妙，以爲其方，行之以來，未有不驗。」其謂傷寒大論，即此書也。葉夢得《避暑録話》稱：「思邈作千金前方，時已百餘歲，妙盡古今方書之要，獨傷寒似未盡通仲景之言，故不敢深論。後三十年，作《千金翼》，論傷寒者居半，蓋始得之。」余以張居節纂《史記正義》引王叔和《脉經》而不及仲景此論，是其書之晚出可證。晁公武《郡齋讀書志》題「漢・張仲景述，晉・王叔和撰次」。案《名醫録》云：「仲景南陽人，名機，仲景其字也。舉孝廉，官至長沙太守，以宗族二百餘口，建安紀年以來，未及十稔，死者三之二，而傷寒居其七。乃著論二十二篇，證外合三百九十七法，一百十二方。」陳振孫稱其文辭簡古奥雅。又名《傷寒卒病論》。按傷寒名起於《素問・生氣通天論》，云：「冬傷於寒，春必温病。」又云：「風者，百病之始。清静則肉理閉拒，雖有大風苛毒，弗之能害，此因時之序也。故病久則傳化，上下不并。」是傷寒傳經之説可證。《漢志》有《風寒熱十六病方》、《五藏傷中十一病方》，其中或具傷寒之證。《魏志・華佗傳》有「府吏兒尋、李延共止，俱頭痛身熱，所苦正同。佗曰：『尋當下之，延當發汗。』或難其異，佗曰：『尋外實，延内實，故治之宜殊。』」其云頭痛身熱，即傷寒本病，今治有宜汗宜下之方，蓋昉于此。而孫思邈引華佗療傷寒諸説，今《後漢書》《魏志》及《别傳》并不載。宋·龐安時《傷寒總病論》有解華佗内外實説，爲陽表陰裹之辨，而疑陳壽著佗傳誤用内外字，其説近理。是書自叔和編集，而經方始傳，今隋唐《志》皆載之。宋·林億等始校，上頒行，金·成無己乃爲之註，并以自撰《明理論》三卷、《論方》一卷附之。明·方有執作《條辨》，則厤詆叔和、無己多所改竄，且以《敘例》一篇，爲叔和僞託而删之。國朝喻昌作《尚論篇》，攻擊尤詳，皆勦襲方氏説，自謂復長沙之舊本。康熙間順天林起龍，又醜詆喻氏取方本點黈而重梓之。今醫家所据，惟此而已。竊謂是論本仲景未成之書，叔和編次，止名一家之言。自宋龐安常、朱肱、許叔微、韓祇和、王實之流，互相闡發，變通於其間，而叔和之學微，金元成無己、劉完素、馬宗素諸家又從而難宋人之所學，明方有執、劉純、皇甫中輩，則并叔和而非之，而仲景書幾無完本。近世如喻昌之《尚論》、張登之《舌鑑》、張倬之《兼證析義》、徐大椿之《類方》、張璐之《纘論》、吴儀洛之《分經》、鄭重光之《續註》、黄元御之《懸解》《説意》諸書，佹得佹失，伐異黨同，其攻取既不資經史之左證，其門户又非若漢宋之師承，此亦一是非，彼亦一是非，必待審證飲藥，而後知之。此班《志》引諺所謂「有病不治，常得中醫」也。

肘後方

葛洪《肘後方》者，蓋後人以《抱朴子内篇》所稱「肘後丹法」附會而名之也。其所言惟金華和丹一方，與今所傳治疾者不類。又《雜應篇》云：「余所撰《玉函方》，皆分别病名，以類相續，不相雜錯，共九十三卷，皆單行徑易，籬陌之間，顧盼皆藥。衆急之病，無不畢萹。家有此方，可不用醫。」是今書與洪所言《玉函方》義例正合，不知何以名《肘後》也。《晉書・洪傳》無之。《隋・經籍志》始載其書，六卷。《梁志》二卷，云：「《陶弘景補闕肘後百一方》九卷，亡。」《宋志》止有葛書。是陶書在隋已亡，而至元間烏市所云「得其本于平鄉郭氏」者，特後人取陶《敘》而依託之耳。金・楊用道又以唐慎微本草諸方附于《肘後》隨證之下，爲《附廣肘後方》，其書益加羼亂。明嘉靖中襄陽守吕容所栞，始别題楊氏附方，列之於後，而葛陶二家之方，亦不能辨。今刻有程永培《六醴齋》本，視吕刻無甚出入。案是書立名不一，《隋志》但稱《葛洪肘後方》，《梁志》始别之，以陶所補者，稱《肘後百一方》，《南史》亦云陶弘景著《肘後百一方》，《玉海》紀開元十一年七月丁亥，敕諸州寫本草及《百一集驗方》，與經史同貯，則并謂陶書也。宋・林億等校《千金方》，注中所引《肘後方》則渾名之。陳振孫題《肘後百一方》云：「本名《肘後救卒方》，率多易得之藥，凡八十六首，陶并七首加二十二首，共爲一百一首。取佛書人有四大，一大輒有一病之義名之。」范氏天一閣藏本，又稱「《肘後葡急方》八卷」。蓋自梁以來，葛陶二書混合爲一，遂無定稱。而單方秘法簡要易明，其先必附陶注本草以行者，故唐開元詔寫《百一集驗方》與本草并稱也。

脉經

王叔和《脉經》十卷，隋唐《志》并載之。攷叔和之名，不見《晉書》，疑叔和爲其人字。古今著録多與仲景并稱，可知其兩人皆以字行也。案唐·甘伯宗《名醫傳》云：「叔和，西晉高平人。性度沈靖，博通經方，精意診處，尤好著述。其書纂岐伯、華佗等論脉要訣所成，敘陰陽表裏，辯三部九候，分人迎、氣口、神門，條十二經、二十四氣、奇經八脉、五藏六府、三焦四時之疴，纖悉葡具，凡九十七篇。」今《史記正義》、《素問》、《千金方》註中所引皆是。其《脉訣》一卷，元·吕復謂六朝高陽生所僞託，陳振孫謂熙甯以後人所爲，其文皆淺俚易誦，故俗醫猶相傳習。太史公論「天下言脉者，由扁鵲」，而於《倉公傳》中紀其爲人切脉，驗死生事尤詳。又言「公乘陽慶傳《脉書》《上下經》」，後漢·郭玉《華佗傳》，并稱方診之技。漢以前但言視病而不及脉法。《周禮·瘍醫》「以鹹養脉」，謂五味以類相養，非謂切脉以知病也。《疾醫》「參之以九藏之動」，鄭注謂：「脉至與不至，脉之大候，要在陽明寸口。」《說文》云：「血理分衺行體者。從𠂢從血。」《釋名》：「脉，幕也，幕絡一體。」《漢志》醫經七家，班《敘》云：「原人血脉、經絡、骨髓、陰陽、表裏，以起百病之本，死生之分。」蓋其書專論經脉之理。其經方十一家，則皆原病施藥處方而已。唐宋《志》并以經脉别爲一類，而叔和書最行于世，今多以通真子《脉要新括》羼入舊編。元·戴啟宗著《栞誤》二卷，抉摘僞妄，亦不能盡復其舊焉。

千金方

《千金方》三十卷，唐·孫思邈撰。思邈，華原人。《唐書·隱逸傳》稱「其少時，周洛州刺史獨孤信目爲聖童。及長，隱居太白山。隋文帝輔政，以國子博士徵，不起」。是其生於周末，長而入隋。至唐太宗貞觀間成是書，蓋猶未老也。《四庫提要》引盧照鄰《病梨賦敘》，稱癸酉歲，於長安見思邈，自云開皇辛酉歲生，今年九十二，則思邈生於隋朝。照鄰乃其弟子，記其師言，必不妄。惟開皇紀號凡二十年，止於庚申，次年辛酉，已改元仁壽，與史不符。又由唐高宗咸亨四年癸酉上推九十二年，爲開皇二年壬寅，實非辛酉，干支亦不相應。然自癸酉上推九十三年，正得開皇元年辛丑。蓋盧集傳寫僞異，以辛丑爲辛酉，以九十三爲九十二也。史又稱思邈卒于永淳元年，年百餘歲，自是年上推至開皇辛丑，正一百二年，數亦相合，則生于後周、被徵不起之説，爲史誤審矣。是編博据精解，漢晉方伎，多賴以傳，晁公武謂：「後世或能窺其一二，未有不爲名醫者。」陳振孫跋隋·巢元方《病源候論》五卷云：「今按《千金方》諸論多本之。」是其書在宋時已號爲精博，林億等校進，又益以古書旁證附於注中，其後敘乃極稱是書於張仲景之法，十居其二三；陳延之《小品》，十居其五六。既葡有《漢志》四種之事，又兼載唐令二家之學。咏歎之情，流濫詞表。今日本江户醫學影北宋槧剞劂精完，最爲善本。顧其中古言古義、良法良方，既非時醫所能明，亦非善用者不能速其效。余嘗致力於此，每以治家人疾，審證處劑，發藥輒驗。乃歎其立意微眇，信而有徵。今人多以高古病之，傎矣。又《太平廣記》載思邈曾救昆明池龍，得龍宫仙方三十首，散入《千金方》中，則小説家言，無足深辨，宜林億斥其以附致爲奇也。思邈又纂《千金方翼》三十卷，亦其一家之學，辨論方法見于前方者十之五六。惟傷寒部中，發明仲景之論，足輔前功。葉夢得稱其用志精審。陳振孫謂其末兼及禁術，用之多驗。今刻有日本影元大德本，與仿宋本《千金方》并行。前有《攷異》一卷，乃彼國醫官小嶋尚質等据唐宋寫本及元明諸槧斠訂，補闕，正譌，悉復治平之舊。近有辨其爲僞託者，以爲《千金髓》之類，殆亦疏於攷證爾。

外臺秘要

唐書《王珪傳》言：「其孫燾，性至孝，爲徐州司馬。母有疾，彌年不廢帶，視絮湯劑。數從高醫游，遂窮其術，因以所學作《外臺秘要》，討繹精明，世寶焉。」《唐志》載其書四十卷，又《外臺要畧》十卷。今《要畧》久佚。是書爲宋治平四年孫兆等所校，前有天寶十載燾自爲敘。晁公武謂其天寶中出守房陵及太甯郡，故以「外臺」名其書，凡一千一百四門，皆先論而後方，其論多宗《巢氏病原》，每條引書必詳註其名第。陳振孫在南宋末，已稱所引《小品》、深師、崔氏、許仁則、張文仲之類，今無傳者猶間見于此書。案林億等校《千金方》，博采諸家方論，如《小品》、深師諸説尚多。余嘗集其名類，間爲審定，豈南宋時典籍散失，振孫獨於是編所稱述者歎爲僅見耶！至其中所列單方、禁術，多出于巢元方、孫思邈之書，而或以唐宋説部据爲異證，則亦博古而未暇深攷爾。《郡齋讀書志》及《中興書目》并言「燾居臺閣二十餘年，久知洪文館，得古今方書數千百卷」，其纂是編則成於守鄴時也。

總　論

論曰：今天下言醫之敝，大氐以無本之學，診有過之脉，而欲責效于草石，斷斷難矣。或曰：操古方以治今疾，其勢既不能盡合。且吉凶之數，氣感百變，聖人有死，神醫莫爲。然則舍是而爲道，將不驗諸人而驗諸天與？太史公論「病有六不治」，後漢郭玉亦言「療貴人有四難」，尹子曰「與死者同病，難爲良醫」，皆論理而不及數。必謂古醫爲能生死人，則扁鵲至今存也。夫人而好爲醫，是誠大患。焚其書，絶其徒，是必率天下無病而後可。余惟古之醫工，皆有高義，爲人療治，莫不具書操藥，以往切脉，望色，聽聲，寫形，决其證之所在，而後處方齊，驗其藥之所應，而後去病所，度節氣，以温冷之察，飲食以消息之，病不及危而醫易爲理。今人必疾苦大漸，始倉皇求活于庸醫之手，故所失多也。醫或好利，欲以不疾者爲功，日且診數十證，憧憧往來，迷不知其所止。雖三世之工，亦奚以爲？或又謂：經方遺傳，至宋始廣，辨難折中，後來居上。不知醫之類書萌于唐，而門户分于宋。蓋唐人務博述古，而不名家，故其弊少。自《和劑局方》陳裴之學興，而宗丹谿者乃啟攻訐之漸。金元以降，學派益繁，各行其是，徒以醫無定法，滋不肖之口。故自唐以後，雖有名篇，吾無取焉。夫今之方家所稱仲景、叔和者，猶漢晉之言黄帝、扁鵲也，其爲道不甚相遠，其爲用毫芒即乖，使達者任之，因端見端，意在方藥之先，神存心手之際。至於陰陽、表裏、經絡、腧穴、六氣之疾、三候之診，匪所素習，卒難通方，是故審證不詭于今，處劑必準于古。明乎此，而以約失之者，蓋亦寡矣。

醫故下篇

藥劑

古人分藥，惟散者用錢度之，故方有云若干錢，率以錢面抄藥，視其所没之字爲輕重。《千金方》云：「錢匕者，以大錢上全抄之；若云半錢匕者，則是一錢抄取一邊爾，并用五銖錢也。錢五匕者，今五銖錢邊五字者以抄之，亦令不落爲度。」《後漢書》稱華佗「心識分銖，不假稱量」。又「軍吏李成苦欬，晝夜不寐，佗以爲腸癰，與散兩錢服之」。案漢唐錢法各異，孫思邈所稱今五銖者，蓋仍初唐之制。史稱高祖即位，仍用隋之五銖錢。武德四年，始行開元通寶。隋制五銖，重如其文，每錢一千，重四斤二兩。太公圜法：凡錢輕重以銖。鄭虔《會粹》紀開元制云：每兩二十四銖。則一錢重二銖半以下，古秤比今秤三之一也，則今錢爲古秤之七銖以上，古五銖則加重二銖以上。邱瓊山曰：「凡造一錢，用銅一錢，此開元通寶所以最得輕重大小之中也。此後如太平湻化之類，并倣此製，至今行之。」余以今醫處劑不别湯散，但用錢數輕重，悉聽之藥肆，欲合古方，甚非謂也。古錢行於今者，惟唐之開元，銖兩易明，取以權藥，庶無失宜。《千金方》又云：「古秤惟有銖兩，而無分名。今則以拾黍爲壹銖，陸銖爲壹分，肆分爲壹兩，拾陸兩爲壹斤。此則神農之稱也。吴人以貳兩爲壹兩。隋人以叁兩爲壹兩（按：吴有複秤、單秤。隋有大升、小升之别）。今依肆分爲壹兩稱爲定。方家凡云等分者，皆是丸散，隨病輕重，所須多少無定銖兩，叁種伍種，皆悉分兩同等耳。凡丸散云若干分兩者，是品諸藥，宜多宜少，非必止於若干之分兩也。假令日服叁方寸匕，須差止，是三五兩藥耳。凡散藥有云刀圭者，拾分方寸匕之一，準入梧桐子大也。方寸匕者，作匕正方一寸，抄散取不落爲度。一撮者四刀圭也，十撮爲一勺，兩勺爲一合。以藥升分之者，謂藥有虚實輕重，不得用斤兩，則以升平之。藥升方作上徑一寸，下徑六分，深八分，内散藥勿按抑之，正爾微動令平調耳。」又云：「古人用藥至少，分兩亦輕，差病極多。今人感病厚重，藥力輕虚，處方者常須加意，重復用藥，藥乃有力。」是知唐時藥劑，較古爲重。宋·龐安常《上蘇子瞻辨傷寒論書》云：「唐大和中，徐氏撰《濟要方》，其引云：秤兩與前代不同，升合與當時稍異。近日重新纂集，約舊删修，不惟加減得中，實亦分兩不廣。」又引陶隱居云：「古今人體，大小或異，藏府血氣，亦有差焉，請以意酌量藥品分兩。古引以明，取所服多少配之，或一分爲兩，或二銖爲兩，以盞當升可也。」又芍藥甘草湯注云：「按古之三兩，準今之一兩；古之三升，準今之一升」（宋·林億等校《千金方》，亦稱今例如此）。若以古方裁減，以合今升秤，則銖兩升合之分毫難從俗，莫若以古今升秤均等而減半爲一劑，稍增其枚粒，乃便於俗爾。且仲景方云：一劑盡，病證猶在者，更作減半之劑。此古方一劑又加其半，庶可防病未盡而服之。有不禁大湯劑者，再減半亦得。貧家難辨，或臨時抄撮皆可，麤末每抄五錢，水兩平盞，煎八分服之。」是知宋時藥劑又薄于古，視唐則減三之一焉。今稱藥無銖名，古方分兩，又多經後人改從今秤，蓋自宋已然，取其適俗用爾，而今劑之重反過于唐，醫者昧昧，意爲增損，知此者亦鮮矣。《物理論》曰：「原疾疹之輕重，量藥齊之多寡，貫微達幽，不失細小。」此雖醫之一隅，可不慎與！

炮炙

孫思邈曰：「凡藥有根莖枝葉、皮骨花實，諸蟲有毛翅皮甲、頭足尾骨之屬，有須燒鍊炮炙，生熟有定，一如後法。」又云：「依方鍊治，極令淨潔。然後升合秤兩，勿令參差。」今《千金方·合和》篇條具三十事，皆炮炙法也。陳振孫《書録解題》載《雷公炮炙》三卷，稱宋·雷斆撰，胡洽重定，述百藥性味、炮熬煮炙之方，其論多本之乾甯晏先生。是書自元以來，無專行之本，明·李時珍《本草綱目》載之差詳。近世通行《雷公炮製藥性解》六卷，乃明·李中梓所集，其中采斆論未葡。攷《江南通志》，中梓所著，獨無是書，或淺人捃摭，依附其名爾。今方惟合丸膏，始重炮製，湯液所施，多違古意。夫古之良醫，皆自采藥製藏，如法而後用之，所以草石効靈，治十得九也。

脉案

今醫者處方，必記其日月，所診何證，所施何法，謂之脉案，其例近古。多不知其由來矣。《周禮·醫師》：「歲終則稽其醫事。」賈疏謂：「治病有愈有不愈，并有案記，令歲終總考計之。」是據其案記，可知其得失也。余嘗讀《史記·倉公傳》，記其所治，倍詳于越人，度當時得《倉公書》而條具之者。或疑不類太史公之文，非也。今審其傳中自言：「意所診者皆有診籍。所以別之者，臣意所受師方適成，師死，以故表籍所診，期決死生，觀所得所失者合脉法，以故至今知之。」是知診籍者，皆注其人之里居、病狀、所施何方藥、所診何時，故云「觀所得失，至今知之」也。《元典章》：「至元廿二年，設各路醫學教授學正，照依降去十三科，題目每月習課，又令行醫之家，每朔望集本學三皇廟焚香，各說所行科業，仍自寫曾醫愈何人，治法藥方，具教授考教。」今之脉案，大畧昉此，率多不存其造診者，乃別録之，亦無究其所治得失者矣。

禁術

禁術者，蓋昉于《漢志》方士，爲神仙家言者，乃演贊其説，古上醫皆能之，《扁鵲傳》所謂：「受禁方書，飲藥三十日，視見垣一方人。以此視病，盡見五藏癥結，特以診脉爲名耳。」《傳》稱「長桑君忽然不見，殆非人也。」又云：「飲以上池之水三十日，當知物矣。」注謂：「當見鬼物。」是知禁方即禁術之謂，故曰「特以診脉爲名」。而或以爲秘方，非也。《倉公傳》又云「陰陽禁書」，蓋古醫多通數學。《物理論》所謂：「能明性命吉凶之數，乃爲良醫也。」《抱朴子》云：「古之初爲道者，莫不兼修醫術，以救近既。」《後漢書》言徐登善爲巫術，趙炳能爲越方，共以其術療病，而稱其禁水禁樹之神，是禁方亦醫之一端。隋唐時猶尚其技。今《千金方翼》附《禁經》二十二篇，皆單行葡急之術，宋・陳振孫謂「用之多驗者」是也。

祝由

今以祝由名科，楚人盛傳。其技有符印、禁祝，治奇疾往往而驗。蓋近于古巫祝之事焉。《列子》「宋陽里子華病忘，謁巫而卜之，不吉。」《左傳》：「晉侯病，召桑田巫，曰：不及食新麥矣。」《韓子》曰：「秦昭王有疾，百姓買牛而家爲王禱。」是知磔禳祀除癘殃，猶古之遺治也。其名始見于《素問・移精變氣論》，云：「毒藥不能治其内，鍼石不能治其外，故可移精祝由而已。」隋・全元起注：「祝由，南方神。」唐・王冰則謂：「祝説病由，不勞鍼石。」今操其術者，至人家輒問病由，書其人姓名，向神方祝福，或呑氣服符，飲人以神水。其技類禁術，而無方案。《抱朴子》《雜應》、《登涉》諸篇言六甲秘祝及符録事亦相類。曹植《辨道論》所謂巨怪者，其此輩與！

案摩

《漢志》有《黄帝岐伯按摩》十卷，而列之神仙家，蓋以其爲道引之術，不假方藥之功，所謂「保性命之真，而游求於外者也」。今《千金方》載婆羅門及老子按摩法，無稱黄帝岐伯者，殆非古先道之遺與？《扁鵲傳》云：「上古之時，醫有俞跗，治病不以湯液醴灑、鑱石撟引、案杭毒熨。」《索隱》云：「撟者謂爲按摩之法，夭撟引身，如熊顧鳥伸也。杭音玩，亦謂按摩而玩弄身體使調也。」《素問》曰：「其治宜導引按蹻。」但言治痿厥寒熱而不具其法。後漢華佗語吴普以五禽之戲，曰虎鹿熊猨鳥，亦以除疾，兼利蹏足，以當道引。體有不快，起作一禽之戲，怡而汗出，因以著粉，身體輕便而欲食。蓋所以引挽腰體，動諸關節，使穀氣得銷，而病不能生也。案：「著粉」句，《漢書》、《魏志》注并未詳。余考孫思邈《禁經》云：「勑粉火治邪，亦可以按摩。又師捉一炬火，作禹步，燒粉，令病人越火入户還牀。」可知著粉固按摩之一術，燒粉而越之者，亦取其能輕身爾。莊子曰：「吐故納新，熊經鳥申。」此道引之士，養形之人也。是佗所爲五禽之戲，本古道引者相承之遺法，特增其名數爾。《周禮》疏：「案劉向云：扁鵲使子術按摩。」《説苑》云：「子游矯摩。」《韓詩外傳》云：「子游按摩。」

《唐六典》有「按摩博士一人」，註：「崔實《正論》云：熊經鳥伸，延年之術。故華佗有六禽之戲，魏文有五槌之鍛。」《真誥》記《大洞真經精景按摩篇》、《太上籙渟發華經上》按摩法，注亦稱熊經鳥伸之術。夫古之按摩，皆躬自運動，振捩頓拔，挼捺拗伸，通其百節之靈，盡其四支之敏，勞者多健，辟猶户樞。今人每至風痱拘攣，宛氣流刺，然後委制於人，手足交拒，傷及神骸。而庸妄者，恃其術力，至以按摩名家，爲人舞蹈，幾自忘其所謂矣。

注藥

《漢志》載「《金創瘲瘛方》三十卷」，蓋皆外治之法。今以藥屑注創處謂之傅藥，其治于《周禮》見之《瘍醫》「有祝藥劀殺之齊」，鄭註：「祝，當爲注，讀如注病之注，謂附著藥。劀，謂刮去膿血。殺，謂以藥食其惡肉。」又「凡療瘍，以五毒攻之」，鄭注：「今醫方有五毒之藥，作之合黄堥，置石膽、丹砂、雄黄、礜石、慈石其中，燒之三日三夜，其煙上著，以雞羽掃取之以注創，惡肉破骨則盡出。」賈疏謂：「今時合和丹藥者，皆用黄瓦甂爲之，亦名黄堥，事出于古也。」近世創科製煉升降諸藥，仍其遺法，但不深究陽疾處内，陰形應外之理，專意膚受，悍藥雜投，其失多矣。比年泰西諸國，丹藥盛行，率多苦澀之品。初，錢塘吴尚先惟傳大西洋「十寶散」，其藥十品，皆華産，以之注創輒驗，相傳彼國醫院治疾有如《華佗傳》所云「刳破腹背，抽割積聚，斷截湔洗，既而縫合」者，特慮無元化之神膏，則束手受敗而已。

鍼灸湯熨

《山海經》曰：「高氏之山有石如玉，可以爲鍼。」《史記·扁鵲傳》「鑱石」，《索隱》注：「謂石鍼也。」《素問》「其治宜砭石」，王冰注：「謂以石爲鍼。」《説文》：「砭，以石刺病也。」《漢書》「用度箴石」，顔師古注：「石謂砭石，即石箴也。」古者攻病則有砭，今其術絶矣。是古之鍼，治皆用石之證。《春秋傳》「美疢不如惡石」，漢·服虔云：「石，砭石也。季世無復佳石，故以鐵代之。」是季漢始用鐵鍼之證。《周禮·醫師》不詳其術。《漢志》有《湯液經法》，而無鍼砭之方，經傳但言藥石而已。自《素問》創九鍼之名，辨補寫之用，方家依託，乃有《黄帝鍼經》。皇甫謐《甲乙經·敘》以爲在《七畧》、《内經》中者，亦無徵也。竊謂其書，果出于上古三代之時，何以獨詳鍼而不及砭？按《扁鵲傳》「厲鍼砥石」，倉公教高期、王禹鑱石砭灸，郭玉自言「鍼石之間，毫芒即乖」，可知秦漢之世，鍼砭并行。隋唐以還，單傳鍼法。至宋·王惟德纂《天聖鍼經》，攷明堂經絡之會，爲銅人腧穴之圖，承其技者，專門名家，幾廢藥餌，今之外科猶沿此習，至於暑日人患痧證，輒延鬗工妄刺血脉，陰陽失理，爲害尤多。明·汪機著《鍼灸問對》三卷，其論以鍼刺病，能治有餘，而不能治不足，詳辨《内經》虚實補寫之説，又言誤鍼誤灸之害，與巧立名目之誣，皆術家所諱。其説至爲精篤。若夫灸焫之方，但依《圖經》，尚無大失。今人灼艾注薑片，按孔穴灸之，以治痺疾多驗，但壯注卒不如法耳。古者蓄艾本以療病。孟子云「求三年之艾」。《鹽鐵論》「懷鍼橐艾，則被不工之名」。《論衡》「布一丸之艾於血脉之蹊」，是灼艾即灸之證。古法多鍼灸并言，而以之佐湯液，乃易爲理。今《千金方》中可攷見其例。自唐・王燾力言鍼害，凡鍼法鍼穴俱删不録，惟立灸法爲一門。其後西方子撰《明堂灸經》，仍其義例，又有熨法意近于灸。今醫家煬藥，承以絹布，熨體上下，得氣則舒。《説文》「尉」曰：「從上案下也。」《扁鵲傳》言「毒熨」，《索隱》謂：「毒病之處，以藥物熨帖。」《傳》又言：「使子豹爲五分之熨，以八減之齊和煮之，以更熨兩脇下」，《索隱》謂：「熨之令温煖之氣入五分也。」扁鵲曰：「疾在腠理，湯熨所及；在血脉，鍼石所及；在腸胃，酒醪所及；其在骨髓，雖司命無奈之何。」其論皆謂異方療治。今諸方書熨法未詳，故并及之。

房中

《記》曰：「男女居室，人之大倫。」夫大道起於房中，陰陽闔闢，氣感神交，泰壹汔今，歸根玄牝。故《易》言絪緼之理，必推本于構精也。聖賢明其道，以之復性；神仙傳其術，以之養形。顧中冓之私、人欲之感，世士多隱，經典罕言，率戒晦淫，託諸静好。豈知夫婦始接，禮以昏成，情以色授，體以褻合，愛以慾生，動静交感，雖愚亦明。乃今之人多以横陳爲内諱，反因曖昧而色荒，陰疑陽必戰，風落山爲蠱。是以無術與無節者，厥失惟均。其道至微，誠非上知不可語也。古者御内有制，當夕不虚。《内則》註：「諸侯取九女，姪娣兩兩而御，則三日；次兩媵，則四日；次夫人專夜，則五日也。」「大夫一妻二妾，則三日御徧。士一妻一妾，則二日御徧。」其天子，則有内宰教九御，内小臣掌陰事女御，敘燕寢、御日等差，著之政令。《周禮》注云：「自九嬪以下，九九而御於王」，「凡羣妃御見之法，月與后妃其象也。卑者宜先，尊者宜後。女御八十一人當九夕，世婦二十七人當三夕，九嬪九人當一夕，三夫人當一夕，后當一夕。十五日而徧，自望後反之。」孔子云：「日者，天之明；月者，地之理。陰契制，故月上屬爲天，使婦從夫，放月紀。」是鄭注差後宫之數，爲天子御日之文也。又「九嬪」注：「進勸王息。」賈疏：「案《左傳》云：君子晝以訪問，夜以安身。女者，定男於夜，節宣其氣。」《内宰》注「奇衺，若今媚道。」賈疏：「案《漢書》漢孝文時，婦人蠱惑媚道，更相呪詛，作木偶人埋之於地。漢法又有宫禁，云『敢行媚道者』。」又《尚書大傳》：「凡進御君所，女史必書其日月，授之以環，以進退之。生子月辰，則以金環退之。當御者以銀環進之，著于左手，既御，著于右手。」是知古之王者，尤重陰道，自后以下，一夕數御，苟違其術，鮮不疾淫。劉向以房家著之《七略》。班《志》本之，列房中八家，有《堯舜陰道》廿三卷、《湯盤庚陰道》廿卷、《黄帝三王養陽方》廿卷，其書蓋皆紀天子内事，故冠以古帝之名。又《容成陰道》廿六卷、《務成子陰道》卅六卷、《天老雜子陰道》廿五卷、《天一陰道》廿四卷、《三家内房有子方》十七卷。後世補導采御之術，胥出其中。六朝主多好内祕而不傳，或以爲荒唐之詞，儒者弗道，其後乃流爲道家言，不知《漢志》「神仙」與「房中」非一家也。

案《後漢・方術傳》：「冷壽光行容成公御婦人法，常屈頸鷮息。」唐・章懷注謂：「握固不瀉，還精補腦。」引《列仙傳》曰：「容成公者，能善補導之事，取精于玄牝。其藥谷神不死，守生養氣者也。」又甘始、東郭延年、封君達三人者，率能行容成御婦人術。或飲小便，或自倒懸，愛嗇精氣。《玉海》引《神仙傳》「甘始依容成玄素之法，更演益之，爲十卷」。《抱朴子・内篇》載務成子丹法一事。是知班《志》所載容成、務成陰道之書，其術盛行，其義蓋同于老子也。《文選・養生論》注引《天老養生經》云：「老子曰：人生大期，以百二十年爲限，節度護之可至千歲。」經又稱黄帝問天老云云，疑出班《志》中《天老雜子》之文。《後漢書・王真傳》自云：「周流登五岳名山，悉能行胎息胎食之方，嗽舌下泉咽之，不絶房室。」注引《漢武内傳》云：「習閉氣而吞之，名曰胎息，習嗽舌下泉而咽之，名曰胎食。」《抱朴子》曰：「胎息者，能不以鼻口噓噏，如在胎之中。」唐・章懷引魏文帝《典論・論》：「甘始善行氣，左慈知補導之術。至寺人嚴峻往從問受，奄豎真無事于斯術也。」《金樓子・聚書篇》有《寶帳仙方》一秩三卷。《列女傳》言：「夏姬狀美好，老而復壯者三。」《真誥》紀紫清真妃書云：「接元引奇，友于帝郎。顧儔中饋，内藏真方。」又云：「情纏雙好，齊心幃幙。抱衾均牢，有輕中之接。」《協昌期》篇云：「若無所服而行房内，減算三十年。」又言：「呼吸二景，若數行交接，漏泄施寫者，則氣穢神亡，精靈枯竭。」《黄庭經》云：「噓吸廬外，出入丹田，審能行之可長存。」《抱朴子》云：「陰陽之術，高可以治小疾，次可以免虛耗，不可以陰陽不交，坐致疾患。善其術者，則能卻走馬以補腦，還陰丹於朱腸，采玉液於金池，引三五於華梁。」又言：「凡服藥千種，三牲之養，而不知房中之術，亦無所益也。玄素喻之水火，水火煞人，而又生人，在於能用與不能耳。大都其要法，御女多多益善，如不知其道而用之，一兩人足以速死。」又云：「知玄素之術者，惟房中之術，可以度世。」孫思邈《千金方》附《房中補益》一篇言：「皇帝御女千二百而登仙，俗人以一女伐命。」其説本於《抱朴》。又云：「凡人習交合之時，常以鼻多内氣，口微吐氣，即《胎息經》所謂吐惟細細，納惟綿綿也。」其言「以口相當，引取女氣而吞之」引《仙經》曰：「令人長生，先與女戲，飲玉漿。」即《黄庭經》所謂「上合三焦道飲漿，隨鼻上下知肥香」也。其引彭祖言曰：「以人療人，真得其真。」《抱朴》亦謂，彭祖之法，最其要者，其它經多煩勞難行。可知古者偃息道引服氣固精，至道之際，貴禁内情，老曰善閉，莊曰采真，隱藏端緒，不外斯經。至于服餌大藥，補髓輕身，五石内爍，易生熱淫。倉公所謂「病得之内，脉無五藏應」也。今所傳《房中秘録》《攝生真經》諸書，率皆依託道藏，喻言爐鼎，璚想瑶思，進爲妖式，爲害滋深。其見于史志者，漢以後無專書。隋唐《志》多雜見於道書中。《舊唐書》有《冲和子房秘録訣》八卷、葛氏《玉房秘術》一卷。宋《中興志》載《太平經》一百七十卷，題後漢襄楷撰。案《范史》言其書本末甚明，《通考》論其所謂「興國廣嗣之術，皆房中鄙褻之譚」。又稱此經流傳最古，世所不見，獨章懷太子所注《漢書》，畧及一二。《中興志》又有《太乙真君固命歌》一卷，題「真人勒于羅浮山朱明洞陰谷壁，古篆文字，東晉葛洪譯，鮑靚行于世，言房中術」。今諸書久佚，爰据經籍傳注所記而條具之。今世以媚藥使内者，庶知返焉。

唐·叚公路《北户録》云：「紅蝙蝠出隴州，雙伏紅蕉花間，采者若獲其一，則一不去，南人收爲媚藥。又《媚藥》載軟金鳥辟寒，金龍子、布穀脚脛骨、鵲腦、砂稜、莖草、芶草、左行草，獨未見録紅蝙蝠處，豈闕載乎？又有無風獨摇草，男女帶之相媚。又陳藏器云：榼子，蔓生，取子中仁，帶于衣，令人有媚，多迷人。又鶴子草，蔓花也，當夏開。南人云是媚草，甚神。春生雙蟲，食葉，老蜕爲蛯，女子佩之，如細鳥皮，號爲細蛯。」《古今注》：「紺蛯，一名蜻蛉。海中青蝦化爲之。」《表異録》云：「紺蛯，閨房媚藥。」《千金方》《雜補》《服食》部中多房家方，而茲弗録焉。

緯書論五藏形氣

《樂緯·動聲儀》曰：「官有六府，人有五藏。」肝仁，肺義，心禮，腎智，脾信也。肝所以仁者何？肝，木之精也，仁者好生。東方者，陽也，萬物始生。故肝象木，色青而有枝葉。目爲之候何？目能出淚，而不能内物。木亦能出枝葉，而不能有所内也。肺所以義者何？肺者，金之精。義者，斷決。西方亦金，殺成萬物也。故肺象金，色白也。鼻爲之候何？鼻氣高而有竅，山亦有金石累積，亦有孔穴出雲布雨以潤天下，雨則雲消，鼻能出納氣也。心所以爲禮何？心，火之精也。南方尊陽在上，卑陰在下，禮有尊卑，故心象火，色赤而鋭也。人有道尊，天本在上，故心下鋭也。耳爲之候何？耳能編内外，別音語，火照有似于禮，上下分明。腎所以智何？腎者，水之精。智者進止無所疑惑，水亦進而不惑。北方水，故腎色黑。黑水陰，故腎雙。竅爲之候何？竅能寫水，亦能流濡。脾所以信何？脾者，土之精。土尚任養，萬物爲之象，生物無所私，信之至也。故脾象土，色黄也。口爲之候何？口能啖嘗，舌能知味，亦能出音聲，吐滋液。（《白虎通德論》）。《春秋緯·元命苞》曰：「五氣之精，交聚相加，以迎養道，故人致和。」頭者，神所居，上員，象天，氣之府也。歲必十二，故人頭長一尺二寸。在天爲文昌，在人爲顔頞，大一之謂也。顔之氣畔也，陽立于五，故顔博五寸。（《太平御覽》）。天有攝提，人有兩眉，爲人表候，陽立于二，故眉長二寸。（《白孔六帖》）。舌之爲言達也，陽立于三，故舌在口中，長三寸，象斗玉衡。陰合有四，故舌淪入溢内者長四寸。（《御覽·史記索隱》）。脣者，齒之垣，所以扶神設端，若有列星，與外有限，故曰脣亡齒寒。（《御覽》）。目者，肝之使；肝者，木之精，蒼龍之位也。鼻者，肺之使；肺者，金之精，制割立斷。耳者，心之候；心者，火之精，上爲張星。火成于五，故人心長五寸。陰者，腎之寫；腎者，水之精，上爲虚危。口者，脾之門户；脾者，土之精，上爲斗，主變化者也。胃者，脾之府，主禀氣；胃者，穀之委，故脾禀氣也。膀胱者，肺之府也；肺者，斷決，膀胱亦常張有勢，故膀胱決有也。三焦者，包絡府也，水穀之道路，氣之所終始也。膽者，肝之府也；肝主仁，仁者不忍，故以膽斷也。小腸、大腸，心腎之府也，腎，水之精，心，火之精，爲支體主也。（并《白虎通》引）。髮，精散爲須髯。腦之爲言在也，人精在腦。膏者，神之液也。掌圓法天以運動。指五者，法五行。陽立于三，故人脊三寸而結。陰極于八，故人旁八幹，長八寸。臍者下流，并會合而爲腹。腰而上者爲陽，尊高天之狀；腰而下者爲陰，豐厚地之重，數合于四，故腰周四尺。髀之爲言跋也，陰二，故人兩髀。（并《御覽》引）。

漢隋唐宋明志醫家部目

《漢志》醫經七家，始《黄帝内經》，訖《旁篇》，二百一十六卷；經方十一家，始《五藏六府痺十二病方》，訖《神農黄帝食禁》，二百七十四卷。

《隋志》醫方二百五十六部，始《素問》、《甲乙經》，訖《四海類聚單要方》，合四千五百一十三卷。

《唐志》醫術六十四家，始《神農本草》，訖《崔知悌方》，百二十部，四千四十六卷。失姓名三十八家。王方慶《新本草》至嚴龜《食法》不著録五十五家，四百八卷。明堂經脉類十六家，自《鍼經》至《内經太素》三十五部，二百三十一卷，失姓名十六家，甄權以下不著録二家，十卷。

《宋三朝志》經脉四十六部，一百四十卷；醫術一百九十一部，二千九十九卷。《宋兩朝志》經脉二十九部，四十五卷；醫術八十四部，二百二十六卷。《宋四朝志》三十六部，二百九卷。《宋中興志》一百七十九家，二百九部，一千二百五十九卷。

《明志》藝術類醫術六十八部，始孝宗《類證本草》，訖吴洪《痘疹會編》，合一千五十一卷。

古逸經方（凡見於諸史《藝文志》者并不録）

《黄帝扁鵲脉書》《上下經》《五色診》。（《倉公傳》）

《長桑君禁方》。（《扁鵲傳》）

《子義本草經》一卷。（《周禮》鄭注：「存乎神農、子儀之術。」疏：「案劉向云：『扁鵲使子儀脉神。』又《中經簿》云：『《子義本草經》一卷，儀與義一人也。子義，亦周末時人。』」）

《公乘陽慶禁方》《藥論》《石神》《接陰陽禁書》《公孫光傳古妙方》。《淳于意五診》《上下經脉》《奇咳》《四時應陰陽重》《鑱石砭灸和齊湯法》。（并見《倉公傳》）

《涪翁鍼經脉法》。（《後漢書·郭玉傳》）

《華佗麻沸散》。《華佗漆葉青黏散》：漆葉屑一升（《范書》作一斗），青黏屑十四兩。久服去三蟲，利五藏，輕體，使人頭不白。漆葉處所而有，青黏生于豐、沛、彭城及朝歌云。《佗别傳》曰：「青黏者，一名地節，一名黄芝，大理五藏，益精氣。本出于迷入山者，見仙人服之。」《華佗四物女菀丸》。（并見《魏志》。《御覽》引作「紫菀」）

《青牛道士竹管中藥》。（《後漢書》注）

《戴霸華佗集金匱緑囊》。《崔中書黄素方》（《唐志》有《黄素方》十五卷，失名）。

《甘胡吕付周始甘唐通阮南河等撰集暴卒葡急方》。《葛洪玉函方》九十三卷。金餅散、三陽液、昌辛丸、葷草耐冬煎、獨摇膏、茵芋玄華散、秋地黄血丸，五十日服之而止，不畏風濕。（并見《抱樸子》）

《魏武四時食制》。（《文選·海賦》注，《北户録》并引之）

《梁孝元寶帳仙方》三卷。《藥方》十卷。《食要》一卷，虞預撰。（并見《金樓子》）

《李子豫八毒赤丸》。（見《續搜神記》。《梁簡文答湘東王書》亦云：「子豫赤丸，尚憂未振。」唐·孫思邈有赤丸方，而藥非八毒，與李異矣）

《周紫陽初神丸》：昌蒲五兩，朱萸根皮三兩，紫雲芝英三兩。紫微夫人朮敘三方。許長史錬麻腴法、四蕊丹。太極真人遺帶散、白翳散。太上真人流明檀桓散。（并見《真誥》）

《風寶雲子丹》。（《漢武内傳》）

《陶弘景善勝成勝二丹》。（《南史》）

《孫搴棘刺丸》。（《北史》）

《徐嗣伯蘆茄丸》。（《隋書》）

《崔文子赤黄散》。（《列仙傳》）

《宫泰三物散方》：治喘嗽上氣。《靳邵五石散》。（并見《晉書》）

《羊欣方》三十卷。《秦承祖方》二十卷。（并見《宋書》。《唐志》載十七卷）

《王顯藥方》三十卷。（《後魏書》）

《徐之才傳扁鵲鏡經》一卷。（張大素《齊書》）

《張遠遊九轉金丹》。（《齊書》）

《許裔宗黄耆防風湯》。《王方慶葪急方》十卷。（并見《唐書》）

淮南萬畢術

慈石提棊。取雞磨鍼鐵，以相和慈石，置棊頭，局上自相投也。

鵲腦令人相思。取雌雄鵲各一，燔之四道通，丙寅日，與人共飲酒，置腦酒中，則相思也。

老槐生火。膠橈水則清，弊箕止鹹。取箕以内醬中，鹹著箕矣。

首澤浮鍼。取頭中垢以塗塞其孔，置水即浮。

燒角入山，則虎豹自遠，惡其臭也。

赤布在户，婦人留連。取婦人月事布，七月七日燒爲灰，置楣上，即不復去。勿令婦人知。

取苓皮置甖中，自沸如雨也。

梧木成雲。取梧木置十碩瓦甖中，氣盡則出雲。
銅甕雷鳴。取沸湯置甕中，沉之井裏，則鳴數十里。
取家祠黍以啖兒，兒不思母。
取門冬、赤黍，漬以狐血，陰乾之。欲飲，取一丸置舌下。酒吞之，令人不醉。門冬、赤黍、薏苡爲丸，令婦人不妬。
取雞子，去殼，然艾火，内空中，疾風高舉自飛去。
取亡人衣，裹慈石懸室中，亡者自歸矣。
取蜘蛛塗布，天雨不能濡之。
取馬尾火之，置朋友、夫妻衣中，自相憎矣。
削冰令圓，舉以向日，以艾承其影，則火生。
取牛膽塗熱釜即鳴矣。
取伯勞血塗金，人不取，化爲石也。
狼皮在户，羊不出牢，羊畏狼故也。
拔劍倚門，兒不驚。
燒木賣酒，人民自聚。取失火家木，刻作人形，朝朝祭之，人聚也。
取守宫蟲，餌以丹砂，陰乾，塗婦人身，男合即滅。
蝟膏塗鐵，柔不折。

甑瓦止鳥鳴，取甑底抵之則止。

鳩脛血塗雞頭，不能起。

馬齧人，取僵蠶塗上唇即止，不復齧人。

本草藥品部目

《梁七録》始載《神農本草》三卷。陳振孫曰：「舊經止一卷。」《玉海》云：「本經三品，藥三百六十五種。」陶弘景增《名醫别録》，亦三百六十五種，因注釋爲七卷。其《别録》者，魏晉以來，吴普、李當之所記也。《隋志》八卷，有《雷公集注》、《姚最音義》諸編。唐顯慶中，李勣、于志甯等栞定，蘇恭增一百十四種，凡八百味，廣爲二十卷，并圖，合五十四篇，世謂《唐本草》。開寶中，詔盧多遜等重定，又益一百三十三種。蜀孟昶命韓保昇以《唐本圖經》參比，謂之《蜀本草》。宋嘉祐二年，掌禹錫、林億、蘇頌、張洞等更爲補注，以朱墨書别之，附以新補八十有二種，新定十有七種，合千七百有六種，分二十一卷，新舊混并，《本經》遂晦。明·李時珍撰《本草綱目》，又取唐宋本所無、金元明諸醫所用者，增入三十九種，時珍續補三百七十四種，分十六部，五十二卷，附新舊單方一萬一千九十一首。乾隆間錢塘趙學敏又爲《拾遺》十卷，創别名品，炫博矜奇，遂使天地窮其生，萬物枉其用，病愈多而道愈少，藥愈繁而效愈微。古今異名，真僞雜厠，欲求和齊之宜，豈可得邪？余以班《志》載經方，獨無本草之名，《説文》釋草木，不引本草之説，《漢平帝紀》：元始五年，舉天下通知本草方術者，《郊祀志》：成帝初有本草待詔，《樓護傳》：少誦醫經、本草、方術數十萬言，其名始見於此。《淮南子》云：「神農嘗百草之滋味，一日而七十毒，未嘗稱有其書。」又云：「世俗之人多尊古而賤今，故爲道者，必託之神農、黄帝，而後入説。」陶隱居疑仲景元化所記是也。蓋六朝以來，治本草者，但言其華葉形色、佐使相須，附經爲説，故陶氏注釋仍存本經，而爲《别録》。唐宋始增羼名數，失其舊編。元明諸家，疏於考證。其李時珍《序例》所列《神農本經》，宋本舊目率存，其故實亦不足，無徵而已。

雜記

《説文·草部》「蔆」注：「虉屬。可以香口。」「虉」注：「禦濕之菜也。」「苢」注：「芣苢。一名馬舄。其實如李，令人宜子。」「芺」注：「味苦，江南食以下氣。」其説類本草，而不稱引其書。《爾雅》郭注僅引十事，而不記其性味及治何疾，可知本草在漢晉時猶未盛行也。

《左傳》：「叔展曰：『有麥麴乎？』曰：『無。』『有山麴窮乎？』曰：『無。』『河魚腹疾奈何？』」注：「麥麴窮，所以禦濕。」案《説文》「藭」注：「营藭也。」《急就篇》作「芎藭」。《山海經》：「洞庭之山，多芎藭。」《淮南子》謂：「亂人者，若芎窮之與藁本，蛇牀之與蘼蕪。」

言其草相似不易辨也。

《禮・月令》：「孟夏之月，王瓜生。」鄭康成注：「以爲萆挈。」案：《本草經》栝樓，一名王瓜。

《詩・中谷有蓷》，陸璣《詩疏》引本草云：「茺蔚，一名益母。」故劉歆云：「蓷，臭穢，即茺蔚也。」案劉歆説，惟《説文》引之，此亦其佚文爾。

晉・傅咸《款冬賦敘》云：「冰凌盈谷，雪積被崖，顧見款冬，煒然敷豔。」《急就篇》作「款東」。陸氏《經典釋文》作「顆涷」，引《本草》陶注云：「其冬月在冰下生則應，是冬恐承音作字異爾。」

《本草》：「人參，一名神草。」《説文》云：「人薓，藥草，出上黨。」案即今潞州所産，名爲黨參者。宋・王應麟注《急就篇》引高麗人作贊曰：「三椏五葉，背陽向陰，欲來求我，椵樹相尋。」蓋此草多生於深山之陰，近椵漆下濕潤處。今世惟名關東參爲人參，令官以時取入貢，禁民私采得者，至爲寶貴，富家子或不惜千金易之。其潞、黨、高麗所産，各以其地名之，其價差人參數十倍。余以人薓之在漢，惟上黨有之，故許書不及其他。陶隱居《別録》始稱遼東，又云：「大黨，在冀州西南。今來者，形長而黄，狀如防風，多潤實而甘。俗乃重百濟者，形細而堅白，氣味薄于上黨者。次用高麗者。高麗即是遼東。形大而虛輭，不及百濟，并不及上黨者。」唐・蘇恭云：「人參，見用多是高麗、百濟者。潞州太行紫團山所出者，謂之紫團參。」後蜀韓保昇謂：「今遼澤諸州并出人参，蓋其山皆與太行連亘相接故也。」宋・

蘇頌亦云：「今河東諸州及泰山皆有之。又有河北榷場及閩中來者，名新羅人參，俱不及上黨者佳。」是知古方所用人參，皆今之所謂黨參，但以野生者爲貴爾。吴普云：「根有手足，面目如人者神。」古止作「蓡」，後世省寫，以「参」字代之，今惟仲景《傷寒論》尚作「蓡」字。《禮斗威儀》云：「下有人參，上有紫氣。」《春秋運斗樞》云：「摇光星散而爲人參，人君廢山瀆之利則摇光不明，人參不生。」《廣雅》謂之「海腴」。《别録》一名「土精」。案蓡之爲蓡，以蓡水而受名。《説文》：「蓡水，出魏郡武安，東北入虖沱。」漢《地理志》：「魏郡屬冀州，有蓡水東北至東昌，入虖沱，過郡五，行六百一里。」《隋志》：「上黨郡屬冀州，今山西潞城縣東北是也。」是上黨之有蓡水可證。然則許書「蓡」注止云出上黨。陶弘景謂「人蓡，生上黨山谷」。又言「大黨，在冀州西南，今來者，形長而黄」云云，證以史志而蓡之名，取諸蓡益信而有徵已。明太醫李言聞著《人參傳》上下卷言：「朝鮮以人參來中國互市。亦可收子，於十月下種，如種菜法。秋冬采者堅實，春夏采者虚輭。今東參猶多種者，不堪入藥。」寇宗奭曰：「上黨者，根頗纖長，下垂有及一尺餘者，或十歧者。其價與銀等，稍爲難得。土人得一窠，則置板上，以新彩絨飾之。」可知宋時已爲珍貴，今則倍蓰之矣。

唐《李文公集·何首烏録》云：「僧文象好養生術，元和七年，朝茅山，遇老人於華陽洞口，告僧曰：『汝有仙相，吾授汝秘方。有何首烏者，順州南和縣人。祖能嗣，本名田兒，天生閹，嗜酒。年五十八，因醉夜歸，卧野中，見藤相交，久乃解，解合三四。心異之，遂掘根，曝而乾之。有鄉人麥良，戲使之餌。經七宿，忽思人道，娶寡婦曾，遂生男。鄉人異之。十年生數男，俱號爲藥。告田兒曰：此交藤也，服之可壽百六十歲，而古方、本草不載，吾傳於師，亦得之南河。吾服之，有子。以此藥害於静，因絶不服。女偶餌之，乃天幸。因爲田兒盡記其功，而改田兒名能嗣焉。嗣年百六十歲乃卒，男女一十九人。子庭服亦年百六十歲，男女三十人；子首烏服之，年百三十歲，男女二十一人。有李安期者，與首烏鄉里親善，遂敘其事傳之云。交藤，味甘，温，無毒。主五痔腰腹中宿疾，冷氣，長筋，益精，令人多子。一名夜合。雄者苗色黄白，雌者黄赤。夜則蔓交，或隱化不見。春末、夏中、秋初三時采之，曝乾，散服，酒下良。凡服，偶日二、四、六、八日是。服訖，以衣覆汗出，道引。尤忌猪羊肉血。』老人言訖而去，行如疾風。浙東知院殿中孟侍御識何烏，嘗餌其藥，言其功如所傳。出賓州牛頭山，苗如萆薢，蔓生，根如杯拳，削去黑皮，生啖之，南人因呼爲何首烏焉。」審是，則唐以前本草并無是名，其藥本爲交藤，因何首烏服食年百餘歲，而髮猶黑，遂以名之爾。

《魏志》注引《華佗别傳》云：「有婦人長病經年，世謂寒熱注病者。冬十一月中，佗令坐石槽中，平旦用寒水汲灌，云當滿百。始七八灌，會戰欲死，灌者懼，欲止，佗令滿數。將至八十灌，熱氣乃蒸出，囂囂高二三尺。滿百灌，佗乃使然火温牀，厚覆，良久汗洽出，著粉，汗燥便愈。」《南史》載徐嗣伯治房伯玉冷病，至十一月冰雪大盛，令二人夾持捉伯玉，解衣坐石上，取冷水從頭澆之。盡水百斛，伯玉始能動，而見背上彭彭有氣。俄而起坐，曰：熱不可忍。乞冷飲，嗣伯以水與之，飲一升，病多差。自是冬月恒單禪衫，體更肥壯。」蓋嗣伯本佗方以治之，可知古之良醫，法有師承，非可率爾立異也。案：二者皆病在伏陽而陰乘之，陽内陰外搏爲中害。《素問》曰：「清陽發腠理，濁陰走五臟；清陽實四支，濁陰歸六腑。」今相反，故相激。水原静而流動，故能以陰瀉陽。春夏養陽，秋冬養陰。十一月，陰極陽復之時，故可以水發之。人之經血，本象地脉。試觀井泉，當隆冬平旦，新汲之，有氣上出，可悟陰陽相生之道。李時珍據正治反治之説以釋之，抑淺矣。莊子曰：「流脉并作，則爲驚怖；陽氣獨上，則爲顛病。」《淮南子》曰：「大怒破陰，大喜墜陽；滿氣發瘖，驚怖爲狂。」可知顛狂病相似，而原則異也。

《淮南子》曰「啄木愈齲」「貍頭已癙」「雞頭已瘻」三語，疑是《萬畢術》佚文。

《山海經》曰：「小華之山，其草有萆荔，狀如烏韭，而生于石上，亦緣木而生，食之已心痛。」注：「烏韭，在屋曰昔邪，在牆曰垣衣。」案本草云：「烏韭，生山谷石上。」唐·蘇恭注謂之石苔。陶注云：「垣衣，主治心煩欬逆。」「竹山有草，名曰黄藋，其狀如樗，浴之已疥。」案《本草别録》云：「對廬主疥，煮洗之。似菴蕳。」即此也。「浮山有草，名曰薰草，臭如蘼蕪，佩之可以已癘。」案《本草别録》云：「薰草去臭惡氣。」「天帝之山有草，名杜衡，食之已癭。」案《爾雅釋文》引本草云：「味辛，香人衣體。」陶注：「根葉都似細辛，主胷脇，下逆氣，温中，風入腦户，頭腫痛，多涕淚出。」「昆侖之丘，有草曰蕢，其味如葱，食之已勞。」案《吴普本草》：「主暴熱，下水氣，利小便。」陳藏器云：「人乳和丸服，止消渴。」「中曲之山，有本曰櫰，食之多力。」案《大戴禮·易本命》篇云：「食木者多力而拂。」《廣雅》云：「櫰，續斷也。」

《本草别録》云:「續斷,一名接骨,一名槐。」陶注云:「有接骨樹。」顔師古注《急就篇》云:「續斷,即今所呼續骨木。」「符禺之山,有木名曰文莖,其實如棗,可以已聾。」案《本草經》云:「山茱萸,一名蜀棗。」《别録》云:「主耳聾。」唐・孟詵《食療本草》云:「乾棗,主耳聾。」「麻兒之山,多櫔木,其實如楝,服之不忘。」案《玉篇》云:「櫔,木名,實如栗。」《爾雅翼》云:「楝,實如小鈴,名金鈴子。俗謂之苦楝。」唐・甄權注本草云:「主中大熱狂,失心躁悶,作湯浴,不入湯使。」「脱扈之山,有草名曰植楮,實如椶莢,可以已癙,食之不眯。」案《本草别録》云:「楮實,亦名穀實。主充肌明目。」唐・王燾《外臺秘要》云:「主身面石疽。」「陽華之山,其草多藷藇,多若辛。其實如瓜,其味酸甘,食之已瘧。」案:「若辛」,郭璞《圖讚》作「若華」,云:「療瘧之草,其實如瓜,二字以形譌。」《説文》「藷」注:「藷蔗也。」《廣雅》:「皋蘇,白蓉也。」《玉篇》云:「蓉,草名。其實似瓜,食之治瘧。」是藷藇類蓉可證。又宋・《藝文類聚》引張協《都蔗賦》云:「皋蘇,妙而不逮。皋蘇,味如飴,故以比蔗。」《廣雅》:龍衮《江南野史》云:「盧絳,中病痁疾,疲瘵,夢白衣婦人曰:『食蔗可愈。』」《本草别録》:「主下氣和中。」是蔗可已瘧。藷藇即蔗,可證。「大騩之山,有草如蓍而毛,青華白實,其名曰蒗,可以已腹病。」案《本草别録》云:「狼毒,生秦亭山谷。」陶注云:「宕昌亦出之,與防葵同根,爲療腹内要藥。」案《山海經》所記草木之可已疾者,多足與本草相發明。而郭注不之引證,異於治《爾雅》之例。爰舉其似者,畧爲補箋,以取資夫名類焉。

《晉書》曰:「裴頠,通博多聞,兼明醫術。荀最之修定律度也,檢得古尺,短世所用四分有餘。頗上言：『宜以改諸度量。若是未能悉革，可先改太醫權衡。此若差違，遂失神農、岐伯之正。』」蓋唐以前，藥物輕重，悉準太醫，著爲令甲。蘇恭曰：「古秤皆複，今南秤是也。後漢以來，分一斤爲二斤，一兩爲二兩，古方惟張仲景，而已涉今秤，若用古秤，則水爲殊少矣。」金・李杲曰：「六銖爲一分，即二錢半也；二十四銖爲一兩。古云三兩，即今之一兩；云二兩，即今之六錢半也。」明・李時珍謂：「古之一兩，今用一錢。」近世醫工處劑，率用錢數，并不知今古之所以異制矣。

《晉書》稱趙泉治瘧尤工。又劉德少以醫方自達，衆疾於虚勞尤爲精妙。又史脁爲太醫校尉，治黄疸病最爲高手。是知漢以後醫之名家，乃有專門。《史記》言：扁鵲名滿天下，旁遊六國，至邯鄲趙貴女病，扁鵲即爲帶下醫。適洛陽，聞周人愛老人，即爲耳目痺醫。入咸陽，聞秦人愛小兒，即爲顱顖醫。古者不名一格，其技故神。近世大小方脉之名，蓋昉于宋元十三科之例焉。

《何永别傳》云：「同郡張仲景，總角造永。謂曰：君用思精而韻不高，後將爲良醫。卒如其言。永先識獨覺，言無虚發。」又云：「仲景過山陽王仲宣，謂曰：君有病，宜服五石湯，不治且成。後年三十當眉落。仲宣時年十七，以其言實遠，不治。後至三十，疾果落眉。其精如此。」高湛《養生論》云：「王叔和，高平人也。博好經方，洞識攝生之道。嘗謂人曰：食不欲雜，雜則或有所犯，當時或無灾患，積久爲人作疾。尋常飲食，每令得所，多飡令人彭亨短氣，或致暴疾。夏至秋分，少食肥膩餅臛之屬，此物與酒食瓜果相妨。」案：仲景叔和，漢、晉《書》中，并無其人，佚事亦不經見。惟梁、唐以來，醫家盛稱之。此二事，乃《太平御覽》所引。顧何氷者，史傳不著。高湛名見於諸家金石記。其《墓志》云「魏故假節督齊州諸軍事、輔國將軍齊州刺史」。湛字子澄，勃海滌人也。祖冀州刺史渤海公。考侍中、尚書令、司徒公。又言湛起家司空，持節荆州，在熙平天平之世，而卒於元象二年。其家貫事蹟，於《魏書》并無可攷見，豈史志佚其人歟？明・李濂撰《醫史》，而爲張機、王叔和補傳，亦未能偏徵其故實。夫醫者執技以事上，在官既等諸賤工，而高逸之士薄之不爲。善其事者，又不欲以醫見業。無惑乎其道日晦，而害道者之日衆也。

小雨蒙敘

班《志》言：「漢成帝求遺書於天下，詔侍醫李柱國校方技。」而醫藥之書，得附《七畧》，與經傳、諸子、詩賦并傳。今《志》所載醫經七家、經方十一家，與歆《畧》并無出入，其序方技，於醫獨重，所謂「生生之具，王官之一守也」。夫方書在古多不名篇，《史記》但稱扁鵲受長桑君禁方、公孫光傳古妙方，不言其何書，是知經方篇目，至漢始著録也。唐·許裔宗云：「眎之深趣，既不可言，虛設經方，豈加于舊？」近世醫書所録，每於一方一藥，搜括靡遺，究其折中，汔無一是。吾友叔問以大儒而爲良醫，承用古法處方，輒能活人。閔時工之寡闇，蔽所希聞，未見通學，乃篹兹編，論列上下，有經無方，意存《靈》《素》之例。間取吾國故府舊刻，汲汲訂正，宜曲園翁歎其精博，謂出於經生之言，信而有證也。余與叔問別且十年，讀其書，服其學。竊冀其醫國以逮疾人，將羣生以之託命焉，又豈徒方診之微眇，足以名世哉！

日本小雨蒙敘

附：章炳麟《醫故》眉批七則

（一）

[原文]苟一經而二名，不應《唐志》別出《鍼經》十二卷。

[眉批]章炳麟案：醫經同名者多矣。《經籍志》有《黄帝鍼經》九卷，下注梁有《黄帝鍼灸經》十二卷，《雜鍼經》四卷，程天祚《鍼經》六卷。別有《玉匱鍼經》一卷，《赤烏神鍼經》一卷。其名「鍼經」則同，其書則異。唐《藝文志》所録《鍼經》亦衆，其《靈寶注黄帝九靈經》十二卷，與皇甫謐《黄帝三部鍼經》十二卷、《黄帝鍼灸經》十二卷并列者，因注者有異，故分疏之。凡《經籍》《藝文》諸志單經單注，往往異録，安得以別出爲疑？

（二）

[原文]余考《漢書》既無仲景之名，《晉書》又闕叔和之傳，隋、唐官志不載其書，晁、陳私録始論其世，方家依託，等諸無徵。

[眉批]章炳麟案：漢、晉諸史非若後世史家之繁冗，仲景、叔和不見列傳，何足深怪？《隋志》言仲景後漢人，又録叔和《脉經》《論病》諸書。初唐良史，語必有徵。《晉書》之作，

實與《隋書》同時，守此疑彼，何其偏繆！《金匱玉函要略》《隋唐志》雖不載，然《隋志》張仲景《辨傷寒》十卷以外，尚有《張仲景方》十五卷、張仲景《評病要方》一卷、《張仲景療婦人方》二卷。《唐志》有王叔和《張仲景藥方》十五卷，又《傷寒卒病論》十卷。則自《傷寒》而外，仲景固有佗書，何以疑《金匱》之無徵耶？

《御覽》七百二十二引《何永别傳》曰：同郡張仲景總角造永，謂曰：君用思精而韻不高，後將爲良醫。卒如其言。永先識獨覺，言無虚發。王仲宣年十七，嘗遇仲景。仲景曰：君有病，宜服五石湯，不治且成，後年三十當眉落。仲宣以其貰長也，遠不治也。後至三十，病果成，竟眉落。其精如此，仲景之方術，今傳於世。

又引《張仲景方序》曰：衛汎好醫術，少師仲景，有才識。撰《四逆三部厥經》及《婦人胎藏經》《小兒顱顖方》三卷，皆行於世。

又引高湛《養生論》曰：王叔和，性沉静，好著述。考覈遺文，采摭羣論，撰成《脉經》十卷，編次《張仲景方論》爲三十六卷，大行於世。

又七百二十引高湛《養生論》曰：王叔和，高平人也。博好經方，洞識攝生之道。嘗謂人曰：食不欲雜，雜則或有所犯，當時或無災患，積久爲人作疾。尋常飲食，每令得所，多餐令人彭亨短氣，或至暴疾。夏至秋分，少食肥膩餅臛之屬，此物與酒食瓜果相妨。當時不必即病，入秋節變，陽消陰息，寒氣總至，多至暴卒。良由涉夏取冷太過、飲食不節故也。而不達者皆以病至之日，便謂是受病之始，而不知其所由來者漸矣，豈不惑哉？

以上所引四事，高湛著書，在《晉書》《隋書》前，愈徵叔和撰次《仲景方論》之實。《何永别傳》之作與范曄先後雖不可知，要之，漢人《别傳》作者必在魏晉，則仲景雖不見録於《後書》，其行跡自明白矣。

（三）

［原文］余以張居節纂《史記正義》，引王叔和《脉經》而不及仲景此論，是其書之晚出可證。

［眉批］章炳麟案：《辨傷寒》十卷見於《隋志》，張守節復在其後。儒者於方技諸書，或未盡覽，且《扁鵲倉公列傳》多言雜病，亦安用引徵《傷寒論》爲？以此疑其晚出，斯繆矣。

（四）

［原文］「漢·張仲景述，晉·王叔和撰次。」案：《名醫録》云：仲景南陽人，名機，仲景其字也。舉孝廉，官至長沙太守。

［眉批］案：仲景事雖無可徵，以王仲宣事參考，則可知也。《王粲傳》云：「年十七，司徒辟詔除黄門侍郎，不就，之荆州依劉表。」仲景遇仲宣，正在其十七歲時，蓋方爲長沙太守。長沙爲荆州屬郡，故於是時見之也。《王粲傳》云：「建安二十二年卒，年四十一。」則十七歲時，當初平四年也。仲景《序》稱：「建安紀年未及十稔。」則其在荆州甚久。據《劉

表傳》云：「長沙太守張羨叛表，表圍之，連年不下，羨病死，長沙復立其子懌，表遂攻并懌。」裴松之引《英雄記》曰：「張羨，南陽人，先作零陵、桂陽長，甚得江湘閒心。」似張羨即仲景，豈一名機一名羨歟？《後漢書》所以無傳者，殆以隔在荆州，未入中夏，故姓名不彰歟？又仲景名機，亦無確證，張羨之爲仲景，蓋無疑義。

《史通·人物篇》：當三國異朝，兩晉殊宅，若元則、仲景，時才重於許洛；何楨、許詢，文雅高於楊豫。而陳壽《國志》、王隱《晉史》，廣列諸傳，而遺此不編，此亦網漏吞舟，過爲迂闊者。

《晉書·皇甫謐傳》：謐爲《釋勸論》曰：「華佗存精於獨識，仲景垂妙於定方。」是則《傷寒》《金匱》之方，晉初固傳之矣。

《抱朴子·至理篇》曰：「文摯衍期以瘳危困，仲景穿胸以納赤餅。」

（五）

［原文］仲景書幾無完本，近世如喻昌之《尚論》，張登之《舌鑑》，張倬之《兼證析義》，徐大椿之《類方》，張璐之《纘論》，吴儀洛之《分經》，鄭重光之《續注》，黄元御之《懸解》《説意》。諸書侜得侜失，伐異黨同，其攻取既不資經史之左證，其門户又非若漢宋之師承。此亦一是非，彼亦一是非。必待審證飲藥而后知之。

［眉批］經史所載醫事，除緩、和、扁、倉四家，餘皆無足睹者，虚引無用之證又將何爲！

醫方非審證，飲藥本無從。校其是非，此豈可以空言論定者乎？

（六）

［原文］漢以前但言視病而不及脉法。

［眉批］此説可笑。《素問》已有三部九候論，何得言不及脉法？史傳雖多言視病，不詳診脉，彼本簡略之辭，豈得執文爲説？

（七）

［原文］意在方藥之先，神存心手之際。至於陰陽表裏，經絡腧穴，六氣之疾，三候之診，匪所素習，卒難通方。

［眉批］不知六氣之候，而欲按病疏方，則人人能爲醫矣。此本專門之技，豈文儒泛濫者能襲取。

（録自《章太炎全集》第八集《醫論集》，上海人民出版社一九九四年版）

作者簡介（按圖書次序排列）

王育林，男，一九五八年生，北京中醫藥大學古漢語與醫古文學科教授、博士生導師，國家中醫藥管理局重點學科帶頭人，北京中醫藥大學國學院副院長，中華中醫藥學會醫古文研究分會主任委員。師從錢超塵教授研習傳統訓詁學，長期從事漢語醫學詞彙研究和中醫古籍整理工作。

甯靜，女，一九八四年生，北京中醫藥大學講師。畢業於北京師範大學，漢語言文字學專業博士。主要研究中醫醫史文獻和古代漢語，特別是中醫古籍訓詁考據和中醫詞匯。

蕭紅艷，女，一九七七年生，北京中醫藥大學醫古文教研室副教授。北京師範大學古代漢語碩士，師從李國英教授，學習傳統漢語言文字學。北京中醫藥大學中醫文獻學博士，師從錢超塵、嚴季瀾教授，學習中醫文獻學。主要研究領域：中醫古籍文獻研究。

翟雙慶，男，一九六二年生，教授、醫學博士、主任醫師，中醫基礎理論專業博士生導師，現為北京中醫藥大學副校長兼黨委副書記，國家中醫藥管理局北京中醫藥大學内經學重點學科負責人，「國醫大師王玉川教授傳承工作室」負責人，北京中醫藥大學《内經》優秀教學團隊負責人，中華中醫藥學會内經學分會主任委員，長期從事《内經》教學科研及中醫藥人才培養研究工作。

陳子傑，男，一九七八年生，副教授，北京中醫藥大學博士、中醫師，師從於翟雙慶教授學習《内經》，主要從事《内經》的教學及中醫藥相關臨床、科研工作，現為「國醫大師王玉川教授傳承工作室」骨幹成員，國家中醫藥管理局北京中醫藥大學内經學重點學科成員，北京中醫藥大學《内經》優秀教學團隊成員，中華中醫藥學會内經學分會副秘書長。

姜燕，女，一九七五年生，中國勞動關係學院副教授，北京師範大學漢語言文字學博士，北京中醫藥薪火傳承「3＋3」工程建設單位錢超塵人文學術傳承工作室成員。「中醫典籍與語言文化研究領域師帶徒」首批青年學者。曾被評為中國勞動關係學院「教學十佳」教師，科研優秀教師等。

馬新平，男，一九七六年生，空軍總醫院中醫科副主任醫師、中醫科鍼灸組組長，現任中國鍼灸學會委員、全軍鍼灸學會副秘書長、全軍康復醫學會青年委員、全國中醫文化學會委員。

黄作陣，男，一九六二年生，北京中醫藥大學國學院教授，博士生導師。一九八四年獲北京師範大學文學學士學位，一九八七年獲北京中醫藥大學醫學碩士學位，二〇〇六年獲北京中醫藥大學醫學博士學位。長期從事醫古文教學、科研以及中醫文獻的整理研究工作。